医学影像诊断
质量控制与技术规范

李宏军　郑晓风　李雪芹　主编

清华大学出版社
北京

图书在版编目（CIP）数据

医学影像诊断质量控制与技术规范 / 李宏军，郑晓风，李雪芹主编 . — 北京：清华大学出版社，
2023.12

ISBN 978-7-302-64977-9

Ⅰ . ①医… Ⅱ . ①李… ②郑… ③李… Ⅲ . ①影像诊断 Ⅳ . ① R445

中国国家版本馆CIP数据核字（2023）第231904号

责任编辑：孙　宇
封面设计：傅瑞学
责任校对：李建庄
责任印制：沈　露

出版发行：清华大学出版社
　　　　　网　　　址：https://www.tup.com.cn，https://www.wqxuetang.com
　　　　　地　　　址：北京清华大学学研大厦 A 座　　邮　　编：100084
　　　　　社 总 机：010-83470000　　　　　　　邮　　购：010-62786544
　　　　　投稿与读者服务：010-62776969，c-service@tup.tsinghua.edu.cn
　　　　　质量反馈：010-62772015，zhiliang@tup.tsinghua.edu.cn
印 装 者：三河市龙大印装有限公司
经　　销：全国新华书店
开　　本：185mm×260mm　　　　印　　张：18.25　　　字　　数：378 千字
版　　次：2023 年 12 月第 1 版　　　　　　　　印　　次：2023 年 12 月第 1 次印刷
定　　价：268.00 元

产品编号：103805-01

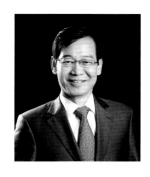

李宏军

医学博士、教授、主任医师、博士研究生导师
享受国务院政府特殊津贴专家、国家突出贡献专家
国家卫生健康委员会传承项目导师
首都医科大学附属北京佑安医院医学影像中心主任
首都医科大学影像医学与核医学系副主任
北京市丰台区医学影像质量控制和改进中心主任委员

郑晓风

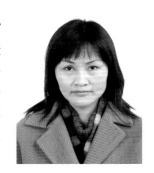

主任医师、湘雅医学院兼职教授
北京航天总医院影像科主任
北京航天总医院放射专业住培基地主任、影像教研室主任
北京医师协会放射专业专科医师分会理事
北京医学会放射学分会委员
北京市丰台区医学影像质量控制和改进中心委员

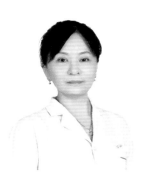

李雪芹

主任医师
首都医科大学附属北京佑安医院影像中心
北京医师协会放射专业专科医师分会理事
研究型医院感染影像专委会委员
中国性病艾滋病防治协会艾滋病影像学专业委员会委员
北京市丰台区医学影像质量控制和改进中心委员兼秘书

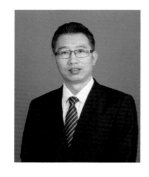

郭鹏德

副主任医师、硕士生导师

北京中医药大学附属东方医院放射科主任

北京中西医结合学会第三届放射专委会常务委员

北京中医药学会周围血管分会第四届委员会委员

北京乳腺病防治学会预防与保健专业委员会委员

中国康复医学会医学影像与康复专业委员会委员

中国研究型医院学会感染与炎症放射学专委会委员

中国医学装备协会磁共振成像装备与技术专委会委员

北京市丰台区医学影像质量控制和改进中心委员

齐旭红

主任医师

北京电力医院影像科副主任，影像教研室主任

中国水利电力医学科学技术学会医学影像与检验技术

专业委员会委员

北京乳腺病防治学会第三届理事会影像诊断专业委员会委员

北京市丰台区医学影像质量控制和改进中心委员

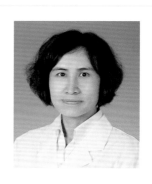

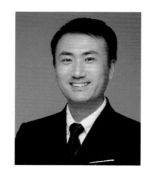

刘亚欧

主任医师、教授、博士生导师

国家神经系统疾病研究中心，首都医科大学附属北京天坛医

院放射科主任

首都医科大学医学影像学系副主任

国家高层次科技领军人才

青年"北京学者"

北京市自然科学基金"杰出青年"

亚太多发性硬化学会（PACTRIMS）中央委员会和科学委员

会常委（Committee Member）

中华医学会放射学分会青年学组副组长

中华医学会放射学分会大数据和人工智能学组副组长

北京市丰台区医学影像质量控制和改进中心委员

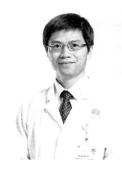

郑卓肇

主任医师、教授、博士生导师
北京清华长庚医院放射诊断科主任
中国医师协会放射医师分会委员会委员
中华医学会放射学分会医工交叉工作组成员
北京医学会放射学分会委员，骨肌学组副组长
北京医学会肩肘医学分会委员

陈步东

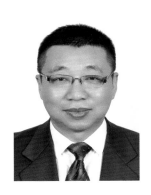

博士、主任医师、硕士研究生导师
首都医科大学附属北京佑安医院影像中心副主任
中华医学会结核病学分会影像专业委员会主任委员
中国医药质量管理协会医学影像质量研究委员会主任委员
中国医药质量管理协会医学人工智能专业委员会
副主任委员兼秘书长
国家卫生与计划委员会尘肺病诊断专家委员会委员
中国医师协会放射学分会感染专业委员会委员
中华医学会结核病学分会 NTM 专业委员会委员
北京市丰台区医学影像质量控制和改进中心委员

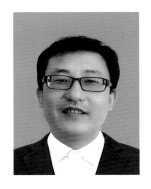

郭小强

副主任医师
北京丰台医院影像科副主任
首都医科大学丰台教学医院影像教研室主任
北京放射学会区域联合工作委员会委员
北京整合医学会医学影像分会委员
中国医学救援协会影像分会理事
北京市丰台区医学影像质量控制和改进中心委员

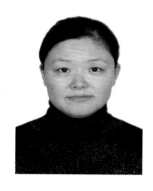

赵海燕

首都医科大学附属佑安医院影像中心护士长
中国医师协会放射医师分会影像护理专业委员会委员
北京医学会放射学分会对比剂与护理学组副组长
北京影像诊疗技术创新联盟影像护理专业委员会主任委员
中华医学会影像技术分会医学影像护理专业委员会青年委员
中国科技产业化促进会数字健康专业委员会委员

编 委 会

主　编

　　李宏军　郑晓凤　李雪芹

副主编

　　郭鹏德　齐旭红　刘亚欧　郑卓肇　陈步东

　　郭小强　赵海燕

编　者（按姓氏拼音排序）

　　陈振波　北京博爱医院

　　程卫东　中国航天科工集团七三一医院

　　崔萌萌　郑州市第六人民医院

　　邓文辉　北京航天总医院

　　费家勇　北京南苑医院

　　姜树华　北京丰台中西医结合医院

　　李　丹　郑州市第六人民医院

　　李　昊　北京航天总医院

　　李　琦　北京中医药大学附属东方医院

　　李　扬　北京高博博仁医院

　　林　峥　北京航天总医院

　　马　军　首都医科大学附属北京天坛医院

孟凡祺　北京电力医院

石彦斌　郑州市第六人民医院

王　坤　北京航天总医院

王洪兴　北京航天总医院

王伟新　北京中医药大学附属东方医院

徐建民　北京右安门医院

徐晓璐　首都医科大学附属北京天坛医院

张　楠　郑州市第六人民医院

张春明　郑州市第六人民医院

张秋奂　北京中医药大学附属东方医院

赵玲玲　郑州市第六人民医院

前　言

　　医疗高质量提升是国家健康战略的重要任务之一，现代医学飞速发展，医学影像学是其中发展速度最快的学科之一，代表着整个医学的发展，为临床诊疗提供了70%的循证医学依据。与医学影像技术临床广泛应用相应的是 X 光机、CT、MRI 成像设备已经从大型三甲医院普及至社区、乡镇医疗机构，如何保证影像检查的同质化高质量发展成为亟待解决的问题。

　　影像质量控制既包括医疗也包括设备，内容庞杂，难点很多。怎样在众多规模差异巨大的医疗机构之间做到影像检查的同质化，规范统一质量控制标准是前提，它是所有影像科管理者都应清晰认知的内容。2018 年北京市丰台区医学影像质量控制和改进中心开始着手编写影像质控手册，旨在制定影像质控的基线标准，提高区域内各个医疗机构的影像检查质量。委员们认真调研、反复琢磨，将大放射（X 线、CT、MRI）的影像质控指标分类、整理、设计，整理成《医学影像诊断质量控制与技术规范》这本书。

　　本书共计九章，第一章影像科规章制度由首都医科大学附属天坛医院组织编写；第二章 X 线操作规范、第三章 CT 操作规范由北京中医药大学附属东方医院组织编写；第四章 MR 操作规范由北京电力医院组织编写；第五章影像科危急值记录由丰台医院设计组织；第六章影像科设备管理由北京航天总医院设计编写；第七章疑难病例讨论由北京市丰台区中西医结合医院设计编写；第八章对比剂不良反应及相关培训由中国航天科工集团七三一医院设计编写；第九章质控活动记录由首都医科大学附属佑安医院设计编写。

　　本书的出版将对医学影像诊断技术的健康发展和规范化使用起到促进和推动作用，也为医疗高质量提升发挥积极作用。因编者认知水平所限，本书在编写过程中的疏漏在所难免，希望各位专家不吝赐教，以待今后完善。

北京市丰台区医学影像质量控制和改进中心主任委员　李宏军

执笔　郑晓风

2023 年 5 月 24 日

目　录

第一章

影像科规章制度

概　述

　　无规矩不成方圆，规章制度是保证集体行为规范有序必要约束，《影像科规章制度》是科室管理者和普通员工应共同遵守的制度性文件，是保证科室正常医疗秩序和专业可持续发展的遵循。本章内容包括影像科各级各类员工的岗位职责、医疗制度、教学科研制度以及设备网络运行制度。质控委员会专家组共同讨论形成纲要，编写工作由北京市丰台质控中心委员单位首都医科大学附属天坛医院影像科承担。

总　则

　　1. 影像科定位：服务临床、服务患者，能及时调整工作流程以适应临床需求。

　　2. 科主任负责制，科室主任全面管理科室医疗、教学、科研及设备网络运行，确保科室安全运行，负责完善突发事件应急处置预案。

　　3. 承担社会责任，完成科普及防疫工作。

　　4. 维护 PACS 系统数据安全，保护患者隐私。

　　5. 保证科室环境整洁、诊疗秩序井然，检查流程顺畅，患者体验友好。

　　6. 保证医疗安全，坚持集体阅片、疑难病例讨论，参加多学科会诊。

　　7. 积极开展教学及临床科研工作，全员跟进继续教育。

　　8. 保证患者、工作人员、环境及公众的辐射防护安全。

　　9. 加强学科建设，保持学科完整性。

各级岗位职责

一、登记员岗位职责

　　1. 提前到岗，做好工作前准备。

　　2. 仪容整洁，文明服务，礼貌待人，耐心解答。

　　3. 不擅离岗位，如需离开，请胜任岗位的人替代工作。

4. 专注工作，工作期间不做与工作无关的事情。

5. 业务熟练，保证患者预约及登记信息正确无误。

6. 保持自己工作区域内的整洁卫生，及时清理废物。

7. 下班前须确认室内无安全隐患，填写交班记录后方可离岗。

8. 参加培训及科室业务学习，接受科室定期技能考核。

二、操作护士岗位职责

1. 提前到岗，做好工作前准备。

2. 仪容整洁，文明服务，礼貌待人，耐心解答。

3. 不擅离岗位，如需离开，请胜任岗位的人替代工作。

4. 专注工作，工作期间不做与工作无关的事情。

5. 保持自己工作区域内的整洁卫生，及时清理废物。

6. 严格遵守操作规程，保证患者安全，保证高压注射使用安全，设备故障及时报修，并向护士长或设备管理员汇报，填写记录。

7. 下班前清洁工作区，确定无安全隐患并填写交班记录后方可离岗。

8. 及时填写对比剂不良反应及救治实施情况。

9. 参加培训及科室业务学习，接受科室定期技能考核。

三、X 线及 CT 技师岗位职责

1. 提前到岗，做好工作前准备。

2. 不擅离岗位，如需离开，请胜任岗位的技师替代工作。

3. 专注工作，工作期间不做与工作无关的事情。

4. 仪容整洁，文明服务，礼貌待人，耐心解答，有义务帮助行动不便的患者上下扫描床。

5. 钻研业务，熟悉各部位检查的操作规程，正确防护。

6. 不擅自使用机器设备做与工作无关的事情，不擅自拷贝影像资料。

7. 常规设备校准，填写每日操作记录，设备故障及时报修，并及时逐级汇报，填写记录。

8. 下班前清洁工作区，确定无安全隐患，填写交班记录后方可离岗。

9. 参加培训，接受科室定期技能考核。

四、MRI 技师岗位职责

1. 提前到岗，做好工作前准备。

2. 不擅离岗位，如需离开，请胜任岗位的技师替代工作。

3. 专注工作，工作期间不做与工作无关的事情。

4.仪容整洁，文明服务，礼貌待人，耐心解答，有义务帮助行动不便的患者上下扫描床。

5.钻研业务，熟悉各部位扫描序列及含义。

6.掌握 MRI 安全原则，确保患者及设备安全。

7.不擅自使用机器设备做与工作无关的事情，不擅自拷贝影像资料。

8.填写每日操作记录，设备故障及时报修，并逐级汇报，填写记录。

9.下班前清洁工作区，确定无安全隐患方可离岗。

10.参加培训，接受科室定期技能考核。

五、DSA 技师岗位职责

1.提前到岗，做好工作前准备。

2.不擅离岗位，如需离开，请胜任岗位的技师替代工作。

3.专注工作，工作期间不做与工作无关的事情。

4.仪容整洁，文明服务，礼貌待人，耐心解答，有义务帮助行动不便的患者上下扫描床，正确防护。

5.钻研业务，持证上岗，不擅自使用机器设备做与工作无关的事情。

6.做好每日的设备稳定性检测、机房温湿度情况检查，填写每日操作记录，设备故障及时报修，并逐级汇报，填写记录。

7.不擅自拷贝、外传影像资料，如需拷贝征得专业组长同意。

8.及时到岗配合医生急诊操作。

9.下班前清洁工作区，确定无安全隐患方可离岗。

10.参加培训，接受科室定期技能考核。

六、一线医师岗位职责

1.每日提前到岗，做好工作前准备。

2.参加每日早读片，及时修改二线医师指正的报告,记录疑难病例,完善病史采集,定期病例回访及病理查询，登记传染病及危急值。

3.不擅离岗位，如需离开，请胜任岗位的医师替代工作。

4.专注工作，工作期间不做与工作无关的事情。

5.仪容整洁，礼貌待人，认真回答患者及临床提问。

6.钻研业务，遵守科室统一岗位调配，参加夜班工作。

7.参加科内各类业务学习与培训，参加临床教学工作，接受科室定期业务考核。

8.下班前清洁工作区，确定无安全隐患方可离岗。

七、二线医师岗位职责

1. 值班当日不离院，能及时到岗处置情况。

2. 主持早读片，认真签阅报告，并及时反馈一线医师。

3. 按时完成教学任务，保证教学质量。

4. 组织科研，指导下级医师临床科研及论文书写。

5. 指挥处置医疗纠纷、对比剂过敏等突发状况。

6. 参加业务培训，接受科室定期业务考核。

八、夜班岗位职责

1. 提前到岗，做好接班前的准备工作。

2. 不擅离岗位，专注工作，工作期间不做与工作无关的事情。

3. 仪容整洁，礼貌待人，耐心解答，有义务帮助行动不便的患者上下检查床。

4. 夜班期间不擅自使用设备做与工作无关的事情，医师及时出具诊断报告，离岗前填写交班记录。

5. 下班前彻底整洁值班室，清理废物，按时换洗寝具。

6. 突发状况第一时间通知总值班、保卫处、科室负责人。

九、物资管理员岗位职责

1. 负责科室库房的物品出入账目，及时清点库存。

2. 负责科室办公用品、耗材、劳保用品的请领入库，账目清楚。

3. 及时沟通物资情况，统计记录每月耗材使用情况。

4. 保证库房清洁整齐，确保无安全隐患。

5. 接受科务会及群众监督。

十、设备及网络安全员岗位职责

1. 配合专业人员维护 PACS 系统安全。

2. 定时清理无效数据，保证网络运行顺畅，及时响应各终端需求。

3. 负责当年设备运行整体情况汇总，书面形式备案。

4. 负责各台设备的维保监测，提前 3 个月申请后续维保计划。

5. 按时收发个人剂量监测笔。

6. 参见业务培训及考核。

十一、护士长岗位职责

1. 协助科主任工作，全面负责护士岗位工作安排。

2. 负责护士培训计划、人才培养计划。

3. 组织护士业务学习和技能培训，制订技能考核计划，定期开展对比剂不良反应的应急演练。

4. 参加院内会议及科务例会，及时传达会议精神。

5. 协助科主任处理科室服务纠纷、投诉。

十二、技师长岗位职责

1. 协助科主任工作，全面负责技师岗位工作安排。

2. 负责制订技师培训计划、岗位技能培训计划。

3. 参加科务例会，及时沟通、反馈情况。

4. 组织技师业务学习与技能培训，制订技能考核计划并督导落实。

5. 熟悉科室设备运行情况，提供设备更新建议。

6. 熟知各设备防护安全状况，杜绝防护安全隐患。

十三、专业组长岗位职责

1. 协助科主任工作，全面负责本专业组人员岗位调配。

2. 全面负责本专业组医疗质量安全，完成每月质量报表。

3. 参加科务例会，及时沟通、反馈情况。

4. 负责本专业教学任务，组织科研项目开展及申报。

5. 负责本专业组设备安全，制订本专业组设备维保、更新计划。

6. 负责本专业组年度工作计划与总结，提交本组人员培训进修计划。

十四、教学主任岗位职责

1. 在科主任领导下全面负责科室教学工作。

2. 制订实习生、研究生、规培生、进修生轮转计划，并监督落实。

3. 指导教学秘书及住院总医师工作，落实各项考核任务。

4. 定期完成教学培训，接受考核。

十五、教学秘书岗位职责

1. 在科主任及教学主任领导下全面负责科室教学任务实施。

2. 负责教学数据维护上传，组织教学讲座。

3. 组织各级医师考核。

4. 定期完成教学培训，接受考核。

十六、住院总医师岗位职责

1. 在科主任领导下全面负责科室医师岗位排班。
2. 协助教学主任及教学秘书实施具体教学任务。
3. 组织临床 – 影像病例讨论。
4. 监督科室继续教育完成进度，定期完成教学培训，接受考核。

十七、科研秘书岗位职责

1. 全面负责科室科研管理工作。
2. 制订本科室科研计划，组织科研项目申报，协助课题负责人工作。

十八、科室副主任岗位职责

1. 协助科主任完成科室管理工作，配合制订并落实科室工作计划。
2. 高质量完成所分管的工作。
3. 参加院内会议及科务例会，及时传达会议精神。

十九、科主任岗位职责

1. 全面负责科室医疗、教学、科研及行政管理工作，执行上级工作指示。
2. 制订本科工作计划并组织实施，监督落实，总结汇报。
3. 审签重要及疑难的诊断报告，参加疑难病例的临床会诊。
4. 完善学科建设及人才培养规划，把握科室发展方向。
5. 保证科室环境整洁、工作流程顺畅、诊疗秩序良好，患者体验良好。
6. 保证医疗安全，保证诊断质量，保证设备网络运行安全及辐射安全。
7. 与临床科室保持密切协作，及时更新诊疗项目。
8. 积极开展教学及临床科研工作，组织全员参加继续教育。

医疗制度

一、医疗事故防范处理制度

1. 科主任为医疗事故防范处置的第一责任人，专业组长负责本专业医疗质量管理及医疗事故的调查、核实。

2. 避免影像诊断中的误、漏诊，控制增强扫描及造影检查时对比剂严重变态反应、对比剂外渗等严重不良事件的发生，避免介入治疗时异位栓塞、心血管意外、大出血等严重并发症，杜绝胃肠道造影时、X线照相摆位时、CT操作时患者意外机械性损伤及 MRI 检查中抛射效应致伤等。

3. 一旦发生医疗事故争议，当事医务人员应立即报告科主任并在 6 h 内完善病例记录（介入治疗）；专业组长组织事故调查，核实医疗过程，以书面形式报告医护质量部，报告内容包括诊疗过程、患者提出的质疑、科室讨论意见，明确问题性质及责任，科主任签字。

4. 科室定期组织质控会议，分析典型案例，汇总操作常规及工作流程执行情况，分析医疗事故或纠纷产生的原因、举证、处理原则，修订相应的整改及防范措施。

5. 专业组长负责各类技术人员的管理，按各级医生、技师、护师职责严把质量关，遇疑难问题时，逐级请示，或与患者预约复诊时间，提请科内会诊、科室间会诊或专家会诊，避免发生误漏诊。

6. 妥善保管各类医疗文件，专业组长与网络管理组定期对接，保证医疗数据资料完整、无误。

7. 须家属签字的诊疗项目包括增强扫描及介入治疗，确无家属者，申请医师及患者本人双签字，并在知情同意书的显著位置明确标识。

8. 意外情况发生时，须及时与家属、临床医师联系，并向上级医疗监控部门（医务处）汇报情况。

9. 遵守行业规范，不评价外院同行诊疗过程，只解释本专业技术问题，尊重其他专业诊疗行为。

10. 与上级主管部门、临床科室、后勤保障科室有效沟通，协调一致，保证纠纷处置顺畅。

二、急诊值班制度

1. 急诊值班人员不得擅自离开工作岗位，如有床旁急诊须短暂离开岗位时，值班技师与医生应相互告知去向，预估回科的时间，保证工作场所安全。值班人员须在急诊规定时间内完成影像检查项目及诊断报告，疑难病例及时请示二线，可出临时报告，次日签发集体讨论结果。

2. 严格执行各项操作规程，接班后应巡视各工作间及机房，关好门窗、水、电，提高安全保卫意识与防火意识。

3. 值班时如发生医患纠纷或其他意外事件，立即通知院总值班、保安人员及驻院民警，并向科室管理组逐级上报。

4. 保持值班室及机房的整洁，下班前打扫值班室卫生，做好交接班记录。

三、接巡诊制度

1. 制订接巡诊制度是为了保证影像检查申请合理、保证技师操作规范、保证医师及时获取准确的临床资料，从而保证影像诊疗质量，确保能与临床及患者有效沟通，以减少医患纠纷，提高患者就医体验。

2. 接巡诊一般由急诊班医师完成，工作内容包括完成急诊报告、指导技师为特殊病例选择扫描方案、与特殊患者沟通病情、与临床医生联络获取特殊病例真实信息、指导临床医生申请进一步检查项目。

3. 处理日常工作场所的特殊及突发状况，协调技师及护士处置状况，确保医患间有效沟通，并及时逐级汇报。

四、会诊制度

1. 科室间提出的会诊由专业组长或主治医师以上职称的医师参加，会诊医师做好会诊前准备，疑难病例应主动征询上级医师意见。

2. 全院性会诊或由医务处组织的有外院专家参加的会诊由科主任亲自参加，或指派主任医师／副主任医师／高年资主治医师参加。

3. 科室定期组织影像—临床—病理疑难病例讨论，提高诊疗质量、解决医疗问题的同时进行临床教学。

五、病例随访制度

1. 病例随访制度是检验影像诊疗质量，总结经验，提高诊疗水平，积累科研教学资料的重要措施。

2. 建立专册记录疑难病例相关资料，设专人负责记录手术病理情况和随访信息，包括生存期、相关会诊结论。

3. 根据影像—手术病理诊断对照符合情况，对疑难病例进行诊断分级，其中诊断正确Ⅰ级，诊断部分正确为Ⅱ级，漏诊误诊为Ⅲ级。

4. 定期举行影像—临床—病理病例讨论，与科研教学相结合，积累数据资料。

六、差错事故管理标准

医生组差错标准：

1. 未核对患者一般项目如姓名、性别，造成影像报告出现错误信息，但及时纠正，未造成不良后果。

2. 漏报非主要的阳性征象，但不影响主要诊断。

3. 违反技术操作规程，但未造成损失或不良后果。

4. 技术／非技术性原因造成漏诊／误诊，但未对患者造成不良后果。

医生组事故标准：

1. 粗枝大叶、责任心不强或技术原因发生错、漏诊，且对患者造成不可挽回的后果，如死亡、伤残等。

2. 擅离职守，延误患者的抢救时机造成不良后果。

3. 违反操作规程，造成不良后果或使国家财产遭受重大损失。

4. 对于事故，要组织专家进行鉴定，并报主管部门处理。

技术组差错标准：

1. 错照患者、错照部位、错误序列，但及时发现、及时纠正，未给患者造成不良后果。

2. 错号、错片，须重照，给患者或医院造成经济损失。

技术组事故标准：

1. 违反操作规程，造成机器设备严重损坏。

2. 因责任或技术原因造成患者组织器官损伤、功能障碍甚至死亡。

七、质量控制制度

1. 预约登记入口保证合理预约、剔除错误申请。

2. 技师长负责组织定期技师质控活动，评价影像，修正操作规范，根据医师提出的问题研究解决方案。

3. 医师每日集体读片，高年资医师主持，解决疑难病例的诊断。

4. 确定医师独立报告资格及报告范围，包括急诊报告资格、体检报告资格，住院及疑难病例二级签审资格。

5. 规范影像报告书写格式，定期组织影像报告质量抽查，问题及时反馈本人，监督修正。

6. 定期组织误漏诊及典型病例讨论，不断总结经验，提高整体诊断水平。

7. 加强对进修生、实习生、研究生、规培生的管理，认真指导其诊疗行为。

8. 各专业质控活动记录完整，年终汇总，向科室汇报。

八、床边照相工作制度

1. 接到床边照相申请后，应在当日完成照相，急诊、危重、抢救患者须按规定在10 min 内赶到现场。

2. 对重症患者动作轻柔，耐心体贴，投照迅速，保证质量。

3. 规范操作、规范防护，保证患者、自身及公众辐射安全。

4. 严格执行操作规程，爱护设备，做好设备日常校准及清洁，设备故障及时报修，并做好故障及维修记录。

九、医师每日读片制度

1. 医师每日集体读片制度是充分保证诊断质量的医疗行为。

2. 每日晨读，全体医师集体读片，专人简要报告病史，实习生、研究生、规培生、进修生、科室医生由低年资到高年资逐级发言，描述及补充描述征象，提出诊断意见，集体讨论，高年资主任医师负责进行最后总结。

3. 高年资主任 / 副主任医师把关，解决疑难诊断，完成临床教学。

4. 专人负责对疑难、典型病例进行读片记录及病例随访。

十、技师日常质控制度

1. 各岗位技师规范完成设备日常校准，规范填写操作记录。

2. 检查前认真核对患者信息，杜绝错误检查。

3. 技师熟知所在岗位设备操作规程，掌握常规检查参数、序列。

4. 技师严格防护规范，保证患者、自身、陪护及公众的辐射安全，MR 技师严格遵守安检程序，确保患者、自身、陪护及设备安全。

5. 及时完成影像数据后处理及影像传输，正确打印胶片及刻录光盘，不使用外接设备，及时清除无效数据，保证 PACS 网络畅通及网络安全。

6. 及时完成须补充打印的胶片、传输的数据，及时完成医师指令。

7. 设备及网络故障及时报修，并逐级汇报，确保故障及时处理。

十一、人员培训及岗位轮转制度

1. 岗位轮转制度是科室整体医疗质量的保证性制度，通过岗位轮转，年轻医师及技师完成影像专业理论与技能的通识培养，利于科室各岗位工作的统一调配，提高工作效率及医疗质量。

2. X 线、CT、MR、介入及核医学专业低年资医师、低年资技师、低年资护士全员轮岗，参加科室门急诊及夜班工作，各专业组质量负责人岗位固定，不参加岗位轮转。

3. 轮岗期间享受相应岗位的绩效。

4. 医师取得主治医师资格后可参加 3 个月以上的院外专业进修，技师取得主管技师资格后可参加 3 个月以上的院外专业进修。

十二、资料积累及档案管理制度

1. 资料积累及档案管理制度是科室临床医疗、教学及科研活动的保障性制度，完整的数据资料是分析、研究工作的基础。

2. 原始数据资料积累一般由住院医师及低年资主治医师完成。

3. 建立影像 – 手术 – 病理诊断索引数据，专人统一保管科教研资料，未经允许，任何人不得复制、向外传输数据资料。

十三、休假及考勤制度

1. 保健假：参加放射线工作 1 年内未脱离放射线 3 个月享受当年保健假，保健假须一次性休完，包含法定假日，不包含双休日。工龄满 3 年不足 10 年，5 天；工龄满

11 年不足 15 年，10 天；工龄满 16 年以上，20 天。凡病事假超过 2 个月及进修 1 年者均不享受保健假，跨年度进修者只享受 1 年。

2. 探亲假：未婚职工探父母每年 20 天；已婚职工探父母每四年 20 天；已婚职工探配偶每年 30 天，包含双休日。

3. 婚假 3 天，不包含双休日；晚婚假 10 天，包含双休日。

4. 产假 3 个月，晚育假 30 天（可男、女方单独或双方各使用 15 天）

5. 丧假 3 天，不包含双休日。

6. 职工补休或请事假 3 天内需经班组长同意，3 天以上者应向科领导请示；班组长请假需经科领导批准；科领导请假休假应报院领导批准。

7. 保健假休假顺序原则上由同事间相互协商或抓阄确定，班组长提前 1 个月将当年休假计划报科室备案，保健假不跨年度累积。

8. 因加班所产生的存休应及时休完，不跨年累积。休息时间参加公益活动，一律不计存休。规定未提及的细节，处置权限在科主任或副主任，如与上级相关文件释义冲突，按上级文件指示执行。

十四、物资管理及统计制度

1. 科室物资管理及数据统计是科室运营管理的保证性制度，物资保管请领及数据应由专人负责。

2. 物资管理员根据专业组需求及时请领耗材、办公用品、医疗物资，并及时做好库存统计、年终报表。

3. 各专业组按要求每月上报统计数据，包括工作量、阳性率、收支数据等。

4. 统计组为医院及时提供准确的医疗数据。

十五、消毒隔离制度

1. 条件允许的情况下，门诊及住院患者尽量分时段诊疗以防止交叉感染；方舱 CT 供感染科专用，按院感要求终末消毒。

2. 一次性医疗用品如口杯、高压注射针筒、介入导管、导丝等不得重复使用。

3. 可以重复使用的中单、病号服等物品须定期清洗、消毒。

4. CT 引导下穿刺、介入手术操作均应严格遵守无菌操作规范，及时清理扫描床及地板上的污物、血迹，并彻底消毒。

5. 所有检查室包括 MRI 磁体间、核素扫描间应定期紫外线空气消毒。

十六、放射防护制度

1. 各放射诊疗设备均须放射诊疗许可备案，科室须配合监督所完成年度辐射安全检查，确保公众及环境辐射安全。

2.检查室内非必须物品不得放置以减少散射线影响，检查室外应有标准红灯警示。

3.放射工作人员体检合格并经过岗前放射防护培训方可上岗工作，工作中参加定期剂量监测、年度辐射防护培训、年度健康体检。

4.近台操作的介入医生需加强个人防护措施，规范穿戴防护装备。

5.保护患者辐射安全，避免对性腺、甲状腺及晶体等敏感组织的直接照射；在保证图像质量的前提下尽可能降低辐射剂量；操作熟练、细致、准确、避免失误，杜绝误照，尽可能减少重照，杜绝不必要的重复检查。

6.患者应在有防护的区域候诊，杜绝机房内候诊。

7.认真询问育龄女性患者妊娠状况，禁止妊娠3个月内的辐射检查。

十七、登记室工作制度

1.登记员严格培训上岗，熟知各专业各项检查的流程、检查时长、检查前准备工作，熟知对比剂使用原则。

2.合理预约，保证良好的检查秩序，保证信息录入无误，及时纠正其他环节所致的错误信息。

3.确认患者身份，向患者说明相关注意事项，指导患者做好检查前准备。

4.最终确认检查结果发放情况，及时为患者补发因设备故障而延误的检查结果。

5.完成工作量月报及年报，保持登记室环境整洁、物品有序。

十八、X 线照相室工作制度

1.保持机房清洁，室内物品放置整齐，机房内不堆放杂物，防护装备完好。

2.合理安全检查次序，急诊及重症优先。

3.核对患者及申请信息，避免差错，重症患者须由家属或医务人员陪同，以免发生意外，做好陪护人员防护。

4.技师严格执行操作规程，正确使用照相参数，及时打印、传输图像，及时清理无效数据，保证设备存储空间。

5.技师完成设备日常校准、操作记录填写、故障及时报修。

6.按时完成机房清洁、消毒工作。

十九、CT 室工作制度

1.CT 机房管理

1）保持恒温［（20±2）℃］、恒湿（40%～60%），恒压（380 V），温湿度及电源不符合要求时应立即停机，采取有效措施解决。

2）保持机房清洁，机房内物品应放置整齐，不准堆放杂物，防护装备完好。

3）医技人员应熟悉机器使用方法，严格执行操作规程。其他人员未经许可不得操作机器，非 CT 室工作人员不能随意进入 CT 机房。

4）重症患者由家属或医务人员陪同检查以免发生意外，做好陪护人员防护。

5）CT 室内应备齐急救药品和器械。

2. CT 检查秩序

1）核对患者及申请信息，避免差错。

2）合理安排检查次序，急诊优先、重症优先。

3）增强扫描的患者规范留观。

3. CT 操作规范

1）技师认真阅读申请，核对患者信息，确定扫描方案，正确完成影像后处理、打印及传输到终端，及时清理无效数据，保证设备存储空间。

2）技师完成设备日常校准、操作记录填写，故障及时报修。

3）巡诊医师及时处理急诊报告，指导技师为特殊病例选择扫描方案，出现对比剂不良反应及时下医嘱并指挥现场处置。

4）护士在增强扫描前询问过敏史，解释增强扫描目的，履行签字手续，出现对比剂不良反应遵医嘱及时处置，并完成处置及抢救记录。

5）护士负责对比剂、高压注射筒、输液器等物品的请领保管，急救药品和氧气等抢救物品准备充分，及时完成物品常规消毒及护士站、治疗室的清洁、消毒。

4. 方舱 CT 操作规范

方舱技师严格执行隔室操作规程，及时完成图像传输存储，严格执行机房消毒流程，严格遵守防护等级要求。

二十、MR 室工作制度

1. MR 规范安检

1）所有 MR 工作人员均须经过 MR 安全知识培训方可上岗。

2）工作人员每日上岗前严格自我安检。

3）每位患者及陪护进入扫描间前均须严格履行安检程序，技师严格掌握安全适应证，不能确定安全的不能进入扫描间。

2. MR 机房管理

1）保持恒温［（21±2）℃］、恒湿（40%～60%），恒压［（210±2）V］、液氦压力 2～3 kPA，温湿度、液氦压力及电源电压不符合要求时，及时与维修工程师联系，立即采取有效措施。

2）保持机房清洁，机房内不堆放杂物，室内物品应放置整齐。

3）技师严格执行操作规程，非专业人员不得操作设备，非 MR 室工作人员不能随意进入 MR 机房。

4）重症患者由家属或医务人员陪同检查，以免发生意外。

5）MR室内应备齐急救药品和器械、MR专用紫外线消毒装置。

3. MR检查秩序

1）合理安排检查顺序，重症、卒中者绿色通道患者优先。

2）核对患者及申请信息，避免差错。

3）增强患者规范留观。

4. MR操作规范

1）技师认真阅读申请，核对患者信息，确定扫描方案，扫描前详细询问患者有无MR检查禁忌证，选择恰当线圈，正确影像后处理、打印及传输终端，及时清理无效数据，保证设备存储空间。

2）技师完成设备日常校准、线圈维护，填写每日操作记录，故障及时报修。

3）巡诊医师及时处理绿色通道报告，特殊病例指导技师选择扫描方案，发生对比剂不良反应时应及时下医嘱并指挥现场处置。

4）护士在增强扫描前询问过敏史，解释增强扫描的目的，履行签字手续，出现对比剂不良反应遵医嘱及时处置，并完成处置及抢救记录。

5）护士负责对比剂、高压注射筒、输液器等物品请领保管，急救药品和氧气等抢救物品准备充分，及时完成物品常规消毒及护士站、治疗室的清洁、消毒。

二十一、导管室工作制度

1. 院感防控

1）严格出入人员管理，除导管室工作人员、术者及配台护士外，其他人员不得随意出入，参观学习人员须经专业组长批准。

2）进入导管室须穿戴鞋套或更换导管室拖鞋，进入无菌区须更换手术服、戴无菌帽及外科口罩，参加手术须按手术规范着装，手术完毕，将衣裤、帽放到指定的位置。

3）导管室严格执行无菌规范，严重呼吸道感染及化脓性软组织感染者不能进入导管室，介入手术前后，室内均须清洁及紫外线消毒，导管室须定期进行院感细菌培养及工作人员手卫生检测，检测结果记录在案。

2. 规范防护

1）近台操作人员规范穿戴防护装备，如铅衣、铅裙、铅眼镜等，规范佩戴剂量笔。

2）保证检查或手术效果的前提下尽可能降低患者辐射剂量，尽可能避免不必要的组织照射。

3）规范操作，正确防护，保证环境及公众辐射安全。

3. 导管室机房及操作管理

1）机房内应保持安静、清洁，室温相对恒定。

2）导管室技师严格设备操作规程，及时完成影像后处理及存储、打印、传输，严禁不熟悉设备的人随意操作机器；遇设备故障应立即停止使用并及时报修。

3）介入医师负责审核受检者适应证、禁忌证，确定检查或治疗日期，制订患者的检查或手术方案，突发状况全面负责抢救处置。

4）导管室护士负责各类导管、导丝、穿刺针、高压注射针筒及各类敷料的领取、保管、清洗与消毒，负责高压注射器、心电图机、电测压计、血氧分析仪、麻醉机、除颤器、吸引器、急救车的使用、维护与保管。

5）导管室护士负责术前准备各类手术器械及敷料，检查各种抢救药品是否齐全、急救器械性能是否完好。

6）导管室护士负责术中心电图、血压及血气分析监测，做好配合医师手术意外状况的抢救准备工作，意外发生时配合抢救。

7）导管室护士负责手术前后导管室的清洁、消毒，物品外送外取并做好相关资料的登记、记账、报告发送等。

教学管理制度

1.教学主任、教学秘书及住院总医师组成教学管理团队，科主任及教学主任全面负责科室教学及考核任务的管理、制订教学计划，教学秘书及住院总医师负责各项任务的具体实施。

2.教研室 / 教学管理组负责教师资格认定、师资培训计划，落实师资考核。

3.教学组督促科室医务人员完成各类必修课培训，获得规定学分。

4.组织申请科室内、院内及区市级继续教学活动并落实获批项目。

5.规范管理科室实习生、进修生、研究生、规培生，认真落实临床教学与考核工作，积极配合住培基地的定期审核工作。

6.配合科室定期组织影像 – 临床 – 病理疑难病例讨论。

7.年终召开教学总结会，教学资料保持完整，记录翔实。

科研管理制度

1.科主任与专业组长、科研秘书组成科室科研管理团队，全面负责科室临床科研管理工作。

2.科研秘书负责与专业组长协调科研项目申请计划，帮助课题申请人与科教处及相关审核部门协调。

3.帮助课题负责人完成科研项目管理工作，协调项目落实中相关科室配合的工作。

4. 负责科研基金使用监督。

5. 按需要召开科研总结会，保证科室科研资料完整且记录备案。

设备及网络安全制度

1. 影像科大型设备多、设备昂贵，存在多种设备相关的安全风险，特殊专业还涉及制冷剂、放射性药物、射线剂量超标等安全风险，每位员工都应树立牢固的安全意识，工作中严格遵守操作规程，相互配合。每位员工都应加强责任意识，发现隐患及时处置，确保工作中人员和设备安全。

2. 科主任是科室安全生产的第一责任人，各专业组长应配合科主任确保科室设备及网络安全，杜绝隐患。

3. 专业组长指派专人定期巡视本专业所辖区域，按照规定排查安全隐患，发现问题逐级汇报，并通知相关职能部门予以处置。

4. 巡视内容包括所辖区域内设备、网络、电路、清洁、人员等安全隐患情况及其他可能的安全风险，巡查结果须记录在案。

5. 网络安全是科室正常运行的前提，网络管理员须认真巡查，严禁在 PACS 终端使用外接设备，须封闭 USB 接口，定期清理无效信息，减少无效信息流入 PACS。

本节编者：刘亚欧、王洪兴、徐晓璐、赵玲玲

审校：李宏军、马　军、张春明

第二章

X 线操作规范

一、胸部摄影

（一）胸部正位后前位

1. 适应证

显示胸腔积液、气胸、肺不张和胸部感染、占位等病变。

2. 检查技术

1）示意图（图 2-1-1，2-1-2）

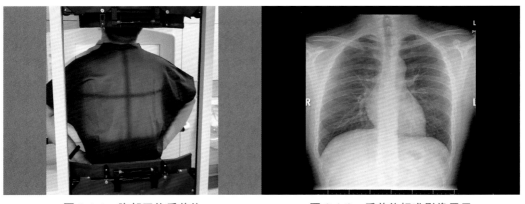

图 2-1-1　胸部正位后前位　　　　　图 2-1-2　后前位标准影像显示

2）技术要领

（1）体位：被检者站立于立式探测器前，前胸紧贴探测器，双上肢尽量内旋，双手背放置在两臀外侧，两肩胛骨尽力外展。

（2）范围：探测器上缘包括甲状软骨，下缘包含第 12 胸椎，左右涵盖皮肤软组织。

（3）中心线：对准第 6 胸椎。

（4）角度：X 线束水平射入。

（5）呼吸状态：深吸气后屏气曝光。

（6）参数：

SID	kVp	mAs	胶片规格（1 英寸 =2.54 cm）
180 cm	125	AEC	14 英寸 ×17 英寸

（7）患者防护：防护铅裙或立式铅帷幕屏蔽。

3. 图像显示与评价标准

1）图像显示

（1）肺野血管纹理自肺门向肺野外带能连续追踪，且清晰显示直径 2 mm 的血管影。

（2）肺尖充分显示。

（3）肩胛骨内侧缘投影于肺野之外。

（4）两侧胸锁关节对称。

（5）清晰显示气管和主支气管、横膈和双侧肋膈角、心脏和主动脉边缘，隐约可见心影后肺野及脊柱。

（6）密度和对比度良好，无运动伪影及栅切割伪影。

2）质控评价标准

（1）优质图像：肺野对比清晰，无线束硬化伪影 / 运动伪影 / 金属异物伪影，满足诊断。

（2）优良图像：肺野对比欠佳，见线束硬化伪影 / 运动伪影 / 金属异物伪影，但不影响诊断。

（3）劣质图像：肺野对比差，线束硬化伪影 / 运动伪影 / 金属异物伪影严重，难以诊断。

（二）胸部侧位

1. 适应证

显示心脏、大血管和胸骨后方的病变，佐证胸部正位像显示的病变，辅助空间定位。

2. 检查技术

1）示意图（图 2-1-3，2-1-4）

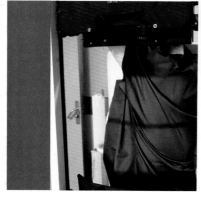

图 2-1-3　胸部侧位体位

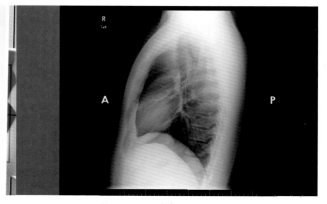

图 2-1-4　胸部侧位标准影像显示

2）技术要领

（1）体位：被检者侧立于立式探测器前，左胸紧贴探测器，躯干矢状面与探测器平行，两臂屈肘高举并交叉抱头。

（2）范围：探测器上缘包括第7颈椎，下缘含第12胸椎，前后涵盖皮肤软组织。

（3）中心线：第6胸椎水平线与腋中线相交处。

（4）角度：X线束水平射入。

（5）呼吸状态：深吸气后屏气曝光。

（6）参数：

SID	kVp	mAs	胶片规格
180 cm	125	AEC	14英寸×17英寸

（7）患者防护：防护铅裙或立式铅帷幕屏蔽。

3. 图像显示与评价标准

1）图像显示

（1）图像无组织遮盖部分呈漆黑。

（2）第4胸椎以下椎体清晰可见，并呈侧位投影。

（3）从颈部到气管分叉部能连续追踪到气管影像。

（4）心脏、主动脉弓移行部、降主动脉显示清晰。

（5）胸骨两侧缘重叠良好。

（6）肺纹理自肺门向肺边缘连续追踪，可见直径2 mm的血管影，双肺后缘重叠。

（7）密度和对比度良好，无运动伪影及栅切割伪影。

2）质控评价标准

（1）优质图像：肺野对比清晰，无线束硬化伪影/运动伪影/金属异物伪影，满足诊断。

（2）优良图像：肺野对比欠佳，见线束硬化伪影/运动伪影/金属异物伪影，但不影响诊断。

（3）劣质图像：肺野对比差，线束硬化伪影/运动伪影/金属异物伪影严重，难以诊断。

（三）胸部仰卧前后正位（床边像）

1. 适应证

显示肺内、横膈和纵隔病变，观察胸腔积液和气胸等。

2. 检查技术

1）示意图（图2-1-5，2-1-6）

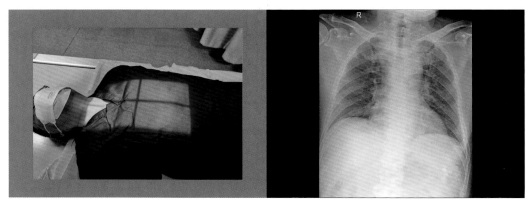

图 2-1-5　仰卧前后位体位　　　　　图 2-1-6　仰卧前后位标准影像显示

2）技术要领

（1）体位：仰卧位，躯干的正中矢状面与床中线重合，两上肢置于体侧。

（2）范围：探测器上缘包括甲状软骨，下缘含第 12 胸椎，左右包括皮肤软组织。

（3）中心线：对准双乳头连线中点。

（4）角度：X 线束垂直射入。

（5）呼吸状态：深吸气后屏气曝光。

（6）参数：

SID	kVp	mAs	胶片规格
100 cm	102	AEC	14 英寸 ×17 英寸

（7）患者防护：防护铅围裙屏蔽性腺区。

3. 影像诊断标准显示

1）图像显示

（1）图像包括从肺尖到肋膈角的双肺野、纵隔和心脏影像，涵盖皮肤及皮下软组织。

（2）肺门区位于图像中心。

2）质控评价标准

（1）优质图像：肺野对比清晰，无线束硬化伪影/运动伪影/金属异物伪影，满足诊断。

（2）优良图像：肺野对比欠佳，见线束硬化伪影/运动伪影/金属异物伪影，但不影响诊断。

（3）劣质图像：肺野对比差，线束硬化伪影/运动伪影/金属异物伪影严重，难以诊断。

（四）婴幼儿（0~3 岁）胸部仰卧前后位

1. 适应证

显示胸腔积液、气胸、肺不张和胸部感染、占位等病变。

2. 检查技术

1）示意图（图 2-1-7，2-1-8）

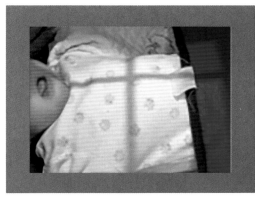 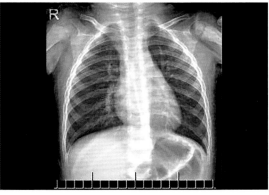

图 2-1-7　婴幼儿卧位胸部前后位体位　　图 2-1-8　婴幼儿卧位胸部前后位标准影像显示

2）技术要领

（1）体位：被检者仰卧于探测器中心，2 名家属分别扶住婴儿双腿和双臂。

（2）范围：探测器上缘包括肺尖，下缘包括肋膈角。

（3）中心线：对准两乳头连线中点。

（4）角度：X 线束水平射入。

（5）呼吸状态：平静呼吸瞬时曝光。

（6）参数：

SID	kVp	mAs	胶片规格
100 cm	55 ± 3	4 ± 1	（10×12/14×17）英寸

（7）患者防护：防护铅围裙屏蔽性腺区，陪护家属穿连体铅衣。

3. 图像显示与评价标准

1）图像显示

（1）肺门阴影结构可辨。

（2）肺尖充分显示。

（3）两侧胸锁关节对称。

（4）膈肌包括完全，且边缘锐利。

（5）心脏、纵隔边缘锐利。

2）质控评价标准

（1）优质图像：肺野对比清晰，无线束硬化伪影／运动伪影／金属异物伪影，满足诊断。

（2）优良图像：肺野对比欠佳，见线束硬化伪影／运动伪影／金属异物伪影，但不影响诊断。

（3）劣质图像：肺野对比差，线束硬化伪影／运动伪影／金属异物伪影严重，难以诊断。

（五）儿童（4～16岁）立位胸部后前位

1. 适应证

显示胸腔积液、气胸、肺不张和胸部感染、占位等。

2. 检查技术

1）示意图（图2-1-9，2-1-10）

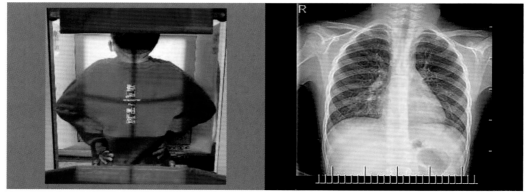

图2-1-9　小儿胸部立位正位体位　　　　图2-1-10　小儿胸部立位标准影像显示

2）技术要领

（1）体位：被检者面向探测器，如不配合可家属在旁陪同。

（2）范围：探测器上缘包上肺尖，下缘包括肋膈角。

（3）中心线：对准第六胸椎。

（4）角度：X线束水平射入。

（5）呼吸状态：平静呼吸瞬时曝光。

（6）参数：

SID	kVp	mAs	胶片规格
150 cm	90	AEC	14英寸×17英寸

（7）患者防护：防护铅围裙屏蔽性腺区，陪护家属穿连体铅衣。

3. 图像显示与评价标准

1）图像显示

（1）肺门阴影结构可辨。

（2）肺尖充分显示。

（3）两侧胸锁关节对称。

（4）膈肌包括完全，且边缘锐利。

（5）心脏、纵隔边缘锐利。

2）质控评价标准

（1）优质图像：肺野对比清晰，无线束硬化伪影/运动伪影/金属异物伪影，满足诊断。

（2）优良图像：肺野对比欠佳，见线束硬化伪影/运动伪影/金属异物伪影，但不影响诊断。

（3）劣质图像：肺野对比差，线束硬化伪影/运动伪影/金属异物伪影严重，难以诊断。

二、胸廓摄影

（一）肋骨正位前后位

1. 适应证

显示肋骨的病变，如肋骨骨折、肿瘤和炎性病变等。

2. 检查技术

1）示意图（图 2-2-1，2-2-2）

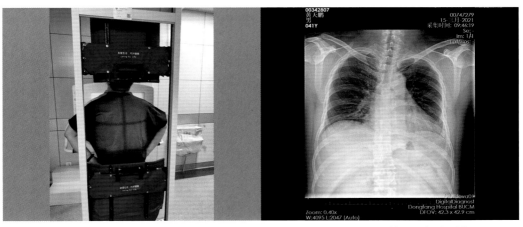

图 2-2-1 肋骨正位后前位体位设计　　图 2-2-2 肋骨正位前后位标准影像显示

2）技术要领

（1）体位：被检者站立于立式探测器前，冠状面与探测器平行，紧贴探测器，双足分立，身体保持平衡。

（2）范围：探测器上缘包括第 1 肋骨，下缘包括第 12 肋骨，外缘超过肋弓外约 3 cm，探测器下缘包括季肋区。

（3）中心线：对准双乳头连线中点。

（4）角度：X 线束水平射入。

（5）呼吸状态：深吸气后屏气曝光。

（6）参数：

SID	kVp	mAs	胶片规格
150 cm	65 ± 5	AEC	14 英寸 × 17 英寸

（7）患者防护：防护铅裙或立式铅帷幕屏蔽。

3. 图像显示与评价标准

1）图像显示

（1）膈上显示 1 ~ 9 肋或 1 ~ 10 肋，膈下显示 8 ~ 12 肋。

（2）胸锁关节与脊柱中线等距。

（3）肋骨显示于影像正中。

（4）密度、对比度佳，透过心影和肺观察膈上肋骨，或透过致密的腹部器官观察膈下肋骨，骨边缘锐利。

2）质控评价标准

（1）优质图像：肺野对比清晰，无线束硬化伪影 / 运动伪影 / 金属异物伪影，满足诊断。

（2）优良图像：肺野对比欠佳，见线束硬化伪影 / 运动伪影 / 金属异物伪影，但不影响诊断。

（3）劣质图像：肺野对比差，线束硬化伪影 / 运动伪影 / 金属异物伪影严重，难以诊断。

（二）胸部右前斜位（肋骨）

1. 适应证

显示心脏疾病，包括先天性心脏病、高血压性心脏病、风湿性心脏病、肺心病以及肋弓骨折。

2. 检查技术

1）示意图（图 2-2-3，2-2-4）

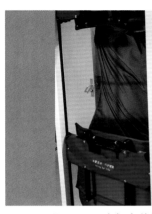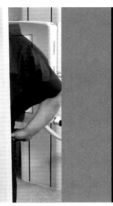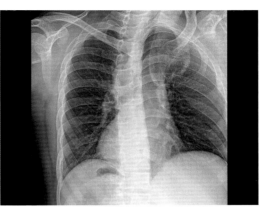

图 2-2-3　胸部右前斜位体位设计　　　　　图 2-2-4　胸部右前斜位标准影像显示

2）技术要领

（1）体位：被检者站立于立式探测器前，右侧前胸旋转并紧贴探测器，躯干冠状面与探测器保持 45° 夹角，右肘屈曲、内旋将右手放置臀部，扬左臂手抱头，身体保持平衡（或双臂抱头）。

（2）范围：探测器上缘包括第 1 肋，下缘平第 12 肋，左右包括皮肤软组织（若患者胸廓过大，以包右侧肋弓为主）。

（3）中心线：对准肩胛下角与左侧腋后线交点。

（4）角度：X 线束垂直射入。

（5）呼吸状态：吸气后屏气曝光。

（6）参数：

SID	kVp	mAs	胶片规格
150 cm	80 ± 5	AEC	14 英寸 ×17 英寸

（7）患者防护：防护铅裙或立式铅帷幕屏蔽。

3. 图像显示与评价标准

1）图像显示

（1）包括心脏、大血管在内，从肺尖至肋膈角的双侧肺野。

（2）心脏、大血管投影于胸部左侧，胸椎位于胸部右后 1/3 处，升主动脉清晰可见，远离探测器的肋骨外缘至椎体的距离应为近探测器侧的 2 倍，膈面和心缘锐利，无移动伪影。

（3）T_7 显示于影像的中心。

（4）可见肋骨和肺纹理影像。

（5）右侧肋骨及腋中线处的肋骨（肋弓）显示清晰。

2）质控评价标准

（1）优质图像：肺野对比清晰，无线束硬化伪影／运动伪影／金属异物伪影，满足诊断。

（2）优良图像：肺野对比欠佳，见线束硬化伪影／运动伪影／金属异物伪影，但不影响诊断。

（3）劣质图像：肺野对比差，线束硬化伪影／运动伪影／金属异物伪影严重，难以诊断。

（三）胸部左前斜位（肋骨）

1. 适应证

显示心脏疾病，包括先天性心脏病、高血压性心脏病、风湿性心脏病、肺心病以及肋弓骨折。

2. 检查技术

1）示意图（图 2-2-5，2-2-6）

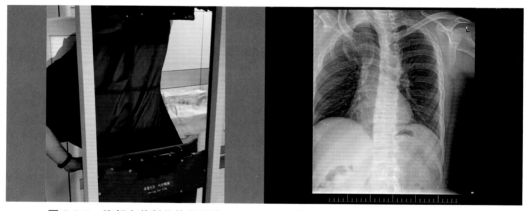

图 2-2-5　胸部左前斜位体位设计　　　　图 2-2-6　胸部左前斜位标准影像显示

2）技术要领

（1）体位：被检者站立于立式探测器前，左侧前胸旋转并紧贴探测器，躯干冠状面与探测器保持 45° 夹角，左肘屈曲、内旋并将左手放置臀部，扬右臂手抱头，身体保持平衡（或双臂抱头）。

（2）范围：探测器上缘包括第 1 肋，下缘平第 12 肋，左右包括皮肤软组织（若患者胸廓过大，以包左侧肋弓为主）。

（3）中心线：对准肩胛下角与右侧腋后线交点。

（4）角度：X 线束水平射入。

（5）呼吸状态：吸气后屏气曝光。

（6）参数：

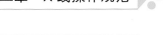

SID	kVp	mAs	胶片规格
150 cm	80 ± 5	AEC	14 英寸 × 17 英寸

（7）患者防护：防护铅裙或立式铅帷幕屏蔽。

3.图像显示与评价标准

1）图像显示

（1）包括右心房、左心室降主动脉的左前斜位影像。

（2）心脏、大血管于胸椎右侧显示，胸椎位于胸部左后方 1/3 处，胸主动脉全貌显现，下腔静脉位于心影底部趋于中央部显示。

（3）胸主动脉全部展现，边缘清晰，第 7 胸椎位于影像的中心。

（4）可见到周边肺纹理，肺尖显示清楚。

（5）左侧肋骨及腋中线处的肋骨（肋弓）显示清晰。

2）质控评价标准

（1）优质图像：肺野对比清晰，无线束硬化伪影 / 运动伪影 / 金属异物伪影，满足诊断。

（2）优良图像：肺野对比欠佳，见线束硬化伪影 / 运动伪影 / 金属异物伪影，但不影响诊断。

（3）劣质图像：肺野对比差，线束硬化伪影 / 运动伪影 / 金属异物伪影严重，难以诊断。

（四）锁骨前后正位

1.适应证

显示锁骨骨折或脱臼等病变，常采用锁骨前后位、前后轴位相印证。

2.检查技术

1）示意图（图 2-2-7，2-2-8）

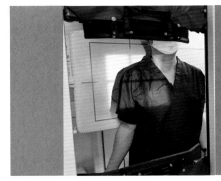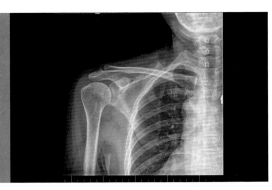

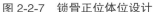

图 2-2-7　锁骨正位体位设计　　　　图 2-2-8　锁骨正位标准影像显示

2）技术要领

（1）体位设计：被检者站立于立式探测器前，背部紧贴探测器，被检侧锁骨中点位于探测器中心，肩部自然下垂，手心朝前。

（2）范围：探测器涵盖肩关节及胸锁关节。

（3）中心线：对准锁骨两端中点。

（4）角度：X线束水平射入。

（5）呼吸状态：平静呼吸下屏气曝光。

（6）参数：

SID	kVp	mAs	胶片规格
120 cm	68 ± 5	11	14 英寸 × 17 英寸

（7）患者防护：防护铅裙或立式铅帷幕屏蔽。

3. 图像显示与评价标准

1）图像显示

（1）图像包括全部锁骨、肩锁关节及胸锁关节。

（2）锁骨近段与第 2、3 肋骨重叠。

（3）锁骨位于影像中心。

（4）锁骨远段及肩锁关节以最佳光学密度显示；锁骨中段及胸锁关节可通过胸廓显现，骨皮质缘及骨小梁清晰显示。

2）质控评价标准

（1）优质图像：锁骨、肩锁关节、胸锁关节显示清晰，锁骨位于图像中心，图像对比清晰，无线束硬化伪影 / 运动伪影 / 金属异物伪影，满足诊断要求。

（2）优良图像：锁骨、肩锁关节、胸锁关节显示欠佳，锁骨位于图像一侧但仍清晰可见，图像对比尚可，无线束硬化伪影 / 运动伪影 / 金属异物伪影，尚能满足诊断要求。

（3）劣质图像：锁骨、肩锁关节、胸锁关节显示差，部分解剖显示不全，锁骨位于影像一侧，图像对比差，见线束硬化伪影 / 运动伪影 / 金属异物伪影，不能满足诊断要求。

（五）胸骨侧位

1. 适应证

胸骨病变，骨折，肿瘤和炎症。

2. 检查技术

1）示意图（图 2-2-9，2-2-10）

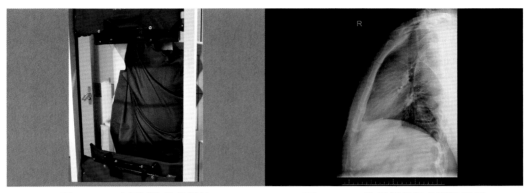

图 2-2-9　胸骨侧位体位设计　　　　图 2-2-10　胸骨侧位标准影像显示

2）技术要领

（1）体位：被检者侧立于立式探测器前，躯干矢状面与探测器平行。两臂屈肘抱头的同时胸部前挺。

（2）范围：探测器上缘包括胸锁关节上 2 cm，下缘至剑突。

（3）中心线：对准胸骨中点。

（4）角度：X 线束水平射入。

（5）呼吸状态：深吸气下屏气曝光。

（6）参数：

SID	kVp	mAs	胶片规格
120 cm	90 ± 5	AEC	14 英寸 × 17 英寸

（7）患者防护：性腺区围裹防护铅裙或立式铅帷幕屏蔽。

3. 图像显示与评价标准

1）图像显示

（1）图像包括胸骨柄、胸骨体在内的完整胸骨。

（2）胸骨上无肱骨、肩、肋骨重叠。

（3）胸骨显示于图像正中。

（4）密度、对比度佳，能够观察胸骨相邻组织结构，骨边缘锐利。

2）质控评价标准

（1）优质图像：胸骨组成结构完整，位于图像中心，图像对比清晰，无线束硬化伪影／运动伪影／金属异物伪影，满足诊断要求。

（2）优良图像：胸骨组成结构欠完整，略偏离图像中心，图像对比清晰，无线束硬化伪影／运动伪影／金属异物伪影，尚能满足诊断要求。

（3）劣质图像：胸骨组成结构不完整、部分缺失，严重偏离影像中心，图像对比差，见线束硬化伪影／运动伪影／金属异物伪影，无法满足诊断要求。

（六）气道正位前后位

1. 适应证

显示含气的喉部和相邻组织器官病变及异物探查。

2. 检查技术

1）示意图（图 2-2-11，2-2-12）

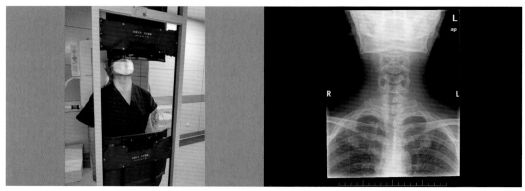

图 2-2-11　气道正位前后位体位设计　　　图 2-2-12　气道正位前后位标准影像显示

2）技术要领

（1）体位：被检者站立于立式探测器前，躯干正中矢状面与探测器垂直，头后仰，身体保持平衡。

（2）范围：探测器上缘包括外耳孔水平，下缘至气管分叉处。

（3）中心线：对准 C_7 椎体。

（4）角度：X 线束水平射入。

（5）呼吸状态：吸气后屏气曝光。

（6）参数：

SID	kVp	mAs	胶片规格
120 cm	65 ± 5	AEC	（10 × 12/14 × 17）英寸

（7）患者防护：防护铅裙或立式铅帷幕屏蔽。

3. 图像显示与评价标准

1）图像显示

（1）影像包括 $C_3 \sim T_4$ 充满气体的喉部和气管以及近端颈椎至气管分叉部。

（2）双侧胸锁关节对称，当脊柱对齐胶片中心时，上颌骨重叠在颅底。

（3）$T_1 \sim T_2$ 显示于影像中心。

（4）颈椎和胸椎与含气气管对比良好。

2）质控评价标准

（1）优质图像：$C_3 \sim T_4$ 水平喉部及气道显示完整，双侧胸锁关节对称，T_1 位于图像中心，图像对比清晰，满足诊断要求。

（2）优良图像：$C_3 \sim T_4$ 水平喉部及气道显示基本完整，双侧胸锁关节欠对称，T_1 偏离图像中心，图像对比尚清晰，基本满足诊断要求。

（3）劣质图像：$C_3 \sim T_4$ 水平喉部及气道显示不完整，双侧胸锁关节不对称，T_1 严重偏离图像中心，图像对比差，无法满足诊断要求。

（七）气道侧位

1. 适应证

显示含气的喉部和相邻组织器官病变及异物探查，侧位软组织影像常被用于检查会厌区疾患。

2. 检查技术

1）示意图（图 2-2-13，2-2-14）

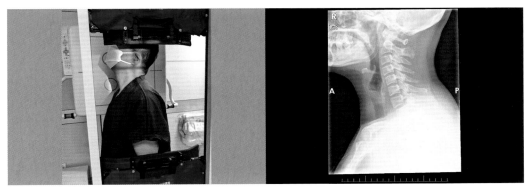

图 2-2-13　气道侧位体位设计　　图 2-2-14　气道侧位标准影像显示

2）技术要领

（1）体位：被检者侧立于立式探测器前，躯干矢状面与探测器长轴重合；两臂于背后交叉，两手相握，两肩向后拉伸的同时胸部前挺，下颌抬高。

（2）范围：探测器上缘包括外耳孔水平，下缘至气管分叉处。

（3）中心线：对准 C_7 椎体。

（4）角度：X线束水平射入。

（5）呼吸状态：吸气后屏气曝光。

（6）参数：

SID	kVp	mAs	胶片规格
120 cm	68 ± 5	AEC	（10×12/14×17）英寸

（7）患者防护：防护铅裙或立式铅帷幕屏蔽。

3. 图像显示与评价标准

1）图像显示

（1）显示含气的喉部和气管，将颈部（喉和邻近气管）作为中心定位时，图像上部包括蝶窦，下部位于 $T_2 \sim T_3$，观察喉咽下部和气管时影像包括从 $C_3 \sim T_4$ 或 T_5 的区域。

（2）图像范围内颈椎椎体呈标准侧位，下颌不与颈椎椎体影像重叠，肩部阴影置后以充分暴露气道影像。

（3）图像中心对应上述解剖结构中心位置。

（4）含气喉部和上段气管无过度曝光，颈椎显示为曝光不足。

2）质控评价标准

（1）优质图像：喉部、咽部及气管显示清晰完整，颈椎侧位但显示不突出，图像对比清晰，满足诊断要求。

（2）优良图像：喉部、咽部及气管显示欠佳，颈椎侧位但显示略突出，图像对比欠清晰，基本满足诊断要求。

（3）劣质图像：喉部、咽部及气管显示不完整或不清晰，颈椎非标准侧位或标准侧位但显示明显突出，图像对比差，无法满足诊断要求。

三、腹部摄影

（一）腹部立位

1. 适应证

显示膈下游离气体、肠腔气液平面、腹部异物、团块等。

2. 检查技术

1）示意图（图 2-3-1，2-3-2）

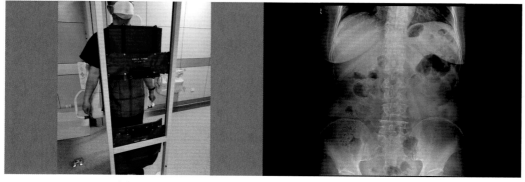

图 2-3-1　腹部立位体位设计　　　　图 2-3-2　腹部立位标准影像显示

2）技术要领

（1）体位：被检者站立于立式探测器前，腰背部紧贴探测器，躯干正中矢状面与探测器中线重合。

（2）范围：探测器上缘包括剑突上 3 cm（即包括膈肌），下缘尽量包括耻骨联合。

（3）中心线：对准脐上 2～3 cm。

（4）角度：X线束水平射入。

（5）呼吸状态：深呼气后屏气曝光。

（6）参数：

SID	kVp	mAs	胶片规格
120 cm	85	AEC	14 英寸 ×17 英寸

（7）患者防护：防护铅裙或立式铅帷幕屏蔽。

3.**影像诊断标准显示**

1）图像显示

（1）两侧膈肌、腹壁软组织及骨盆均对称地显示在图像内，椎体棘突位于图像正中。

（2）膈肌边缘锐利，胃内液平面及可能出现的肠内液平面均可明确辨认。

（3）肾脏、腰大肌、腹膜外脂肪线及骨盆影像显示清楚。

2）质控评价标准

（1）优质图像：两侧膈肌、腹壁软组织及骨盆、腹脂线显示清晰完整，椎体棘突居中，图像对比清晰，满足诊断要求。

（2）优良图像：两侧膈肌、腹壁软组织及骨盆、腹脂线显示欠清晰或欠完整，椎体棘突偏向一侧，基本满足诊断要求。

（3）劣质图像：两侧膈肌、腹壁软组织及骨盆、腹脂线显示模糊或不完整，椎体棘突明显偏向一侧，图像对比差，无法满足诊断要求。

（二）腹部仰卧前后位

1.**适应证**

显示肠梗阻、肾结石、腹部肿瘤、腹腔钙化、腹水以及腹部造影检查。

2.**检查技术**

1）示意图（图 2-3-3，2-3-4）

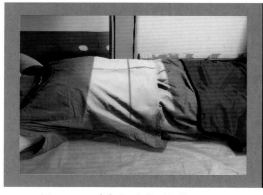
图 2-3-3　腹部仰卧前后位体位设计

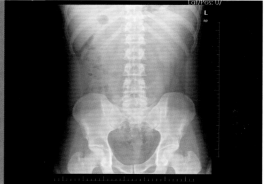
图 2-3-4　腹部仰卧前后位标准影像显示

2）技术要领

（1）体位：仰卧位，躯干正中矢状面与床中线重合，两上肢自然外展置于躯干侧方。

（2）范围：探测器上缘包括膈肌，下缘包括耻骨联合上缘，左右包括皮肤软组织。

（3）中心线：对准剑突与耻骨联合连线中点。

（4）角度：X线束垂直射入。

（5）呼吸状态：呼气后屏气曝光。

（6）参数：

SID	kVp	mAs	胶片规格
100 cm	83±5	AEC	14 英寸 ×17 英寸

（7）患者防护：应用防护铅围裙屏蔽性腺区。

3. 图像显示与评价标准

1）图像显示

（1）影像显示两侧膈肌、腹壁软组织及骨盆均对称，图像包括充气的胃、肠袢、气液平面，患者体型较大不能同时包括膈肌和耻骨联合时，若怀疑胃肠道病变如可疑胃肠道穿孔需显示膈下游离气体则图像上缘必须包括膈肌，若怀疑泌尿系病变如尿路结石，患者图像下缘须包括耻骨联合下缘。

（2）脊柱轴心与影像长轴重合、髂骨翼对称、肋骨缘至脊柱距离相等。

（3）髂骨嵴上 2 cm 位于图像中心。

（4）脊柱、肋骨和软组织对比良好，肝肾轮廓隐约可见，清晰显示肠腔内气液平面。

2）质控评价标准

（1）优质图像：两侧膈肌、腹壁软组织及骨盆、腹脂线清晰完整，椎体棘突居中，图像对比清晰，满足诊断要求。

（2）优良图像：两侧膈肌、腹壁软组织及骨盆、腹脂线显示欠清晰或欠完整，椎体棘突偏向一侧，基本满足诊断要求。

（3）劣质图像：两侧膈肌、腹壁软组织及骨盆、腹脂线显示模糊或不完整，椎体棘突明显偏向一侧，图像对比差，无法满足诊断要求。

四、脊柱摄影

（一）第一、二颈椎张口位（立位）

1. 适应证

显示齿突和寰椎前后弓骨折和累及毗邻组织结构的病变。

2. 检查技术

1）示意图（图 2-4-1，2-4-2）

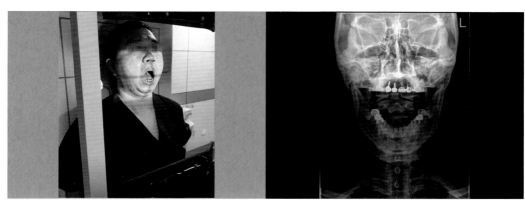

图 2-4-1　第一、二颈椎张口位体位设计　　图 2-4-2　第一、二颈椎张口位标准影像显示

2）技术要领

（1）体位：被检者站立于探测器前，两臂置于躯干两侧，头部正中矢状面与探测器中线重合。枕外隆凸置于探测器中心上方 2 cm 处，下颌稍内收，嘱被检者极力张口、舌向下。

（2）范围：探测器上缘包括上颌窦，下缘包括下颌骨，左右包两侧下颌支。

（3）中心线：对准两口角连线中点。

（4）角度：X 线束垂直射入。

（5）呼吸状态：平静呼吸下屏气曝光。

（6）参数：

SID	kVp	mAs	胶片规格
100～120 cm	70±5	12	（10×12/14×17）英寸

（7）患者防护：应用防护铅围裙屏蔽性腺区。

3. 图像显示与评价标准

1）图像显示

（1）图像包括齿突、C_2 椎体、C_1 侧块及 C_1 和 C_2 间关节突关节。

（2）牙齿、颅底避免与齿突重叠，如牙齿与齿突上部重叠，使颈部轻度过伸重新定位。如颅底与齿突上部重叠，使颈部轻度过屈重新定位，颅底或上切牙每向足侧倾斜 5°，X 线束中心移动约 1 英寸。C_1 侧块或横突与下颌骨髁突的距离相等，C_2 的棘突位于中心。位置旋转可使侧块与齿突的间隙不等距，形成假象。

（3）齿突位于图像中心。

（4）清晰显示骨和软组织密度影像，骨边缘和骨小梁锐利。

2）质控评价标准

（1）优质图像：齿突居中，且与牙齿、颅底不重叠，C_2 椎体、C_1 侧块、$C_{1\sim2}$ 关节显示清晰完整，图像对比清晰，满足诊断要求。

（2）优良图像：齿突与牙齿、颅底部分重叠，C_2 椎体、C_1 侧块、$C_{1\sim2}$ 关节显示欠清晰或不完整，图像对比欠清晰，基本满足诊断要求。

（3）劣质图像：齿突与牙齿、颅底严重重叠，C_2 椎体、C_1 侧块、$C_{1\sim2}$ 关节显示模糊或不完整，图像对比差，无法满足诊断要求。

（二）颈椎正位

1. 适应证

显示颈椎压缩性骨折、骨质增生、关节脱位、肿瘤、骨破坏等病变。

2. 检查技术

1）示意图（图 2-4-3，2-4-4）

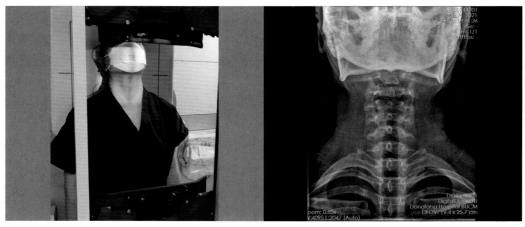

图 2-4-3　颈椎正位体位设计　　　　图 2-4-4　颈椎正位标准影像显示

2）技术要领

（1）体位：被检者站立于立式探测器前，躯干正中矢状面重合于探测器中线，头稍向后仰，听鼻线与探测器垂直。

（2）范围：探测器上缘包括寰枕关节，下缘含颈静脉切迹，左右含颈部两侧软组织。

（3）中心线：对准胸骨柄切迹，利用斜射线效应。

（4）角度：X 线水平入射。

（5）呼吸状态：平静呼吸下屏气曝光。

（6）参数：

SID	kVp	mAs	胶片规格
100～120 cm	70±5	12	（10×12/14×17）英寸

（7）患者防护：性腺区围裹防护铅裙或立式铅帷幕屏蔽。

3. 图像显示与评价标准

1）图像显示

（1）影像包括 C_3～T_3 椎体、椎弓根间隙、椎间盘间隙及颈部软组织。

（2）棘突、胸锁关节与脊柱侧缘等距，无轴向旋转，下颌骨和颅底与寰枢椎重叠。

（3）探测器侧边涵盖颈部软组织，图像以 C_4 为中心。

（4）同时显示骨和软组织，骨边缘和骨小梁纹理锐利。

2）质控评价标准

（1）优质图像：C_4 椎体居中，C_3～T_3 椎体及附件清晰完整，无轴向旋转，图像对比度好，满足诊断要求。

（2）优良图像：C_4 椎体略偏移中线，C_3～T_3 椎体及附件欠清晰或欠完整，存在部分轴向旋转，图像对比度欠佳，基本满足诊断要求。

（3）劣质图像：C_4 椎体明显偏移中线，C_3～T_3 椎体及附件模糊或不完整，存在明显轴向旋转，图像对比度差，无法满足诊断要求。

（三）颈椎侧位

1. 适应证

显示颈椎压缩性骨折、椎体滑脱、关节脱位、骨质增生、椎间盘突出，脊柱强直、骨关节炎、肿瘤骨破坏等病变。

2. 检查技术

1）示意图（图 2-4-5，2-4-6）

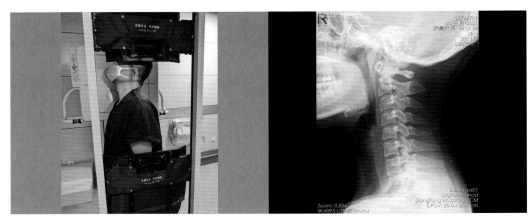

图 2-4-5　颈椎侧位体位设计　　　　图 2-4-6　颈椎侧位标准影像显示

2）技术要领

（1）体位：被检者站立于立式探测器前，两足分开，保持身体稳定；颈部长轴与探测器长轴平行，头稍后仰，避免下颌骨与上部颈椎重叠，双肩尽量下垂，避免下部颈椎与肩部重叠。

（2）范围：探测器上缘包括寰枕关节，下缘含第 2 胸椎。

（3）中心线：对准第 4 颈椎（甲状软骨上缘）。

（4）角度：X 线束水平射入。

（5）呼吸状态：平静呼吸下屏气曝光。

（6）参数：

SID	kVp	mAs	胶片规格
100 ~ 120 cm	70 ± 5	12	14 英寸 × 17 英寸

（7）患者防护：防护铅裙或立式铅帷幕屏蔽性腺。

3.**影像诊断标准显示**

1）图像显示

（1）图像包括颈椎椎体、椎间关节、棘突和关节突关节。

（2）$C_1 \sim C_7$ 清楚显示，下颌支与 $C_1 \sim C_2$ 不重叠，双侧钩突关节和椎体后缘无重叠，无轴向旋转。

（3）探测器侧边涵盖软组织，C_4 位于影像中心。

（4）同时显示软组织、气道边缘、全部颈椎，密度适宜，骨皮质和骨小梁纹理锐利。

2）质控评价标准

（1）优质图像：C_4 椎体居中，$C_1 \sim C_7$ 椎体及附件清晰完整，下颌支与 C1 ~ C2 不重叠，无轴向旋转，气道及软组织清晰，图像对比度好，满足诊断要求。

（2）优良图像：C_4 椎体略偏移中线，C_1 ~ C_7 椎体及附件欠清晰或欠完整，下颌支与 C_1 ~ C_2 部分重叠，C_7 椎体与体部部分重叠，部分轴向旋转，气道及软组织显示欠清晰，图像对比度欠佳，基本满足诊断要求。

（3）劣质图像：C_4 椎体明显偏移中线，C_1 ~ C_7 椎体及附件模糊或不完整，下颌支与 C_1 ~ C_2 明显重叠 /C_7 椎体与肩部明显重叠，显著轴向旋转，气道及软组织显示差，图像对比度差，无法满足诊断要求。

（四）颈椎左前斜位

1. 适应证

显示颈椎和邻近软组织结构、椎间孔狭窄的病变。

2. 检查技术

1）示意图（图 2-4-7，2-4-8）

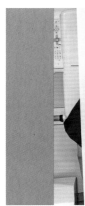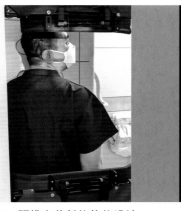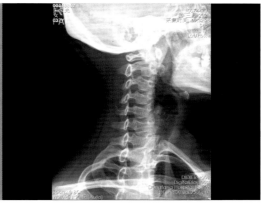

图 2-4-7　颈椎左前斜位体位设计　　　　图 2-4-8　颈椎左前斜位标准影像显示

2）技术要领

（1）体位：被检者站立于立式探测器旁，左前侧靠近探测器，下颌前伸，避免下颌骨与颈椎重合，颈椎长轴与探测器平行，躯干与头部旋转使矢状面与探测器呈45°。

（2）范围：探测器上缘包括寰枕关节，下缘含第2胸椎，左右包括软组织。

（3）中心线：对准第4颈椎（甲状软骨上缘）。

（4）角度：X线束向足侧倾斜15° 射入。

（5）呼吸状态：平静呼吸下屏气曝光。

（6）参数：

SID	kVp	mAs	胶片规格
100 ~ 120 cm	70 ± 5	AEC	（10 × 12/14 × 17）英寸

（7）患者防护：防护铅裙或立式铅帷幕屏蔽性腺。

3. 图像显示与评价标准

1）图像显示

（1）前斜位示患侧椎间孔和椎弓根距 IR 最近。

（2）后斜位示患侧椎间孔和椎弓根距 IR 最远。

（3）$C_2 \sim C_7$ 椎间隙和椎间孔序列展开，椎弓根形态完整；椎弓根序列样排布于椎体中线并可显现上下关节突；下颌支与上位颈椎无重叠，颅底与 C_1 无重叠。

（4）探测器侧边涵盖颈部软组织，C_4 位于影像中心。

（5）骨和软组织同时显示，密度适宜，骨边缘和骨小梁纹理清晰。

2）质控评价标准

（1）优质图像：C_4 椎体居中，椎弓根序列样排布于椎体中线并可显现上下关节突，下颌支与上位颈椎无重叠，图像对比度好，满足诊断要求。

（2）优良图像：C_4 椎体略偏移中线，椎弓根位于椎体中线前方后或后方，上下关节突显示欠佳，下颌支与上位颈椎部分重叠，图像对比度欠佳，基本满足诊断要求。

（3）劣质图像：C_4 椎体显著偏移中线，椎弓根显著位于椎体中线前方后或后方，上下关节突显示差，下颌支与上位颈椎明显重叠，图像对比度差，无法满足诊断要求。

（五）颈椎右前斜位

1. 适应证

显示颈椎和邻近软组织结构以及包括椎间孔狭窄的病变。

2. 检查技术

1）示意图（图 2-4-9，2-4-10）

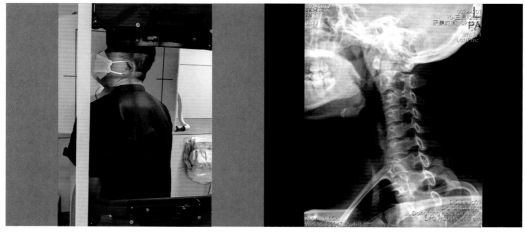

图 2-4-9　颈椎右前斜位设计　　　　图 2-4-10　颈椎右前斜位标准影像显示

2）技术要领

（1）体位：被检者站立于立式探测器旁，右前侧靠近探测器，下颌前伸，避免下颌骨与颈椎重合，颈椎长轴与探测器平行。躯干与头部旋转使矢状面与探测器呈45°。

（2）范围：探测器上缘包括寰枕关节，下缘含第2胸椎，左右包括软组织。

（3）中心线：对准第4颈椎（甲状软骨上缘）

（4）角度：X线束向足侧倾斜15°。

（5）呼吸状态：平静呼吸下屏气曝光。

（6）参数：

SID	kVp	mAs	胶片规格
100～120 cm	70±5	12	（10×12/14×17）英寸

（7）患者防护：性腺区围裹防护铅裙或立式铅帷幕屏蔽。

3. 图像显示与评价标准

1）图像显示

（1）前斜位示患侧椎间孔和椎弓根距IR最近。

（2）后斜位示患侧椎间孔和椎弓根距IR最远。

（3）C_2～C_7椎间隙和椎间孔序列样展开，椎弓根形态完整；椎弓根序列样排布于椎体中线并可显现上下关节突；下颌支与上位颈椎无重叠，颅底与C_1无重叠。

（4）探测器侧边涵盖颈部软组织，C_4位于影像中心。

（5）骨和软组织同时显示，密度适宜，骨边缘和骨小梁纹理清晰。

2）质控评价标准

（1）优质图像：C_4椎体居中，椎弓根序列样排布于椎体中线并可显现上下关节突，下颌支与上位颈椎无重叠，图像对比度好，满足诊断要求。

（2）优良图像：C_4椎体略偏移，椎弓根位于椎体中线前方后或后方，上下关节突显示欠佳，下颌支与上位颈椎部分重叠，图像对比度欠佳，基本满足诊断要求。

（3）劣质图像：C_4椎体显著偏移，椎弓根显著位于椎体中线前方后/后方，上下关节突显示差，下颌支与上位颈椎明显重叠，图像对比度差，无法满足诊断要求。

（六）颈椎过伸位

1. 适应证

显示椎骨前后运动的功能性影像，脊柱融合术后复查。

2. 检查技术

1）示意图（图 2-4-11，2-4-12）

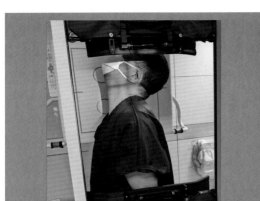

图 2-4-11　颈椎过伸位体位设计

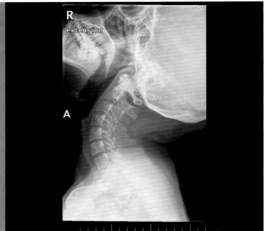

图 2-4-12　颈椎过伸位体位设计

2）技术要领

（1）体位：被检者侧立于立式探测器前，两足分开，保持身体稳定。躯干矢状面及颈部长轴与探测器平行，下颌上抬，头部后仰至最大限度，双肩尽量下垂。

（2）范围：探测器上缘包括寰枕关节，下缘含第2胸椎，左右包括软组织。

（3）中心线：对准第4颈椎（甲状软骨上缘）。

（4）角度：X线束水平射入。

（5）呼吸状态：平静呼吸下屏气曝光。

（6）参数：

SID	kVp	mAs	胶片规格
100～120 cm	70±5	12	（10×12/14×17）英寸

（7）患者防护：防护铅裙或立式铅帷幕屏蔽性腺。

3.图像显示与评价标准

1）图像显示

（1）屈曲和伸展图像展示颈椎的自然曲度、脊柱活动范围和韧带稳定性，颈椎过伸位是 $C_1 \sim C_7$ 过伸姿态下的功能影像。

（2）双侧下颌升支重叠，棘突紧密靠近，无轴向旋转。

（3）探测器侧边涵盖颈部前后软组织，C_4 位于影像中心。

（4）软组织包括气道边缘、全部颈椎同时显示，骨皮质和骨小梁纹理锐利。

2）质控评价标准

（1）优质图像：C_4 椎体居中，椎体过伸位，$C_{1\sim7}$ 椎体清晰，无轴向旋转，图像对比度好，满足诊断要求。

（2）优良图像：C$_4$椎体略偏移中线，椎体过伸不足，C$_{1\sim7}$椎体欠清晰，部分轴向旋转，图像对比度欠佳，基本满足诊断要求。

（3）劣质图像：C$_4$椎体显著偏移中线，椎体过伸显著不足，C$_{1\sim7}$椎体模糊或不完整，显著轴向旋转，图像对比度差，无法满足诊断要求。

（七）颈椎过屈位

1. 适应证

显示椎骨前后运动的功能性影像、脊柱融合术后复查。

2. 检查技术

1）示意图（图 2-4-13，2-4-14）

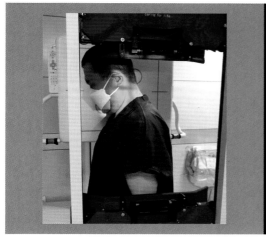

图 2-4-13　颈椎过屈位体位设计　　　　图 2-4-14　颈椎过屈位标准影像显示

2）技术要领

（1）体位：被检者侧立于立式探测器前，两足分开，保持身体稳定，躯干矢状面及颈部长轴与探测器平行，然后极度俯首，下颌贴近前胸，双肩尽量下垂。

（2）范围：探测器上缘包括寰枕关节，下缘含第2胸椎，左右包括软组织。

（3）中心线：对准第4颈椎（甲状软骨上缘）

（4）角度：X线束水平射入。

（5）呼吸状态：平静呼吸下屏气曝光。

（6）参数：

SID	kVp	mAs	胶片规格
100～120 cm	70±5	12	（10×12/14×17）英寸

（7）患者防护：防护铅裙或立式铅帷幕屏蔽性腺。

43

3.图像显示与评价标准

1）图像显示

（1）屈曲和伸展图像展示了颈椎的自然曲度、脊柱活动范围和韧带稳定性，过屈位显示 $C_1 \sim C_7$ 过屈姿态下的功能影像。

（2）双侧下颌支重叠，棘突充分分离。

（3）探测器侧边涵盖颈部前后软组织，C_4 位于影像中心。

（4）软组织包括气道边缘，全部颈椎同时显示骨皮质和骨小梁纹理锐利。

2）质控评价标准

（1）优质图像：C_4 椎体居中，椎体呈过屈位，$C_1 \sim C_7$ 椎体清晰，无轴向旋转，图像对比度好，满足诊断要求。

（2）优良图像：C_4 椎体略偏移中线，椎体过屈不足，$C_1 \sim C_7$ 椎体显示欠清晰，部分轴向旋转，图像对比度欠佳，基本满足诊断要求。

（3）劣质图像：C_4 椎体显著偏移中线，椎体过屈显著不足，$C_1 \sim C_7$ 椎体模糊或不完整，显著轴向旋转，图像对比度差，无法满足诊断要求。

（八）胸椎正位（卧位）

1.适应证

显示椎体及附件骨折、脊柱侧弯、脊柱强直、肿瘤骨破坏等疾患。

2.检查技术

1）示意图（图 2-4-15，2-4-16）

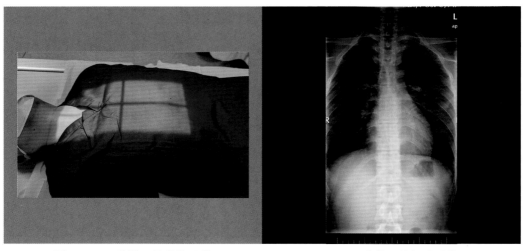

图 2-4-15　胸椎正位体位设计　　　图 2-4-16　胸椎正位标准影像显示

2）技术要领

（1）体位：仰卧位，躯干正中矢状面与床中线重合，脊柱与探测器长轴重合，膝关节 90° 屈曲使背部尽量贴近床面以减少脊柱的生理弯曲度。

（2）范围：探测器上缘包括第 7 颈椎，下缘包括第 1 腰椎。

（3）中心线：对准胸骨体中点。

（4）角度：X 线束垂直射入。

（5）呼吸状态：平静呼吸下屏气曝光。

（6）参数：

SID	kVp	mAs	胶片规格
100 cm	75 ± 5	15	14 英寸 × 17 英寸

（7）患者防护：防护铅围裙屏蔽性腺区。

3. 图像显示与评价标准

1）图像显示

（1）胸椎椎体、椎间关节间隙、棘突和横突、后肋和肋椎关节显示。

（2）胸锁关节与脊柱等距，无轴向旋转。

（3）T_7 椎体位于图像正中。

（4）下位胸椎体边缘和椎间关节间隙显示清晰，上位胸椎无过度曝光；骨边缘和骨小梁纹理锐利。

2）质控评价标准

（1）优质图像：T_7 椎体和脊柱居中，图像双侧对称，$T_1 \sim L_1$ 椎体清晰，无轴向旋转，图像对比度好，满足诊断要求。

（2）优良图像：T_7 椎体和脊柱略偏移中线，图像双侧欠对称，$T_1 \sim L_1$ 椎体欠清晰，略轴向旋转，图像对比度欠佳，基本满足诊断要求。

（3）劣质图像：T_7 椎体和脊柱显著偏离中线，图像双侧不对称，$T_1 \sim L_1$ 椎体模糊或不完整，存在显著轴向旋转，图像对比度差，无法满足诊断要求。

（九）胸椎正位（立位）

1. 适应证

显示椎体及附件骨折、脊柱侧弯、脊柱强直、肿瘤骨破坏等疾患。

2. 检查技术

1）示意图（图 2-4-17，2-4-18）

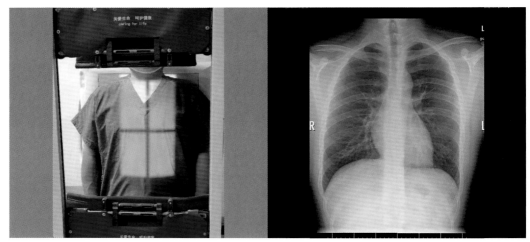

图 2-4-17　胸椎正位体位设计　　　　图 2-4-18　胸椎正位标准影像显示

2）技术要领

（1）体位：被检者站立于立式探测器前，躯干正中矢状面与摄影板中线重合，脊柱与探测器长轴重合。背部尽量贴近板面，减少脊柱的生理弯曲度。

（2）范围：探测器上缘包括第 7 颈椎，下缘包括第 1 腰椎。

（3）中心线：对准胸骨体中点。

（4）角度：X 线束垂直射入。

（5）呼吸状态：平静呼吸下屏气曝光。

（6）参数：

SID	kVp	mAs	胶片规格
150 cm	75 ± 5	AEC	14 英寸 × 17 英寸

（7）患者防护：防护铅围裙屏蔽性腺区。

3. 图像显示与评价标准

1）图像显示

（1）胸椎椎体、椎间关节间隙、棘突和横突、后肋和肋椎关节显示。

（2）胸锁关节与脊柱等距，无轴向旋转。

（3）T_7 椎体位于图像正中。

（4）下位胸椎体边缘和椎间关节间隙显示，上位胸椎无过度曝光；骨边缘和骨小梁纹理锐利。

2）质控评价标准

（1）优质图像：T_7 椎体和脊柱居中，图像双侧对称，$T_1 \sim L_1$ 椎体清晰，无轴向旋转，图像对比度好，满足诊断要求。

（2）优良图像：T_7 椎体和脊柱略偏移中线，图像双侧欠对称，$T_1 \sim L_1$ 椎体欠清晰，略轴向旋转，图像对比度欠佳，基本满足诊断要求。

（3）劣质图像：T_7 椎体和脊柱显著偏离中线，图像双侧不对称，$T_1 \sim L_1$ 椎体模糊或不完整，存在显著轴向旋转，图像对比度差，无法满足诊断要求。

（十）胸椎侧位（卧位）

1. 适应证

显示压缩性骨折、椎体滑脱、脊柱后凸、累及胸椎的病变。

2. 检查技术

1）示意图（图 2-4-19，2-4-20）

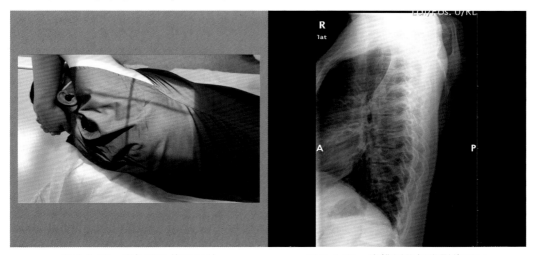

图 2-4-19　胸椎侧位体位设计　　　图 2-4-20　胸椎侧位标准影像显示

2）技术要领

（1）体位：侧卧位，两臂上举，头部枕于靠床面的上臂，两髋和两膝弯曲，脊柱长轴与床中线重合，躯干矢状面长轴与床面平行。

（2）范围：探测器上缘包括第 7 颈椎，下缘包括第 1 腰椎。

（3）中心线：对准肩胛下角连线与腋中线交点。

（4）角度：X 线束垂直射入。

（5）呼吸状态：平静呼吸下屏气曝光。

（6）参数：

SID	kVp	mAs	胶片规格
100 cm	75 ± 5	15	14 英寸 × 17 英寸

（7）患者防护：防护铅围裙屏蔽性腺区。

3. 图像显示与评价标准

1）图像显示

（1）显示胸椎体、椎间关节间隙和椎间孔。$T_1 \sim T_3$ 胸椎因与两侧肩部重叠，常不能清晰显示。$T_3 \sim T_{12}$ 胸椎显示，不与肱骨重叠。椎体各缘无双边影，椎体及附件结构清晰可辨，椎间隙清晰。

（2）椎间隙展开，椎骨后部无重叠，无轴向旋转，后肋重叠显示。

（3）T_7 椎体位于图像正中。

（4）对比度良好，骨边缘锐利。

2）质控评价标准

（1）优质图像：T_7 椎体和脊柱居中，$T_3 \sim L_1$ 椎体清晰，无轴向旋转，图像对比度好，满足诊断要求。

（2）优良图像：T_7 椎体和脊柱略偏移中线，$T_3 \sim L_1$ 椎体显示欠清晰，略轴向旋转，图像对比度欠佳，基本满足诊断要求。

（3）劣质图像：T_7 椎体和脊柱显著偏离中线，$T_3 \sim L_1$ 椎体显示模糊或不完整，存在显著轴向旋转，图像对比度差，无法满足诊断要求。

（十一）胸椎侧位（立位）

1. 适应证

显示压缩性骨折、椎体滑脱、脊柱后凸及累及胸椎的病变。

2. 检查技术

1）示意图（图 2-4-21，2-4-22）

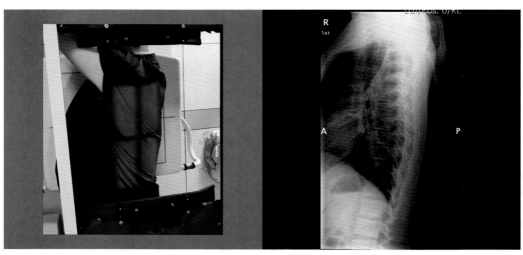

图 2-4-21　胸椎侧位体位设计　　　　图 2-4-22　胸椎侧位标准影像显示

2）技术要领

（1）体位：被检者侧立于摄影板前，两臂上举。脊柱冠状面轴线与摄影板中线重合，躯干矢状面长轴与摄影板面平行。

（2）范围：探测器上缘包括第7颈椎，下缘包括第1腰椎。

（3）中心线：对准肩胛下角连线与腋中线交点。

（4）角度：X线束垂直射入。

（5）呼吸状态：平静呼吸下屏气曝光。

（6）参数：

SID	kVp	mAs	胶片规格
150 cm	75 ± 5	AEC	14英寸 × 17英寸

（7）患者防护：防护铅围裙屏蔽性腺区。

3. 图像显示与评价标准

1）图像显示

（1）显示胸椎体、椎间关节间隙和椎间孔；$T_1 \sim T_3$ 胸椎呈侧位因与两侧肩部重叠，常不能清晰显示；$T_3 \sim T_{12}$ 胸椎呈侧位显示于照片中，不与肱骨重叠；椎体各缘呈切线显示，无双边影，椎间隙清晰明确；各椎体及附件结构易于分辨。

（2）椎间盘间隙予以展开，以椎骨后部重叠为无轴向旋转，影像畸变导致后肋不能重叠显示。

（3）胸椎纵轴全部显示，不切掉任何相关解剖，T_7 椎体位于图像正中。

（4）对比度良好，上下位胸椎全程显示，骨边缘显示锐利。

2）质控评价标准

（1）优质图像：T_7 椎体和脊柱居中，$T_3 \sim T_{12}$ 胸椎呈侧位显示于照片中，不与肱骨重叠，无轴向旋转，图像对比度好，满足诊断要求。

（2）优良图像：T_7 椎体和脊柱略偏移中线，$T_3 \sim T_{12}$ 胸椎呈侧位显示于照片中，部分与肱骨重叠，部分轴向旋转，图像对比度欠佳，基本满足诊断要求。

（3）劣质图像：T_7 椎体和脊柱显著偏移中线，$T_3 \sim T_{12}$ 胸椎呈侧位但显示不全，显著与肱骨重叠，显著轴向旋转，图像对比度差，无法满足诊断要求。

（十二）胸腰段正位（卧位）

1. 适应证

显示骨折（包括压缩性骨折）和脊柱侧弯、椎体占位等疾患。

2. 检查技术

1）示意图（图 2-4-23，2-4-24）

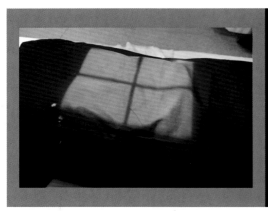
图 2-4-23　胸腰段正位设计

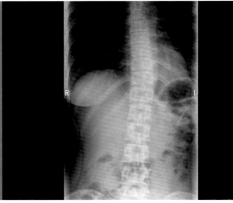
图 2-4-24　腰段正位标准影像显示

2）技术要领

（1）体位：仰卧位，躯干正中矢状面与床面垂直，并与床中线重合，脊柱与探测器长轴重合。

（2）范围：探测器下缘包括第 5 腰椎以上，上缘尽可能包含第 8 胸椎。

（3）中心线：对准剑突与肚连线中点。

（4）角度：X 线束垂直射入。

（5）呼吸状态：平静呼吸下屏气曝光。

（6）参数：

SID	kVp	mAs	胶片规格
100 cm	80 ± 5	15	14 英寸 × 17 英寸

（7）患者防护：防护铅围裙屏蔽性腺区。

3. 图像显示与评价标准

1）图像显示

（1）显示 $T_8 \sim L_5$ 腰椎正位，椎体、椎间关节间隙、棘突和横突、后肋和肋椎关节清晰可见。

（2）胸锁关节与脊柱等距，无轴向旋转。

（3）L_1 椎体位于图像正中。

（4）下位胸椎边缘和椎间关节间隙清晰，胸椎曝光适度，骨边缘和骨小梁纹理锐利。

2）质控评价标准

（1）优质图像：L_1 椎体及脊柱居中，图像双侧对称，$T_8 \sim L_5$ 椎体及附件清晰，无轴向旋转，图像对比度好，满足诊断要求。

（2）优良图像：L_1 椎体及脊柱略偏移中线，图像双侧欠对称，$T_8 \sim L_5$ 椎体及附件欠清晰，部分轴向旋转，图像对比度欠佳，基本满足诊断要求。

（3）劣质图像：L_1 椎体及脊柱显著偏移中线，图像双侧明显不对称，$T_8 \sim L_5$ 椎体及附件模糊或不完整，明显轴向旋转，图像对比度差，无法满足诊断要求。

（十三）胸腰段正位（立位）

1. 适应证

显示骨折（包括压缩性骨折）和脊柱侧弯、椎体占位等疾患。

2. 检查技术

1）示意图（图 2-4-25，2-4-26）

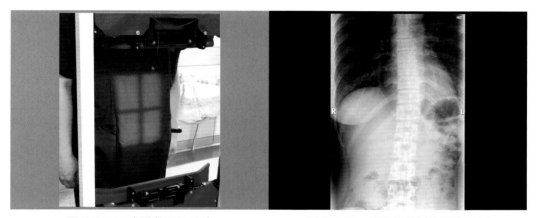

图 2-4-25　胸腰段正位设计　　　　　图 2-4-26　腰段正位标准影像显示

2）技术要领

（1）体位：被检者站立于摄影板前，人体正中矢状面与摄影板面垂直，并与摄影板中线重合，脊柱与探测器长轴重合。

（2）范围：探测器下缘包括第五腰椎以上，上缘尽可能包含第 8 胸椎。

（3）中心线：对准剑突与脐连线中点。

（4）角度：X线束垂直射入。

（5）呼吸状态：平静呼吸下屏气曝光。

（6）参数：

SID	kVp	mAs	胶片规格
120 ~ 150 cm	80 ± 5	AEC	14 英寸 × 17 英寸

（7）患者防护：防护铅围裙屏蔽性腺区。

3. 图像显示与评价标准

1）图像显示

（1）$T_8 \sim L_5$ 椎体、椎间关节间隙、棘突、横突、后肋和肋椎关节清晰可见。

（2）胸锁关节与脊柱等距，无轴向旋转。

（3）L₁椎体位于图像正中。

（4）椎体边缘和椎间关节间隙显示，胸椎无过度曝光，骨边缘和骨小梁纹理锐利。

2）质控评价标准

（1）优质图像：L_1椎体及脊柱居中，图像双侧对称，$T_8 \sim L_5$椎体及附件清晰，无轴向旋转，图像对比度好，满足诊断要求。

（2）优良图像：L_1椎体及脊柱略偏移中线，图像双侧欠对称，$T_8 \sim L_5$椎体及附件欠清晰，部分轴向旋转，图像对比度欠佳，基本满足诊断要求。

（3）劣质图像：L_1椎体及脊柱显著偏移中线，图像双侧明显不对称，$T_8 \sim L_5$椎体及附件模糊或不完整，明显轴向旋转，图像对比度差，无法满足诊断要求。

（十四）胸腰段侧位（卧位）

1. 适应证

显示累及胸腰椎的病变，如压缩性骨折、椎体滑脱、脊柱后凸等疾患。

2. 检查技术

1）示意图（图 2-4-27，2-4-28）

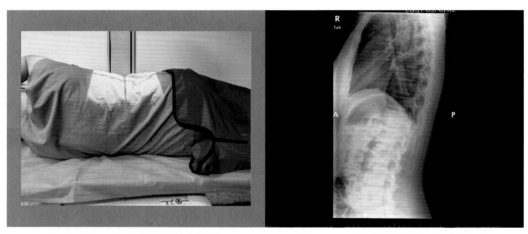

图 2-4-27　胸腰段侧位体位设计　　　　图 2-4-28　胸腰段侧位标准影像显示

2）技术要领

（1）体位：侧卧位，躯干冠状面与床面垂直，脊柱长轴与床中线重合。

（2）范围：探测器下缘包括第 5 腰椎以上，上缘尽可能包含第 8 胸椎及病变椎体。

（3）中心线：对准第 1 腰椎体表与腋中线交点。

（4）角度：X 线束垂直射入。

（5）呼吸状态：平静呼吸下屏气曝光。

（6）参数：

SID	kVp	mAs	胶片规格
100 cm	85 ± 5	15	14英寸 × 17英寸

（7）患者防护：应用防护铅围裙屏蔽性腺区。

3. 图像显示与评价标准

1）图像显示

（1）包括 $T_8 \sim L_5$ 椎体、椎间关节间隙和椎间孔，椎体各缘无双边影，椎体及附件结构清晰可辨。

（2）椎间盘间隙展开，无轴向旋转及影像畸变（以椎骨后部重叠为标志）。

（3）L_1 椎体位于图像正中。

（4）胸椎无过度曝光，骨边缘和骨小梁纹理锐利。

2）质控评价标准

（1）优质图像：L_1 椎体及脊柱居中，图像双侧对称，$T_8 \sim L_5$ 椎体及附件骨清晰，无轴向旋转，图像对比度好，满足诊断要求。

（2）优良图像：L_1 椎体及脊柱略偏移中线，图像双侧欠对称，$T_8 \sim L_5$ 椎体及附件欠清晰，部分轴向旋转，图像对比度欠佳，基本满足诊断要求。

（3）劣质图像：L_1 椎体及脊柱显著偏移中线，图像双侧明显不对称，$T_8 \sim L_5$ 椎体及附件模糊或不完整，明显轴向旋转，图像对比度差，无法满足诊断要求。

（十五）胸腰段侧位（立位）

1. 适应证

显示累及胸腰椎的病变，如压缩性骨折、半脱位或脊柱后凸等疾患。

2. 检查技术

1）示意图（图 2-4-29，2-4-30）

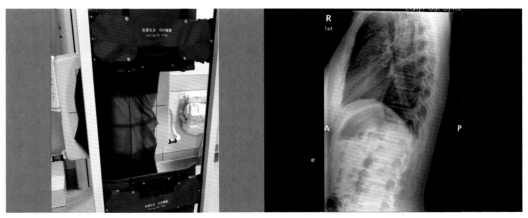

图 2-4-29 胸腰段侧位设计　　图 2-4-30 胸腰段侧位标准影像显示

2）技术要领

（1）体位：被检者侧立于摄影板前，人体冠状面与摄影板面垂直，脊柱长轴与摄影板中线重合。

（2）范围：探测器下缘包括第5腰椎以上，上缘尽可能包含第8胸椎及病变椎体。

（3）中心线：对准第1腰椎体表与腋中线交点。

（4）角度：X线束垂直射入。

（5）呼吸状态：平静呼吸下屏气曝光。

（6）参数：

SID	kVp	mAs	胶片规格
120-150 cm	85 ± 5	30	14 英寸 × 17 英寸

（7）患者防护：防护铅围裙屏蔽性腺区。

3. 图像显示与评价标准

1）图像显示

（1）$T_8 \sim L_5$ 椎体、椎间关节间隙和椎间孔显示，椎体各缘无双边影，各椎体及附件结构清晰可辨。

（2）椎间盘间隙展开，无轴向旋转及影像畸变（以椎骨后部重叠为标志）。

（3）L_1 椎体位于图像正中。

（4）胸椎无过度曝光，骨边缘和骨小梁纹理锐利。

2）质控评价标准

（1）优质图像：L_1 椎体及脊柱居中，$T_8 \sim L_5$ 椎体及附件骨清晰，无轴向旋转，图像对比度好，满足诊断要求。

（2）优良图像：L_1 椎体及脊柱略偏移中线，$T_8 \sim L_5$ 椎体及附件欠清晰，部分轴向旋转，图像对比度欠佳，基本满足诊断要求。

（3）劣质图像：L_1 椎体及脊柱显著偏移中线，$T_8 \sim L_5$ 椎体及附件模糊或不完整，明显轴向旋转，图像对比度差，无法满足诊断要求。

（十六）腰椎正位（卧位）

1. 适应证

显示腰椎骨折、脊柱侧弯、退行性变和肿瘤等病变。

2. 检查技术

1）示意图（图 2-4-31，2-4-32）

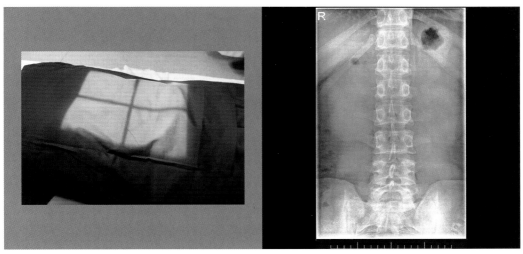

图 2-4-31　腰椎正位体位设计　　　　图 2-4-32　腰椎正位准影像显示

2）技术要领

（1）体位：仰卧位，躯干矢状面与床中线重合，髋部和膝部弯曲使腰部尽量贴近床面以减少脊柱生理弯曲。

（2）范围：探测器上缘包括第 11 胸椎，下缘包括第 5 骶椎，左右两侧包括腰大肌。

（3）中心线：对准脐上方 3 cm 处。

（4）角度：X 线束垂直射入。

（5）呼吸状态：平静呼吸下屏气曝光。

（6）参数：

SID	kVp	mAs	胶片规格
100 cm	85 ± 5	15	14 英寸 × 17 英寸

（7）患者防护：防护铅围裙屏蔽性腺区。

3. 图像显示与评价标准

1）图像显示

（1）图像包括腰椎体、椎间关节、棘突和横突、骶髂关节和部分骶椎。

（2）棘突位于脊柱中央，左右侧横突长度均等，两侧骶髂关节到棘突的距离相等，椎体各缘无双边现象。

（3）L3 位于影像中心。

（4）腰椎体、横突和腰大肌同时显示，密度适宜，骨皮质和骨小梁纹理锐利。

2）质控评价标准

（1）优质图像：L_3 椎体及脊柱居中，图像双侧对称，$T_{11} \sim S_5$ 椎体及附件清晰，无轴向旋转，图像对比度好，满足诊断要求。

（2）优良图像：L_3 椎体及脊柱略偏移中线，图像双侧欠对称，$T_{11} \sim S_5$ 椎体及附件欠清晰，部分轴向旋转，图像对比度欠佳，基本满足诊断要求。

（3）劣质图像：L_3 椎体及脊柱显著偏移中线，图像双侧明显不对称，$T_{11} \sim S_5$ 椎体及附件模糊或不完整，明显轴向旋转，图像对比度差，无法满足诊断要求。

（十七）腰椎正位（立位）

1. 适应证
显示腰椎骨折、脊柱侧弯、退行性变和肿瘤等病变。

2. 检查技术
1）示意图（图 2-4-33，2-4-34）

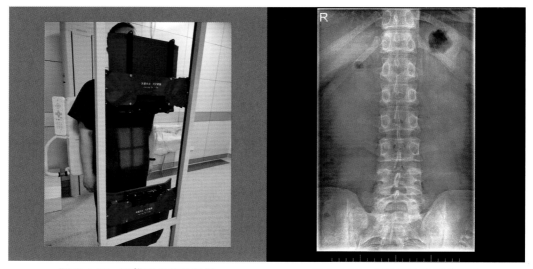

图 2-4-33　腰椎正位体位设计　　　图 2-4-34　腰椎正位准影像显示

2）技术要领

（1）体位：被检者站立于摄影板前，躯干矢状面与摄影板面中线重合。

（2）范围：探测器上缘包括第 11 胸椎，下缘包括第 5 骶椎，左右两侧包括腰大肌。

（3）中心线：对准脐部上方 2 ~ 3 cm 处。

（4）角度：X 线束垂直射入。

（5）呼吸状态：平静呼吸下屏气曝光。

（6）参数：

SID	kVp	mAs	胶片规格
120 ~ 150 cm	80 ± 5	30	14 英寸 × 17 英寸

（7）患者防护：防护铅围裙屏蔽性腺区。

3. 图像显示与评价标准

1）图像显示

（1）图像包括腰椎体、椎间关节、棘突和横突、骶髂关节和部分骶椎。

（2）棘突位于脊柱中央，左右侧横突长度均等，两侧骶髂关节到棘突的距离相等，腰椎各缘无双边现象。

（3）L_3 位于影像中心。

（4）腰椎体、横突和腰大肌同时显示，密度适宜，骨皮质和骨小梁纹理锐利。

2）质控评价标准

（1）优质图像：L_3 椎体及脊柱居中，图像双侧对称，$T_{11} \sim S_5$ 椎体及附件清晰，无轴向旋转，图像对比度好，满足诊断要求。

（2）优良图像：L_3 椎体及脊柱略偏移中线，图像双侧欠对称，$T_{11} \sim S_5$ 椎体及附件欠清晰，部分轴向旋转，图像对比度欠佳，基本满足诊断要求。

（3）劣质图像：L_3 椎体及脊柱显著偏移中线，图像双侧明显不对称，$T_{11} \sim S_5$ 椎体及附件模糊或不完整，明显轴向旋转，图像对比度差，无法满足诊断要求。

（十八）腰椎侧位（卧位）

1. 适应证

显示腰椎骨折、脊椎滑脱、骨质疏松、退行性变和肿瘤等病变。

2. 检查技术

1）示意图（图 2-4-35，2-4-36）

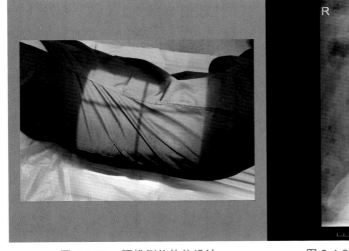

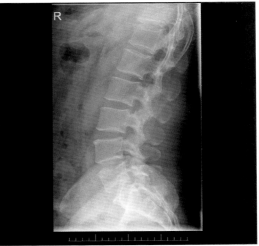

图 2-4-35　腰椎侧位体位设计　　　　图 2-4-36　腰椎侧位标准影像显示

2）技术要领

（1）体位：侧卧位，腰椎冠状长轴与床中线重合。髋部和膝部稍弯曲以减少脊柱生理曲度。

（2）范围：探测器上缘包括第11胸椎，下缘包括第5骶椎，左右两侧包括腰大肌。

（3）中心线：对准第三腰椎棘突前方8 cm处。

（4）角度：X线束垂直射入。

（5）呼吸状态：平静呼吸下屏气曝光。

（6）参数：

SID	kVp	mAs	胶片规格
100 cm	85 ± 5	15	14英寸 × 17英寸

（7）患者防护：防护铅围裙屏蔽性腺区。

3.图像显示与评价标准

1）图像显示

（1）$L_1 \sim L_4$ 椎间孔、椎体、椎间关节、棘突、$L_5 \sim S_1$ 结合部的侧位影像。

（2）椎体各缘无双边影，棘突和腰骶关节清晰，椎间孔开放、椎间隙分离、坐骨结节以及椎体后部重叠。

（3）L_3 位于影像中心。

（4）$L_1 \sim L_5$ 椎体及棘突清晰，骨边缘锐利，棘突无过度曝光，无运动伪影。

2）质控评价标准

（1）优质图像：L_3 椎体及脊柱居中，图像双侧对称，$T_{11} \sim S_5$ 椎体及附件清晰，无轴向旋转，图像对比度好，满足诊断要求。

（2）优良图像：L+ 椎体及脊柱略偏移中线，图像双侧欠对称，$T_{11} \sim S_5$ 椎体及附件欠清晰，部分轴向旋转，图像对比度欠佳，基本满足诊断要求。

（3）劣质图像：L_3 椎体及脊柱显著偏移中线，图像双侧明显不对称，$T_{11} \sim S_5$ 椎体及附件示模糊或不完整，明显轴向旋转，图像对比度差，无法满足诊断要求。

（十九）腰椎侧位（立位）

1.适应证

显示腰椎骨折、脊椎滑脱、骨质疏松、退行性变和肿瘤等病变。

2.检查技术

1）示意图（图2-4-37，2-4-38）

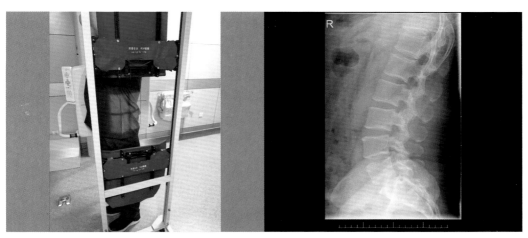

图 2-4-37　腰椎侧位体位设计　　　　　图 2-4-38　腰椎侧位标准影像显示

2）技术要领

（1）体位：被检者侧站立于摄影板前，腰椎冠状长轴与摄影板面中线重合。

（2）范围：探测器上缘包括第 11 胸椎，下缘包括第 5 骶椎，左右两侧包括腰大肌。

（3）中心线：对准第三腰椎棘突前方 8 cm 处。

（4）角度：X 线束垂直射入。

（5）呼吸状态：平静呼吸下屏气曝光。

（6）参数：

SID	kVp	mAs	胶片规格
120～150 cm	85±5	30	14 英寸 ×17 英寸

（7）患者防护：应用防护铅围裙屏蔽性腺区。

3. 图像显示与评价标准

1）图像显示

（1）L_1～L_4 椎间孔、椎体、椎间关节、棘突、L_5～S_1 结合部的侧位影像。

（2）椎体各缘无双边影，棘突和腰骶关节清晰，椎间孔开放、椎间隙分离、坐骨结节以及椎体后部重叠。

（3）L_3 位于影像中心。

（4）L_1～L_5 椎体及棘突清晰可辨，骨边缘锐利，棘突无过度曝光，无运动伪影。

2）质控评价标准

（1）优质图像：L_3 椎体及脊柱居中，图像双侧对称，T_{11}～S_5 椎体及附件清晰，无轴向旋转，图像对比度好，满足诊断要求。

（2）优良图像：L^3 椎体及脊柱略偏移中线，图像双侧欠对称，T_{11}～S_5 椎体及附件欠清晰，部分轴向旋转，图像对比度欠佳，基本满足诊断要求。

（3）劣质图像：L_3 椎体及脊柱显著偏移中线，图像双侧明显不对称，$T_{11} \sim S_5$ 椎体及附件模糊或不完整，明显轴向旋转，图像对比度差，无法满足诊断要求。

（二十）腰椎左后斜位（卧位）

1. 适应证

显示椎弓根 / 关节突缺损、脊椎滑脱、椎弓崩解等病变。

2. 检查技术

1）示意图（图 2-4-39，2-4-40）

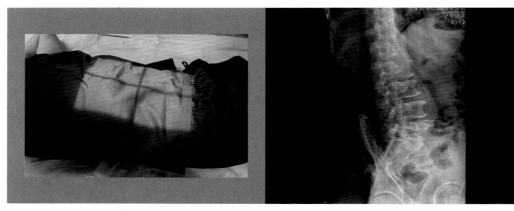

图 2-4-39　腰椎左后斜位体位设计　　　　图 2-4-40　腰椎左后斜位标准影像显示

2）技术要领

（1）体位：仰卧位，脊柱对准床面中线，右侧腰部抬高，膝部稍弯曲，躯干冠状面与床面呈 45°。

（2）范围：探测器上缘包括第 11 胸椎，下缘包括第 5 骶椎，左右两侧包括腰大肌。

（3）中心线：对准脐上方 2 cm 与腋前线交点处。

（4）角度：X 线束垂直射入。

（5）呼吸状态：平静呼吸下屏气曝光。

（6）参数：

SID	kVp	mAs	胶片规格
100 cm	85 ± 5	15	14×17 英寸

（7）患者防护：防护铅围裙屏蔽性腺区。

3. 图像显示与评价标准

1）图像显示

（1）结构显示：关节突关节（RPO 和 LAO 显示下面关节；RAO 和 LPO 显示上面关节）可见 "Scotty 狗" 征，关节突关节面分离。

（2）确保椎弓根（狗眼）位于椎体中心；椎间关节间隙呈切线位、投影于椎体后 1/3 处，如果椎弓根显示在椎体后部提示旋转过度，位于椎体前部则提示旋转不足。

（3）L$_3$ 位于影像中心。

（4）L$_1$ ~ L$_5$ 的关节突关节清晰可辨，骨边缘锐利，无运动伪影。

2）质控评价标准

（1）优质图像：L$_3$ 椎体居中，椎弓根位于椎体中心，椎间孔清晰，关节突关节面分离，无轴向旋转，图像对比度好，满足诊断要求。

（2）优良图像：L$_3$ 椎体略偏离中线，椎弓根位于略偏移椎体中心，椎间孔显示欠清晰，关节突关节叠加，部分轴向旋转，图像对比度欠佳，基本满足诊断要求。

（3）劣质图像：L$_3$ 椎体显著偏离中线，椎弓根显著偏移椎体中心，椎间孔显示差，关节突关节显著重叠，显著轴向旋转，图像对比度差，无法满足诊断要求。

（二十一）腰椎左后斜位（立位）

1. 适应证

显示椎弓根关节突缺损、脊椎滑脱、椎弓崩解等病变。

2. 检查技术

1）示意图（图 2-4-41，2-4-42）

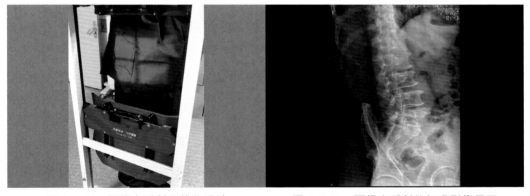

图 2-4-41　腰椎左后斜位体位设计　　　图 2-4-42　腰椎左后斜位标准影像显示

2）技术要领

（1）体位：被检者立于探测器前，脊柱对准探测器中线，右侧腰部紧贴探测器，躯干冠状面与探测器呈 45°。

（2）范围：探测器上缘包括第 11 胸椎，下缘包括第 5 骶椎，左右两侧包括腰大肌。

（3）中心线：对准脐上方 2 cm 与腋后线交点处。

（4）角度：X 线束垂直射入。

（5）呼吸状态：平静呼吸下屏气曝光。

（6）参数：

SID	kVp	mAs	胶片规格
120 ~ 150 cm	85 ± 5	15	14 英寸 × 17 英寸

（7）患者防护：防护铅围裙屏蔽性腺区。

3. 图像显示与评价标准

1）图像显示

（1）结构显示：关节突关节（RPO 和 LAO 显示下面关节，RAO 和 LPO 显示上面关节）可见"Scotty 狗"征，关节突关节面分离。

（2）确保椎弓根位于椎体中心，椎间关节间隙呈切线位，投影于椎体后 1/3 处，如果椎弓根显示在椎体后部提示旋转过度，位于椎体前部则提示旋转不足。

（3）L$_3$ 位于影像中心。

（4）L$_1$ ~ L$_5$ 的关节突关节清晰可辨，骨边缘锐利，无运动伪影。

2）质控评价标准

（1）优质图像：L$_3$ 椎体居中，椎弓根位于椎体中心，椎间孔显示清晰，关节突关节分离，无轴向旋转，图像对比度好，满足诊断要求。

（2）优良图像：L$_3$ 椎体略偏离中线，椎弓根位于略偏移椎体中心，椎间孔显示欠清晰，关节突关节叠加，部分轴向旋转，图像对比度欠佳，基本满足诊断要求。

（3）劣质图像：L$_3$ 椎体显著偏离中线，椎弓根显著偏移椎体中心，椎间孔显示差，关节突关节显著重叠，显著轴向旋转，图像对比度差，无法满足诊断要求。

（二十二）腰椎右后斜位（卧位）

1. 适应证

显示椎弓根关节突缺损、脊椎滑脱、椎弓崩解等病变。

2. 检查技术

1）示意图（图 2-4-43，2-4-44）

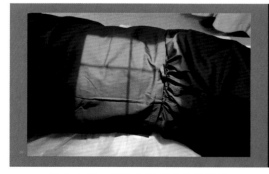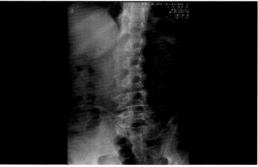

图 2-4-43 腰椎右后斜位体位设计　　图 2-4-44 腰椎右后斜位标准影像显示

2）技术要领

（1）体位：仰卧位，脊柱对准床面中线，左侧腰部抬高，膝部稍弯曲，躯干冠状面与床面呈 45°。

（2）范围：探测器上缘包括第 11 胸椎，下缘包括第 5 骶椎，左右两侧包括腰大肌。

（3）中心线：对准经脐上方 2 cm 与左腋前线交点处。

（4）角度：X 线束垂直射入。

（5）呼吸状态：平静呼吸下屏气曝光。

（6）参数：

SID	kVp	mAs	胶片规格
100 cm	85 ± 5	15	14 英寸 × 17 英寸

（7）患者防护：应用防护铅围裙屏蔽性腺区。

3. 图像显示与评价标准

1）图像显示

（1）关节突关节清晰（RPO 和 LAO 显示下位关节，RAO 和 LPO 显示上位关节）可见"Scotty 狗"征，关节突关节面分离显示。

（2）椎弓根（狗眼）位于椎体中心，椎间关节间隙呈切线位，投影于椎体后 1/3 处，如果椎弓根显示在椎体后部提示旋转过度，位于椎体前部则提示旋转不足。

（3）L_3 位于影像中心。

（4）$L_1 \sim L_5$ 的关节突关节面清晰可辨，骨边缘锐利，无运动伪影。

2）质控评价标准

（1）优质图像：L_3 椎体居中，椎弓根位于椎体中心，椎间孔显示清晰，关节突关节分离，无轴向旋转，图像对比度好，满足诊断要求。

（2）优良图像：L_3 椎体略偏离中线，椎弓根位于略偏移椎体中心，椎间孔显示欠清晰，关节突关节叠加，部分轴向旋转，图像对比度欠佳，基本满足诊断要求。

（3）劣质图像：L_3 椎体显著偏离中线，椎弓根位于显著偏移椎体中心，椎间孔显示差，关节突关节显著重叠，显著轴向旋转，图像对比度差，无法满足诊断要求。

（二十三）腰椎右后斜位（立位）

1. 适应证

显示椎弓根关节突部缺损、脊椎滑脱、椎弓崩解等病变。

2. 检查技术

1）示意图（图 2-4-45，2-4-46）

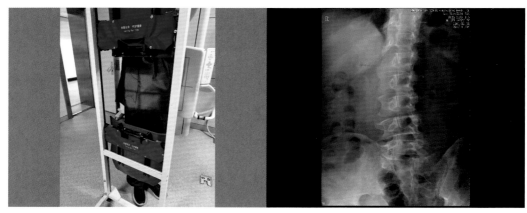

图 2-4-45　腰椎右后斜位体位设计　　　　图 2-4-46　腰椎右后斜位标准影像显示

2）技术要领

（1）体位：被检者立于探测器前，脊柱对准探测器中线，左侧腰部紧贴探测器，躯干冠状面与探测器呈 45°。

（2）范围：探测器上缘包括第 11 胸椎，下缘包括第 5 骶椎，左右两侧包括腰大肌。

（3）中心线：对准经脐上方 2 cm 与左腋后线交点处。

（4）角度：X 线束垂直射入。

（5）呼吸状态：平静呼吸下屏气曝光。

（6）参数：

SID	kVp	mAs	胶片规格
120 ~ 150 cm	85 ± 5	15	14 英寸 × 17 英寸

（7）患者防护：防护铅围裙屏蔽性腺区。

3. 图像显示与评价标准

1）图像显示

（1）关节突关节显示（RPO 和 LAO 显示下位关节，RAO 和 LPO 显示上位关节）可见 "Scotty 狗"征，关节突关节分离显示。

（2）椎弓根（狗眼）位于椎体中心，椎间关节间隙呈切线位，投影于椎体后 1/3 处。如果椎弓根显示在椎体后部提示旋转过度，位于椎体前部则提示旋转不足。

（3）L_3 位于影像中心。

（4）$L_1 \sim L_5$ 的关节突关节清晰，骨边缘锐利，无运动伪影。

2）质控评价标准

（1）优质图像：L_3 椎体居中，椎弓根位于椎体中心，椎间孔显示清晰，关节突关节分离，无轴向旋转，图像对比度好，满足诊断要求。

（2）优良图像：L_3 椎体略偏离中线，椎弓根略偏移椎体中心，椎间孔欠清晰，关节突关节叠加，部分轴向旋转，图像对比度欠佳，基本满足诊断要求。

（3）劣质图像：L₃ 椎体显著偏离中线，椎弓根显著偏移椎体中心，椎间孔显示差，关节突关节显著重叠，显著轴向旋转，图像对比度差，无法满足诊断要求。

（二十四）腰椎过伸位（卧位）

1. 适应证

显示和评价脊柱融合部位的活动度和生理功能性曲度。

2. 检查技术

1）示意图（图 2-4-47，2-4-48）

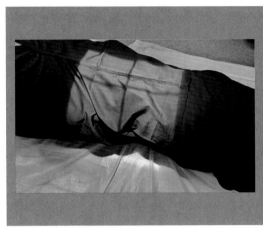
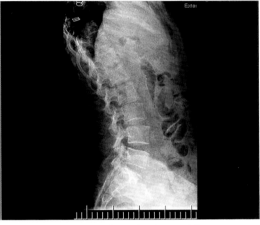

图 2-4-47　腰椎过伸位体位设计　　　　图 2-4-48　腰椎过伸位标准影像显示

2）技术要领

（1）体位：侧卧位，脊柱冠状面与床面中线重合，以骨盆为支点，嘱被检者将腹部和腿尽可能向后弯曲，使躯干长轴过伸，保证骨盆和腹部无旋转。

（2）范围：探测器上缘包括第 11 胸椎，下缘包括第 5 骶椎。

（3）中心线：对准髂嵴上方 2~3 cm 处。

（4）角度：X线束垂直射入。

（5）呼吸状态：平静呼吸下屏气曝光。

（6）参数：

SID	kVp	mAs	胶片规格
100 cm	85 ± 5	15	14 英寸 × 17 英寸

（7）患者防护：防护铅围裙屏蔽性腺区。

3. 图像显示与评价标准

1）图像显示

（1）腰骶关节、腰椎以及 T_{12} 椎体显示。

（2）所见椎体呈标准侧位，椎体后部重叠无双边，体轴无旋转。

（3）L_3 椎体位于影像中心。

（4）$L_1 \sim L_5$ 的椎体及棘突清晰，骨边缘锐利，棘突无过度曝光，无运动伪影。

2）质控评价标准

（1）优质图像：L_3 椎体及脊柱居中，椎体充分后屈，$T_{11} \sim S_5$ 椎体及附件清晰，无轴向旋转，图像对比度好，满足诊断要求。

（2）优良图像：L_3 椎体及脊柱略偏移中线，椎体后屈欠充分，$T_{11} \sim S_5$ 椎体及附件欠清晰，部分轴向旋转，图像对比度欠佳，基本满足诊断要求。

（3）劣质图像：L_3 椎体及脊柱显著偏移中线，椎体后屈差而呈正侧位，$T_{11} \sim S_5$ 椎体及附件显示差，显著轴向旋转，图像对比度差，无法满足诊断要求。

（二十五）腰椎过伸位（立位）

1. 适应证

显示和评价脊柱融合部位的活动度和生理功能性曲度。

2. 检查技术

1）示意图（图 2-4-49，2-4-50）

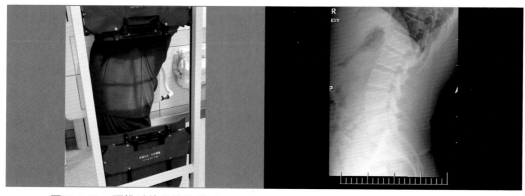

图 2-4-49　腰椎过伸位体位设计　　　　图 2-4-50　腰椎过伸位标准影像显示

2）技术要领

（1）体位：被检者侧立于摄影板前，脊柱冠状面与床面中线重合，嘱被检者向后伸腰，使躯干长轴过伸，保证身体无旋转。

（2）范围：探测器上缘包括第 11 胸椎，下缘包括第 5 骶椎。

（3）中心线：对准髂嵴上方 2～3 cm 处。

（4）角度：X 线束垂直射入。

（5）呼吸状态：平静呼吸下屏气曝光。

（6）参数：

SID	kVp	mAs	胶片规格
12- ~ 150 cm	85 ± 5	40	14 英寸 × 17 英寸

（7）患者防护：防护铅围裙屏蔽性腺区。

3. 图像显示与评价标准

1）图像显示

（1）腰骶关节、腰椎以及 T_{12} 椎体显示。

（2）所见椎体呈标准侧位，椎体后部重叠无双边，体轴无旋转。

（3）L_3 椎体位于影像中心。

（4）$L_1 \sim L_5$ 的椎体及棘突清晰，骨边缘锐利，棘突无过度曝光，无运动伪影。

2）质控评价标准

（1）优质图像：L_3 椎体及脊柱居中，椎体充分后屈，$T_{11} \sim S_5$ 椎体及附件清晰，无轴向旋转，图像对比度好，满足诊断要求。

（2）优良图像：L_3 椎体及脊柱略偏移中线，椎体后屈欠充分，$T_{11} \sim S_5$ 椎体及附件欠清晰，部分轴向旋转，图像对比度欠佳，基本满足诊断要求。

（3）劣质图像：L_3 椎体及脊柱显著偏移中线，椎体后屈差而呈正侧位，$T_{11} \sim S_5$ 椎体及附件显示差，显著轴向旋转，图像对比度差，无法满足诊断要求。

（二十六）腰椎过屈位（卧位）

1. 适应证

影像评价腰椎在过屈情况下脊柱融合部位活动度和生理功能性曲度。

2. 检查技术

1）示意图（图 2-4-51，2-4-52）

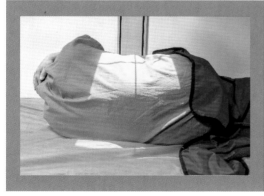
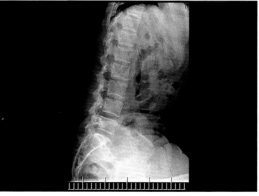

图 2-4-51　腰椎过屈位体位设计　　　图 2-4-52　腰椎过屈位标准影像显示

2）技术要领

（1）体位：侧卧位，脊柱冠状面与床中线重合，被检者躯干尽量屈曲到最大限度，保证骨盆和腹部无旋转。

（2）范围：探测器上缘包括第11胸椎，下缘包括第5骶椎，左右两侧包括腰大肌。

（3）中心线：对准髂嵴上方2~3 cm处。

（4）角度：X线束垂直射入。

（5）呼吸状态：平静呼吸下屏气曝光。

（6）参数：

SID	kVp	mAs	胶片规格
100 cm	85 ± 5	15	14英寸 × 17英寸

（7）患者防护：防护铅围裙屏蔽性腺区。

3. 图像显示与评价标准

1）图像显示

（1）腰骶关节、腰椎以及 T_{12} 椎体显示。

（2）所见椎体呈标准侧位，椎体后部重叠无双边，体轴无旋转。

（3）L_3 椎体位于影像中心。

（4）L_1 ~ L_5 的椎体及棘突清晰，骨边缘锐利，棘突无过度曝光，无运动伪影。

2）质控评价标准

（1）优质图像：L_3 椎体及脊柱居中，椎体充分前屈，T_{11} ~ S_5 椎体及附件清晰，无轴向旋转，图像对比度好，满足诊断要求。

（2）优良图像：L_3 椎体及脊柱略偏移中线，椎体前屈欠充分，T_{11} ~ S_5 椎体及附件显示，部分轴向旋转，图像对比度欠佳，基本满足诊断要求。

（3）劣质图像：L_3 椎体及脊柱显著偏移中线，椎体前屈差而呈正侧位，T_{11} ~ S_5 椎体及附件显示差，显著轴向旋转，图像对比度差，无法满足诊断要求。

（二十七）腰椎过屈位（立位）

1. 适应证

影像评价腰椎在过屈情况下脊柱融合部位活动度和生理功能性曲度。

2. 检查技术

1）示意图（图 2-4-53，2-4-54）

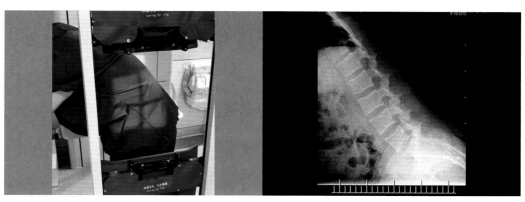

图 2-4-53　腰椎过屈位体位设计　　　　图 2-4-54　腰椎过屈位标准影像显示

2）技术要领

（1）体位：被检者侧立于探测器前，脊柱冠状面与摄影板中线重合，嘱被检者躯干最大限度向前弯腰，使躯干长轴过屈，保证身体无旋转。

（2）范围：探测器上缘包括第 11 胸椎，下缘包括第 5 骶椎，左右两侧包括腰大肌。

（3）中心线：对准髂嵴上方 2～3 cm 处。

（4）角度：X 线束垂直射入。

（5）呼吸状态：平静呼吸下屏气曝光。

（6）参数：

SID	kVp	mAs	胶片规格
120～150 cm	85±5	40	14 英寸 ×17 英寸

（7）患者防护：防护铅围裙屏蔽性腺区。

3. 图像显示与评价标准

1）图像显示

（1）腰骶关节、腰椎以及 T_{12} 椎体显示。

（2）所见椎体呈标准侧位，椎体后部重叠无双边，体轴无旋转。

（3）L_3 椎体位于影像中心。

（4）L_1～L_5 的椎体及棘突清晰，骨边缘锐利，棘突无过度曝光，无运动伪影。

2）质控评价标准

（1）优质图像：L_3 椎体及脊柱居中，椎体充分前屈，T_{11}～S_5 椎体及附件清晰，无轴向旋转，图像对比度好，满足诊断要求。

（2）优良图像：L_3 椎体及脊柱略偏移中线，椎体前屈欠充分，T_{11}～S_5 椎体及附件欠清晰，部分轴向旋转，图像对比度欠佳，基本满足诊断要求。

（3）劣质图像：L_3 椎体及脊柱显著偏移中线，椎体前屈差而呈正侧位，T_{11}～S_5 椎体及附件显示差，显著轴向旋转，图像对比度差，无法满足诊断要求。

（二十八）骶骨正位（卧位）

1. 适应证

骶椎病变如骨折、肿瘤和炎症等病变。

2. 检查技术

1）示意图（图 2-4-55，2-4-56）

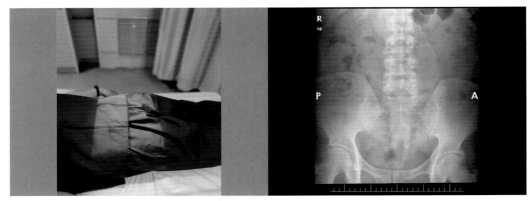

| 图 2-4-55 骶骨正位体位设计 | 图 2-4-56 骶骨正位标准影像显示 |

2）技术要领

（1）体位：仰卧位，躯干矢状面与床中线重合，双腿伸直且内旋至两脚拇趾尖相触。

（2）范围：探测器上缘包括髂骨，下缘超过耻骨联合。

（3）中心线：对准耻骨联合上方 3 cm。

（4）角度：X 线束向头侧倾斜 15°～20° 射入。

（5）呼吸状态：平静呼吸下屏气曝光。

（6）参数：

SID	kVp	mAs	胶片规格
100 cm	75 ± 5	15	（10 × 12/14 × 17）英寸

（7）患者防护：防护铅围裙屏蔽性腺区。

3. 图像显示与评价标准

1）图像显示

（1）骶椎，骶髂关节显示。

（2）$L_5 \sim S_1$ 无影像畸变，骶椎下部位于骨盆开口中心，耻骨联合和骶孔无重叠。

（3）骶椎显示于图像正中。

（4）骶椎、骶髂关节皮质骨边缘锐利。

2）质控评价标准

（1）优质图像：骶椎居中，图像双侧对称，骶椎下部位于骨盆开口中心，耻骨联合和骶孔无重叠，图像对比度好，满足诊断要求。

（2）优良图像：骶椎略偏移中线，图像双侧欠对称，骶椎下部偏移位于骨盆开口中心，耻骨联合和骶孔部分重叠，图像对比度欠佳，基本满足诊断要求。

（3）劣质图像：骶椎明显偏移中线，图像双侧不对称，骶椎下部明显偏移骨盆开口中心，耻骨联合和骶孔显著重叠，图像对比度差，无法满足诊断要求。

（二十九）骶尾骨侧位（卧位）

1. 适应证

骶尾椎病变如骨折、肿瘤和炎症等疾患。

2. 检查技术

1）示意图（图 2-4-57，2-4-58）

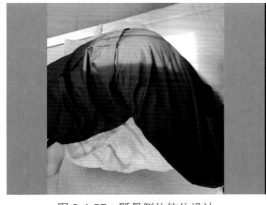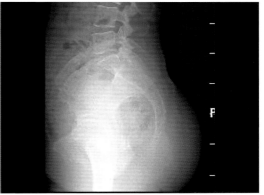

图 2-4-57　骶骨侧位体位设计　　　　图 2-4-58　骶骨侧位标准影像显示

2）技术要领

（1）体位：侧卧位，双上肢自然屈肘置于胸前。双下肢屈曲，膝部上移，骶部后平面垂直台面，腰部垫以棉垫，躯干矢状面与台面平行。

（2）范围：上缘包括第 5 腰椎，下缘包括全部尾骨。

（3）中心线：对准髂后上棘前方 8 cm 处。

（4）角度：X 线束垂直射入。

（5）呼吸状态：平静呼吸下屏气曝光。

（6）参数：

SID	kVp	mAs	胶片规格
100 cm	90 ± 5	30	（10 × 12/14 × 17）英寸

（7）患者防护：防护铅围裙屏蔽性腺区。

3. 图像显示与评价标准

1）图像显示

（1）$L_5 \sim S_1$ 关节、骶椎和尾椎侧位影像。

（2）坐骨结节和股骨头重叠显示。

（3）骶尾椎显示于图像正中。

（4）骶尾椎清晰，与相邻组织形成良好对比，皮质骨边缘锐利。

2）质控评价标准

（1）优质图像：骶尾椎居中，坐骨结节与股骨头重叠，图像对比度好，满足诊断要求。

（2）优良图像：骶尾椎略偏移中线，坐骨结节与股骨头部分重叠，图像对比度欠佳，基本满足诊断要求。

（3）劣质图像：骶尾椎显著偏移中线，坐骨结节与股骨头不重叠，图像对比度差，无法满足诊断要求。

（三十）尾骨正位

1. 适应证

尾椎病变如骨折、肿瘤和炎症等疾患，

2. 检查技术

1）示意图（图 2-4-59，2-4-60）

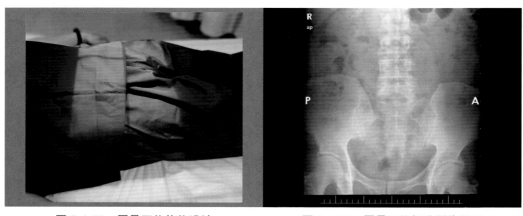

图 2-4-59　尾骨正位体位设计　　　图 2-4-60　尾骨正位标准影像显示

2）技术要领

（1）体位：仰卧位，躯干矢状面与床中线重合，双下肢伸直且内旋至两拇趾尖相触。

（2）范围：探测器上缘包括髂骨，下缘平耻骨联合。

（3）中心线：对准两侧髂前上棘连线中点。

（4）角度：X 线束向足侧倾斜 15° 射入。

（5）呼吸状态：平静呼吸下曝光。

（6）参数：

SID	kVp	mAs	胶片规格
100 cm	75 ± 5	15	（10 × 12/14 × 17）英寸

（7）患者防护：防护铅围裙屏蔽性腺区。

3. 图像显示与评价标准

1）图像显示

（1）尾椎之间不重叠，位于耻骨联合之上且不与之重叠。

（2）尾椎到骨盆两侧缘之间的距离相等。

（3）尾椎各关节应呈现分离显示特征，如果无分离显示，可能发生了融合或需要进一步加大投照角度，尾椎曲度越大，需要的角度越大。

（4）尾椎清晰，于图像正中，与相邻组织对比良好，皮质骨边缘锐利。

2）质控评价标准

（1）优质图像：尾椎居中，图像双侧对称，尾椎之间不重叠，位于耻骨联合之上且不与之重叠，图像对比度好，满足诊断要求。

（2）优良图像：尾椎略偏移中线，图像双侧欠对称，尾椎之间部分重叠，虽然位于耻骨联合之上，但与之部分重叠，图像对比度欠佳，基本满足诊断要求。

（3）劣质图像：尾椎显著偏移中线，图像双侧不对称，尾椎之间显著重叠，虽然位于耻骨联合之上，但大部分与之重叠，图像对比度差，无法满足诊断要求。

五、上肢摄影

（一）肩胛骨正位

1. 适应证

显示肩胛骨骨折等病变。

2. 检查技术

1）示意图（图 2-5-1，2-5-2）

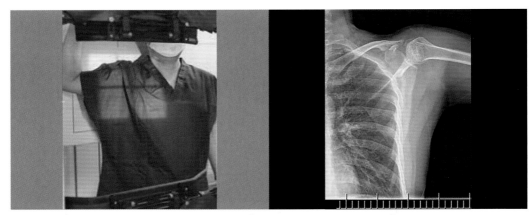

图 2-5-1　肩胛骨正位体位设计　　　　图 2-5-2　肩胛骨正位标准影像显示

2）技术要领

（1）体位：被检者站立于立式探测器前，背部紧贴探测器，被检侧上臂外展，前臂上举手扶头，稳定身体。

（2）范围：探测器上缘包括肩上软组织，下缘包肩胛下角。

（3）中心线：对准喙突下 5 cm 处。

（4）角度：X 线束水平射入。

（5）呼吸状态：平静呼吸下屏气曝光。

（6）参数：

SID	kVp	mAs	胶片规格
120 cm	75 ± 5	12	（10×12/14×17）英寸

（7）患者防护：防护铅裙或立式铅帷幕屏蔽性腺。

3. 图像显示与评价标准

1）图像显示

（1）肩胛骨全貌及毗邻组织结构显示，肩胛骨中心区需透过胸部组织观察。

（2）肩胛骨外侧无重叠表明患侧上肢屈肘手臂后旋到位。

（3）肩胛骨中心区位于图像中心。

（4）密度和对比度良好，清晰显现肩胛骨外侧的骨小梁，无运动伪影，采用适当的呼吸技巧可使肋骨及肺组织模糊。

2）质控评价标准

（1）优质图像：肩胛骨居中，肩胛骨全貌及毗邻组织结构显示清晰完整，肩胛骨外侧无重叠，图像对比度好，满足诊断要求。

（2）优良图像：肩胛骨略偏移中心，肩胛骨全貌及毗邻组织结构但显示欠清晰或欠完整，肩胛骨外侧部分重叠，图像对比度欠佳，基本满足诊断要求。

（3）劣质图像：肩胛骨显著偏移中心，肩胛骨全貌及毗邻组织结构但显示明显不清晰或不完整，肩胛骨外侧明显重叠，图像对比度差，无法满足诊断要求。

（二）肩关节正位

1. 适应证

显示肩关节、肱骨近段和上肢带骨的骨折或脱位，肌肉、肌腱和关节囊结构的钙质沉积以及骨质疏松、关节炎等病变。

2. 检查技术

1）示意图（图 2-5-3，2-5-4）

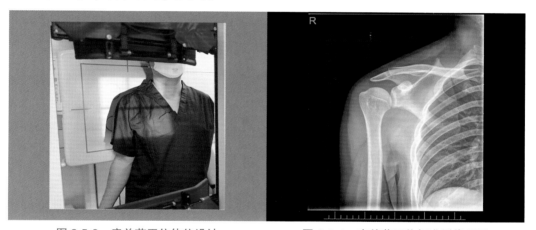

图 2-5-3　肩关节正位体位设计　　　　图 2-5-4　肩关节正位标准影像显示

2）技术要领

（1）体位：被检者站立于立式探测器前，被检侧上肢稍外展，掌面向前，整个身体稍向被检侧旋转，使被检侧肩部紧贴探测器。

（2）范围：探测器上缘包括肩上软组织，下缘包肩胛下角，外侧缘包肱骨外软组织。

（3）中心线：对准喙突下 5 cm 处。

（4）角度：X 线束水平射入。

（5）呼吸状态：平静呼吸下屏气曝光。

（6）参数：

SID	kVp	mAs	胶片规格
120 cm	70 ± 5	AEC	（10×12/14×17）英寸

（7）患者防护：防护铅裙或立式铅帷幕屏蔽性腺。

3. 图像显示与评价标准

1）图像显示

（1）图像包括肩关节诸骨，其关节位于图像正中或稍偏外显示。

（2）肩关节盂前后重合，呈切线位显示，不与肱骨头重叠，关节间隙显示清晰。

（3）肱骨小结位于肱骨头外 1/3 处。

（4）肱骨头、肩峰及锁骨纹理显示清晰，周围软组织层次可辨。

2）质控评价标准

（1）优质图像：肩关节居中或略偏外显示，肱骨小结位于肱骨头外 1/3 处，肩关节盂前后重合，关节间隙显示清晰，图像对比度好，满足诊断要求。

（2）优良图像：肩关节略偏移中心或略偏内显示，肱骨小结略高于或低于肱骨头外 1/3 处，肩关节盂前后仅部分重合，关节间隙显示欠清晰，图像对比度欠佳，基本满足诊断要求。

（3）劣质图像：肩关节显著偏移中心或明显偏外或明显偏内显示，肱骨小结显著高于或低于肱骨头外 1/3 处，肩关节盂前后显著不重合，关节间隙显示差，图像对比度差，无法满足诊断要求。

（三）肱骨前后位

1. 适应证

显示肱骨的骨折或脱位及骨质疏松和关节炎等病变。

2. 检查技术

1）示意图（图 2-5-5，2-5-6）

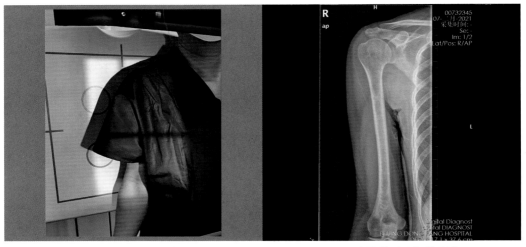

图 2-5-5　肱骨前后位体位设计　　　　　图 2-5-6　肱骨前后位标准影像显示

2）技术要领

（1）体位：被检者站立于立式探测器前，被检侧肢体伸直外展 20°～30°，掌心朝前，对侧肩部稍抬高，被检侧上臂紧贴探测器，上臂中段置于探测器中心。

（2）范围：探测器上缘包括肩关节，下缘包括肘关节。

（3）中心线：对准上臂中点。

（4）角度：X线束垂直射入。

（5）呼吸状态：平静呼吸下屏气曝光。

（6）参数：

SID	kVp	mAs	胶片打印
120 cm	70±5	10	14 英寸 ×17 英寸

（7）患者防护：防护铅裙或立式铅帷幕屏蔽性腺。

3. 图像显示与评价标准

1）图像显示

（1）包括整个肱骨、肩关节和肘关节的前后位像。

（2）肱骨大结节凸现于外侧，肱骨头在内侧，少部分与关节盂重叠。

（3）肱骨远端外上髁、内上髁轮廓可见，三角肌粗隆位于图像中心。

（4）肱骨骨皮质、骨小梁边缘锐利，骨与软组织均清晰显示。

2）质控评价标准

（1）优质图像：三角肌粗隆居中，肱骨远端外上髁、内上髁清晰完整，图像对比度好，满足诊断要求。

（2）优良图像：三角肌粗隆略偏移中心，肱骨远端外上髁、内上髁显示欠清晰或欠完整，图像对比度欠佳，基本满足诊断要求。

（3）劣质图像：三角肌粗隆显著偏移中心，肱骨远端外上髁、内上髁显示差或不完整，图像对比度差，无法满足诊断要求。

（四）肱骨中下段侧位

1. 适应证

显示肱骨中远端骨折或关节脱位、骨质疏松和关节炎等疾病。

2. 检查技术

1）示意图（图 2-5-7，2-5-8）

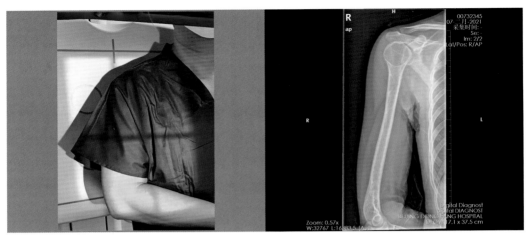

图 2-5-7　肱骨侧位体位设计　　　　图 2-5-8　肱骨侧位标准影像显示

2）技术要领

（1）体位：被检者站立于立式探测器前，被检侧屈肘 90°，手置于腹前，掌心朝上，身体稍向被检侧旋转，使被检侧紧贴探测器。

（2）范围：探测器上缘包括肩关节，下缘包括肘关节。

（3）中心线：对准上臂中点。

（4）角度：X 线水平射入。

（5）呼吸状态：平静呼吸下屏气曝光。

（6）参数：

SID	kVp	mAs	胶片打印
120 cm	70 ± 5	12	14 英寸 × 17 英寸

（7）患者防护：防护铅裙或立式铅帷幕屏蔽性腺。

3.图像显示与评价标准

1）图像显示

（1）中远段肱骨、肘关节的侧位像。

（2）肱骨长轴应重合于图像长轴，肘关节呈 90° 屈曲。

（3）肱骨远段 2/3 处位于图像正中。

（4）密度和对比度良好，骨皮质、骨小梁及周围软组织清晰显示。

2）质控评价标准

（1）优质图像：肱骨远段 2/3 居中，肘关节、肩关节均可见或肘关节清晰显示，图像对比度好，满足诊断要求。

（2）优良图像：肱骨远段非 2/3 居中或 2/3 段略偏离中线，肘关节显示部分，图像对比度欠佳，基本满足诊断要求。

（3）劣质图像：肱骨远段非 2/3 居中或 2/3 段显著偏离中线，肘关节未显示，图像对比度差，无法满足诊断要求。

（五）肱骨穿胸位

1. 适应证

显示肱骨近段的骨折或脱位。

2. 检查技术

1）示意图（图 2-5-9，2-5-10）

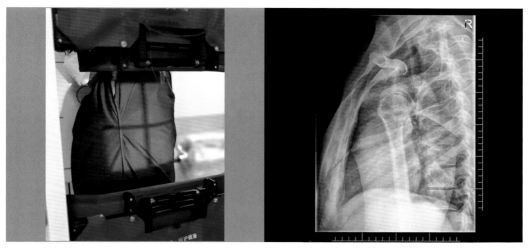

图 2-5-9　肱骨穿胸位体位设计　　　　图 2-5-10　肱骨穿胸位标准影像显示

2）技术要领

（1）体位：被检者侧立于立式探测器前，躯干矢状面与探测器平行，被检侧上臂外缘紧贴探测器，肱骨外科颈位于探测器中心，肩部下垂，对侧上肢上举抱头，肩部抬高上移。

（2）范围：探测器上缘包括肩关节，下缘包括肘关节。

（3）中心线：对准对侧腋中线、被检侧肱骨上 1/3 处。

（4）角度：X 线束水平射入。

（5）呼吸状态：深吸气屏气曝光。

（6）参数：

SID	kVp	mAs	胶片规格
150 cm	90 ± 5	AEC	14 英寸 × 17 英寸

（7）患者防护：防护铅裙或立式铅帷幕屏蔽性腺。

3. 图像显示与评价标准

1）图像显示

（1）肱骨近段 1/2 侧位像、经胸廓的盂肱关节影像，与对侧肩部无重叠。

（2）肱骨近段骨干的轮廓显示于胸椎前方，显示肱骨头与关节盂的关系。

（3）患侧肱骨的外科颈位于图像的中心。

（4）良好的影像密度和对比度显示肱骨头和锐利的肱骨边缘轮廓。

2）质控评价标准

（1）优质图像：肱骨的外科颈居中，近段骨干清楚显示于胸椎前方且无重叠，图像对比度好，满足诊断要求。

（2）优良图像：肱骨的外科颈略偏移中心，近段骨干显示于胸椎前方但部分重叠，图像对比度欠佳，基本满足诊断要求。

（3）劣质图像：肱骨的外科颈显著偏移中心，近段骨干显示于胸椎前方但不完整或两者显著重叠，图像对比度差，无法满足诊断要求。

（六）肘关节正位前后位

1. 适应证

显示桡骨或尺骨的骨折或脱位以及骨髓炎、关节炎等病变。

2. 检查技术

1）示意图（图 2-5-11，2-5-12）

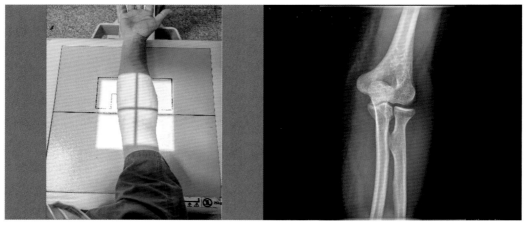

图 2-5-11　肘关节前后位体位设计　　　图 2-5-12　肘关节前后位标准影像显示

2）技术要领

（1）体位：被检者坐于摄影床旁，被检侧肘关节伸直，掌面向上，肘背部紧贴探测器，尺骨鹰嘴置于探测器中心，肩部放低与肘部同高。肘关节强直畸形时，将前臂平放于探测器上；若重点观察肱骨远端及关节面时，应将上臂平放于探测器上；若屈肘夹角＜90°时，应使前臂和上臂与探测器夹角相等。

（2）范围：探测器上缘包括肱骨下段，下缘包括尺桡骨上段。

（3）中心线：肘部伸直时，肱骨内、外踝连线中点；屈肘时，屈曲的关节皱褶中点下方 2 cm 处。

（4）角度：X 线中心束垂直射入。

（5）呼吸状态：平静呼吸下曝光。

（6）参数：

SID	kVp	mAs	胶片规格
100 ~ 120 cm	60 ± 5	6	（10 × 12/14 × 17）英寸

（7）患者防护：应用防护铅围裙屏蔽性腺区。

3. 图像显示与评价标准

1）图像显示

（1）图像包括肱骨远端、肘关节间隙和桡骨及尺桡骨近端。

（2）肘关节长轴与影像长轴重合，肘关节无旋转，即双侧上踝轮廓可见，桡骨头、桡骨颈、桡骨粗隆与尺骨分离或略重叠，肘关节间隙开放。

（3）肘关节位于影像中心。

（4）适宜的密度可见关节内的脂肪垫、脂肪带及软组织结构，同时亦可见锐利的骨皮质和清晰骨小梁。

（5）密度和对比度良好，无运动伪影。

2）质控评价标准

（1）优质图像：肘关节居中，肘关节无旋转，肘关节间隙清晰显示，图像对比度好，满足诊断要求。

（2）优良图像：肘关节略偏移中心，肘关节部分旋转，肘关节间隙显示欠清晰，图像对比度欠佳，基本满足诊断要求。

（3）劣质图像：肘关节显著偏移中心，肘关节显著旋转，肘关节间隙显示不清晰，图像对比度差，无法满足诊断要求。

（七）肘关节侧位

1. 适应证
显示肘关节骨折或脱位以及骨髓炎、关节炎、脂肪垫的抬高和移位。

2. 检查技术
1）示意图（图 2-5-13，2-5-14）

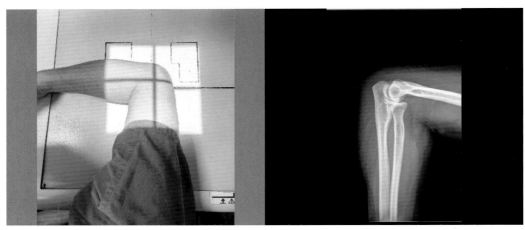

图 2-5-13　肘关节侧位体位设计　　　　　图 2-5-14　肘关节侧位标准影像显示

2）技术要领

（1）体位：被检者坐于摄影床旁，被检侧肘关节屈曲 90°，尺侧在下，肩部放低，尽量与肘部持平，掌面向内并垂直探测器，前臂长轴重合探测器中线，肱骨内上髁置于探测器中心。

（2）范围：探测器上缘包括肱骨下段，下缘包括尺桡骨上段。

（3）中心线：对准肱骨外上髁下方与桡骨小头的关节面。

（4）角度：X 线束垂直射入。

（5）呼吸状态：平静呼吸下曝光。

（6）参数：

SID	kVp	mAs	胶片规格
100～120 cm	60±5	8	（10×12/14×17）英寸

（7）患者防护：防护铅围裙屏蔽性腺区。

3. 图像显示与评价标准

1）图像显示

（1）肱骨远端、前臂近端、鹰嘴突、肘关节以及毗邻组织的侧位影像。

（2）肱骨小头和滑车形成双峰与尺骨滑车构成 3 个同心圆重叠显示。

（3）肘关节显示于图像中心。

（4）皮质骨边缘锐利，骨小梁、软组织和前后脂肪垫均清晰显示。

2）质控评价标准

（1）优质图像：肘关节居中，肘关节无旋转，肱骨远端、前臂近端、鹰嘴突、肘关节清晰，图像对比度好，满足诊断要求。

（2）优良图像：肘关节略偏移中心，肘关节部分旋转，肱骨远端、前臂近端、鹰嘴突、肘关节显示欠清晰，图像对比度欠佳，基本满足诊断要求。

（3）劣质图像：肘关节显著偏移中心，肘关节显著旋转，肱骨远端、前臂近端、鹰嘴突、肘关节显示差，图像对比度差，无法满足诊断要求。

（八）肘关节轴位

1. 适应证

显示肘关节锐角屈曲时的骨折和轻度脱位。

2. 检查技术

1）示意图（图 2-5-15，2-5-16）

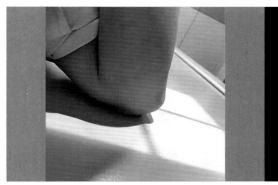

图 2-5-15　肘关节轴位体位设计　　　图 2-5-16　肘关节轴位标准影像显示

2）技术要领

（1）体位：被检者坐于摄影床旁，被检侧肩部尽量放低，上臂与台面平行且紧靠探测器。肘部极度屈曲，使手指与肩关节相接触。将尺骨鹰嘴置于探测器中心上方2～3 cm 处。

（2）范围：包括整个肘关节。

（3）中心线：尺骨鹰嘴突上方 2.5 cm 处。

（4）角度：X线束垂直射入为肱骨位。向肩部倾斜30°，与前臂垂直为前臂位。

（5）呼吸状态：平静呼吸下曝光。

（6）参数：

SID	kVp	mAs	胶片规格
100～120 cm	60±5	6	（10×12/14×17）英寸

（7）患者防护：防护铅围裙屏蔽性腺区。

3. 图像显示与评价标准

1）图像显示

（1）肱骨位示前臂和肱骨上髁重叠，见内外侧髁及部分滑车、肱骨小头、鹰嘴轮廓。前臂位通过重叠的肱骨远端可见尺桡骨近端，包括桡骨头、桡骨颈的轮廓。

（2）前臂与上臂呈 30° 且轴线重合。

（3）内、外上髁中点位于图像中心。

（4）通过肱骨可见尺桡骨轮廓。

2）质控评价标准

（1）优质图像：肱骨内、外上髁中点居中，内外侧髁及部分滑车、肱骨小头、鹰嘴轮廓清晰，图像对比度好，满足诊断要求。

（2）优良图像：肱骨内、外上髁中点略偏移中心，内外侧髁及部分滑车、肱骨小头、鹰嘴突轮廓显示欠清晰，图像对比度欠佳，基本满足诊断要求。

（3）劣质图像：肱骨内、外上髁中点显著偏移中心，内外侧髁及部分滑车、肱骨小头、鹰嘴突轮廓显示差，图像对比度差，无法满足诊断要求。

（九）尺桡骨前后正位

1. 适应证

显示桡骨或尺骨的骨折或脱位以及骨髓炎、关节炎等病变。

2. 检查技术

1）示意图（图 2-5-17，2-5-18）

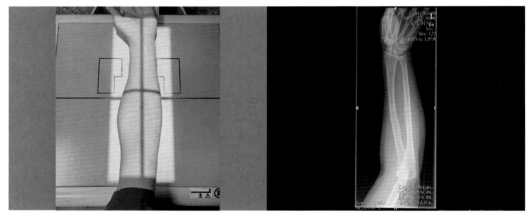

图 2-5-17　尺桡骨正位体位设计　　　　图 2-5-18　尺桡骨正位标准影像显示

2）技术要领

（1）体位：被检者面向摄影台一端就坐，前臂伸直，前臂长轴与探测器长轴平行，掌心向上，背面紧贴探测器。

（2）范围：探测器上缘包括肘关节，下缘包括腕关节。

（3）中心线：对准前臂中点。

（4）角度：X 线束垂直射入。

（5）呼吸状态：平静呼吸下曝光。

（6）参数：

SID	kVp	mAs	胶片规格
100～120 cm	52±5	6～8	14 英寸 ×17 英寸

（7）患者防护：防护铅围裙屏蔽性腺区。

3. 图像显示与评价标准

1）图像显示

（1）整个桡骨和尺骨以及 1 部分近侧腕骨和肱骨远端的前后位影像。

（2）见肱骨上髁轮廓，桡骨头、桡骨颈和桡骨粗隆略与尺骨重叠，前臂无轴向旋转。

（3）前臂正中位于图像中心，包括腕关节和肘关节。

（4）对比度良好，见关节内脂肪垫、脂肪带及软组织结构，骨皮质和骨小梁清晰。

2）质控评价标准

（1）优质图像：前臂中段正中位居中，无轴向旋转，整个桡骨和尺骨、肘关节及腕关节清晰完整，图像对比度好，满足诊断要求。

（2）优良图像：前臂中段正中位略偏移中心，部分轴向旋转，桡骨和尺骨、肘关节及腕关节显示欠清晰或欠完整，图像对比度欠佳，基本满足诊断要求。

（3）劣质图像：前臂中段正中位显著偏移中心，明显轴向旋转，桡骨和尺骨、肘关节及腕关节显示差或不完整，图像对比度差，无法满足诊断要求。

（十）尺桡骨侧位

1. 适应证

显示桡骨或尺骨的骨折或脱位以及骨髓炎、关节炎等病变。

2. 检查技术

1）示意图（图 2-5-19，2-5-20）

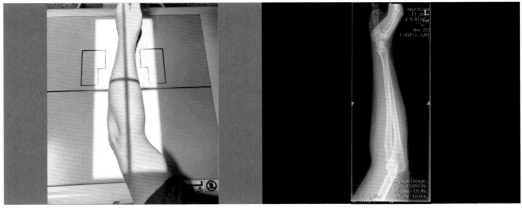

图 2-5-19　尺桡骨侧位体位设计　　　　图 2-5-20　尺桡骨侧位标准影像显示

2）技术要领

（1）体位：被检者面向摄影台一端就坐，手掌直立，前臂呈侧位，尺侧紧贴探测器，肩部下沉，尽量接近肘部高度。

（2）范围：探测器上缘包括肘关节，下缘包括腕关节。

（3）中心线：对准前臂中点。

（4）角度：X线束垂直射入。

（5）呼吸状态：平静呼吸下曝光。

（6）参数：

SID	kVp	mAs	胶片规格
100～120 cm	52±5	6～8	14英寸×17英寸

（7）患者防护：防护铅围裙屏蔽性腺区。

3. 图像显示与评价标准

1）图像显示

（1）整个尺桡骨和部分近排腕骨，肱骨远端的侧位影像。

（2）尺骨头与桡骨重叠，肱骨上髁重叠，桡骨头、冠状突、桡骨粗隆轮廓可见，前臂无轴向旋转。

（3）前臂正中位于图像中心，包括腕关节和肘关节。

（4）对比度良好，关节内脂肪垫及软组织结构可见，骨皮质和骨小梁清晰。

2）质控评价标准

（1）优质图像：前臂中段正中位居中，无轴向旋转，尺骨头与桡骨重叠，肱骨上髁重叠，桡骨头、冠状突、桡骨粗隆清晰，图像对比度好，满足诊断要求。

（2）优良图像：前臂中段正中位略偏移中心，部分轴向旋转，尺骨头与桡骨、肱骨上髁仅部分重叠，桡骨头、冠状突、桡骨粗隆轮廓显示欠清晰或欠完整，图像对比度欠佳，基本满足诊断要求。

（3）劣质图像：前臂中段正中位显著偏移中心，显著轴向旋转，尺骨头与桡骨、肱骨上髁不重叠，桡骨头、冠状突、桡骨粗隆轮廓显示差或不完整，图像对比度差，无法满足诊断要求。

（十一）腕关节正位

1. 适应证

显示尺桡骨远端骨折，腕骨骨折及掌骨骨折。

2. 检查技术

1）示意图（图2-5-21，2-5-22）

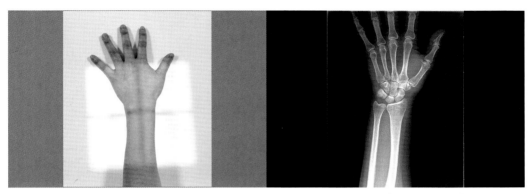

图 2-5-21 腕关节正位体位设计　　　图 2-5-22 腕关节正位标准影像显示

2）技术要领

（1）体位：被检者面向摄影台一端就坐，腕关节呈后前位，肘部弯曲约成90°；手掌半握，腕关节置于探测器中心，腕部掌面紧贴探测器。

（2）范围：包括腕关节诸骨。

（3）中心线：对准尺骨和桡骨茎突连线的中点。

（4）角度：X线束垂直射入。

（5）呼吸状态：平静呼吸下曝光。

（6）参数：

SID	kVp	mAs	胶片规格
100 cm	52	4	（10×12/14×17）英寸

（7）患者防护：防护铅围裙屏蔽性腺区。

3.图像显示与评价标准

1）图像显示

（1）掌骨中心和掌骨近端、桡骨和尺骨远端及腕关节相关组织结构。

（2）腕骨形态不规则而部分重叠，所有腕骨间隙不能同时显示，桡尺关节略有重叠。

（3）腕骨位于图像中心。

（4）对比度良好，脂肪垫等软组织清晰，尺桡骨远端、腕骨骨质及骨小梁清晰。

2）质控评价标准

（1）优质图像：腕骨居中，无轴向旋转，尺骨头与桡骨远端不重叠，图像对比度好，满足诊断要求。

（2）优良图像：前臂中段正中位略偏移中心，部分轴向旋转，尺骨头与桡骨远端部分重叠，图像对比度欠佳，基本满足诊断要求。

（3）劣质图像：前臂中段正中位显著偏移中心，显著轴向旋转，尺骨头与桡骨远端重叠，图像对比度差，无法满足诊断要求。

（十二）腕关节侧位

1. 适应证

显示尺桡骨远端骨折、脱位及原发于大多角骨和第 1 腕掌关节的骨关节炎。

2. 检查技术

1）示意图（图 2-5-23，2-5-24）

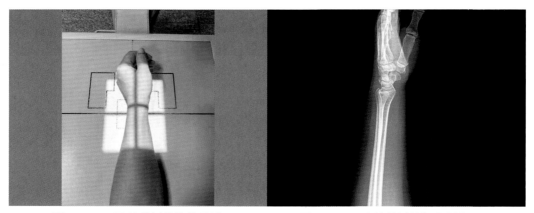

图 2-5-23　腕关节侧位体位设计　　　　　图 2-5-24　腕关节侧位标准影像显示

2）技术要领

（1）体位：被检者侧坐于摄影床旁，肘部弯曲成直角状，前臂侧放，手掌直立，第 5 掌骨和前臂尺侧紧贴探测器，尺骨茎突置于探测器中心。

（2）范围：包括腕关节诸骨。

（3）中心线：对准桡骨茎突。

（4）角度：X 线束垂直射入。

（5）呼吸状态：平静呼吸下曝光。

（6）参数：

SID	kVp	mAs	胶片规格
100 cm	52	4	（10×12/14×17）英寸

（7）患者防护：防护铅围裙屏蔽性腺区。

3. 图像显示与评价标准

1）图像显示

（1）包括桡骨和尺骨远端，腕骨和掌骨的中心区域。

（2）手腕长轴重合于影像长轴，2~5 掌骨组合重叠、尺骨头与桡骨远端重叠表明腕关节处于标准侧位。

（3）腕骨位于图像中心。

（4）对比度良好，脂肪垫等软组织清晰，透过重叠的桡骨可见尺骨远端的边缘。

2）质控评价标准

（1）优质图像：腕骨居中，无轴向旋转，2~5掌骨组合重叠、尺骨头与桡骨远端重叠且清晰完整，图像对比度好，满足诊断要求。

（2）优良图像：腕骨居中，无轴向旋转，2~5掌骨组合仅部分重叠，尺骨头与桡骨远端仅部分重叠，显示欠清晰或欠完整，图像对比度欠佳，基本满足诊断要求。

（3）劣质图像：腕骨居中，无轴向旋转，2~5掌骨组合多数不重叠，尺骨头与桡骨远端多数不重叠，显示差或不完整，图像对比度差，无法满足诊断要求。

（十三）腕关节尺偏位（舟骨正位）

1. 适应证

显示舟状骨骨折。

2. 检查技术

1）示意图（图2-5-25，2-5-26）

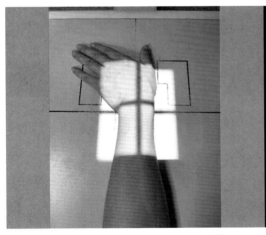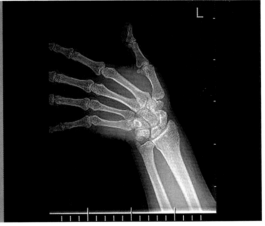

图2-5-25　腕关节尺偏位体位设计　　　　图2-5-26　腕关节尺偏位标准影像显示

2）技术要领

（1）体位：被检者面向摄影床一端就坐，自然屈肘，掌心向下，腕部置于探测器中心，手掌极度外展使舟骨和它的邻接面分离。

（2）范围：探测器上缘包括尺桡骨下段，下缘包括掌骨近段。

（3）中心线：对准尺骨和桡骨茎突连线中点。

（4）角度：X线垂直射入。

（5）呼吸状态：平静呼吸下曝光。

（6）参数：

SID	kVp	mAs	胶片规格
100 cm	52	4	（10×12/14×17）英寸

（7）患者防护：防护铅围裙屏蔽性腺区。

3. 图像显示与评价标准

1）图像显示

（1）包括桡骨和尺骨远端，腕骨和掌骨近端，舟状骨无变形，与相邻骨无重叠。

（2）手腕和前臂长轴与图像长轴重合；尺桡骨在远端关节处略重叠表明腕无旋转，以掌骨与尺桡骨长轴间夹角证实尺侧偏斜度。

（3）舟状骨位于图像中心，尺偏度越大，舟状骨形态展现愈佳。

（4）对比度好，软组织清晰可见，舟状骨边缘和骨小梁锐利。

2）质控评价标准

（1）优质图像：舟状骨居中，尺侧偏位显著，尺桡骨远端、腕骨和掌骨近端、舟状骨清晰完整无变形，图像对比度好，满足诊断要求。

（2）优良图像：舟状骨略偏移中心，尺侧偏位不显著，尺桡骨远端、腕骨和掌骨近端、舟状骨略变形或显示欠清或欠完整，图像对比度欠佳，基本满足诊断要求。

（3）劣质图像：舟状骨偏移中心，尺侧无偏位，尺桡骨远端、腕骨和掌骨近端、舟状骨显著变形或显示差或不完整，图像对比度差，无法满足诊断要求。

（十四）手掌后前位

1. 适应证

显示手掌、指骨骨折，手部所有关节的脱位，类风湿、关节退行性变等病变。

2. 检查技术

1）示意图（图 2-5-27，2-5-28）

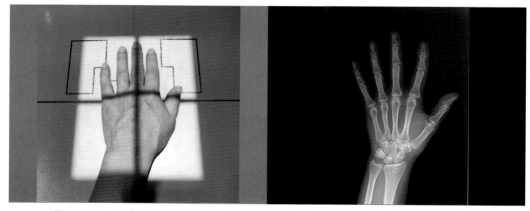

图 2-5-27　手掌后前位体位设计　　　　图 2-5-28　手掌后前位标准影像显示

2）技术要领

（1）体位：被检者端坐于摄影台一端，手和手腕长轴与影像板长轴平行，屈肘90°，5指自然分开，掌心向下紧贴探测器，第3掌骨头置于探测器板中心。

（2）范围：包括全部掌指骨及腕关节。

（3）中心线：对准第3掌骨头。

（4）角度：X线束垂直射入。

（5）呼吸状态：平静呼吸下曝光。

（6）参数：

SID	kVp	mAs	胶片打印
100 cm	52	2.5	（10×12/14×17）英寸

（7）患者防护：防护铅围裙屏蔽性腺区。

3. 图像显示与评价标准

1）图像显示

（1）包括手、腕、前臂远端后前位及拇指斜位影像。

（2）掌指关节和指间关节为分离状态，第2~5掌、指骨骨干两侧边缘对称。

（3）第3掌指关节位于图像中心。

（4）软组织边缘清晰，骨小梁锐利。

2）质控评价标准

（1）优质图像：第3掌指关节居中，第2~5掌指骨骨干两侧边缘呈对称显示且清晰完整，掌指关节和指间关节为分离状态，图像对比度好，满足诊断要求。

（2）优良图像：第3掌指关节略偏移中心，第2~5掌指骨骨干两侧边缘欠对称显示或欠清晰或欠完整，掌指关节和指间关节为分离状态不明显，图像对比度欠佳，基本满足诊断要求。

（3）劣质图像：第3掌指关节显著偏移中心，第2~5掌指骨骨干两侧边缘不对称显示或显示差或不完整，掌指关节和指间关节为分离状态不明显，图像对比度差，无法满足诊断要求。

（十五）手掌后前斜位

1. 适应证

显示手掌、指骨骨折，手部所有关节脱位或异物。

2. 检查技术

1）示意图（图 2-5-29，2-5-30）

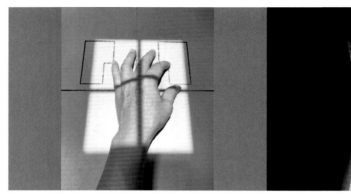
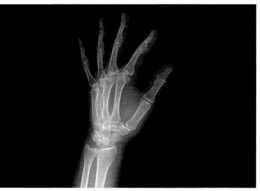

图 2-5-29　手掌后前斜位体位设计　　　　图 2-5-30　手掌后前斜位标准影像显示

2）技术要领

（1）体位：被检者坐于摄影床旁，肘部弯曲，手和手腕长轴与影像板长轴重合，小指和第 5 掌骨靠近探测器外缘，手放成侧位，然后将手内旋，使手掌与探测器约成 45°，各手指均匀分开，稍弯曲。

（2）范围：探测器上缘包括尺桡骨下段，下缘包括全部指骨。

（3）中心线：对准第 3 掌骨头，利用斜射线照射，可减少掌骨重叠。

（4）角度：X 线束垂直射入。

（5）呼吸状态：平静呼吸下曝光。

（6）参数：

SID	kVp	mAs	胶片打印
100 cm	50 ± 2	2.5	（10×12/14×17）英寸

（7）患者防护：防护铅围裙屏蔽性腺区。

3. 图像显示与评价标准

1）图像显示

（1）包括手、腕及前臂远端的斜位影像。

（2）掌指关节和指间关节为分离状态显示，第 3～5 掌骨骨干中部无重叠。

（3）第 3 掌指关节位于图像中心。

（4）对比度适中，软组织清晰，骨小梁锐利。

2）质控评价标准

（1）优质图像：第 3 掌指关节居中，第 3～5 掌骨骨干中部无重叠且清晰完整，掌指关节和指间关节为分离状态，图像对比度好，满足诊断要求。

（2）优良图像：第 3 掌指关节略偏离中心，第 3～5 掌骨骨干中部部分重叠或欠清晰完整，掌指关节和指间关节分离不明显，图像对比度欠佳，基本满足诊断要求。

（3）劣质图像：第 3 掌指关节显著偏离中心，第 3～5 掌骨骨干中部显著重叠或显示差或不完整，掌指关节和指间关节分离状态不明显，图像对比度差，无法满足诊断要求。

（十六）手掌前后斜位

1. 适应证

该体位用于评估掌指关节病变早期征象和第 5 掌骨骨折。

2. 检查技术

1）示意图（图 2-5-31，2-5-32）

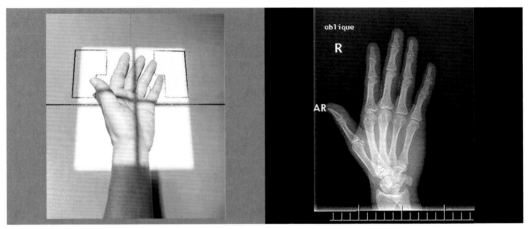

图 2-5-31　手掌后斜位体位设计　　　图 2-5-32　手掌后斜位标准影像显示

2）技术要领

（1）体位：被检者端坐于摄影台旁，前臂伸直，将小指和第 5 掌骨靠近探测器板内缘，手放成侧位后外转，使手背面与探测器板约成 45°，各手指均匀分开。

（2）范围：包括全部掌指骨及腕关节。

（3）中心线：对准第 3 掌骨头。

（4）角度：X 线束垂直射入。

（5）呼吸状态：平静呼吸下曝光。

（6）参数：

SID	kVp	mAs	胶片打印
100 cm	50 ± 2	2.5	（10 × 12/14 × 17）英寸

（7）患者防护：防护铅围裙屏蔽性腺区。

3. 图像显示与评价标准

1）图像显示

（1）包括从掌骨到指尖的 45° 手斜位影像。

（2）第2~5掌骨骨干以及手指的基底部无重叠，掌指关节为分离状态，拇指与第2指骨无重叠。

（3）第3掌指关节位于图像中心，包含腕关节诸骨。

（4）对比度良好，软组织清晰，骨小梁锐利。

2）质控评价标准

（1）优质图像：第3掌指关节居中，第2~5掌骨骨干以及手指的基底部无重叠且清晰完整，掌指关节和指间关节为分离状态，图像对比度好，满足诊断要求。

（2）优良图像：第3掌指关节略偏离中心，第2~5掌骨骨干以及手指的基底部部分重叠或欠清晰或欠完整，掌指关节和指间关节为分离状态不明显，图像对比度欠佳，基本满足诊断要求。

（3）劣质图像：第3掌指关节显著偏离中心，第2~5掌骨骨干以及手指的基底部显著重叠或显示差或不完整，掌指关节和指间关节为分离状态不明显，图像对比度差，无法满足诊断要求。

（十七）拇指正位

1. 适应证

显示第1掌指骨的骨折、关节脱位、炎症、肿瘤、骨关节退行性变等病变。

2. 检查技术

1）示意图（图2-5-33，2-5-34）

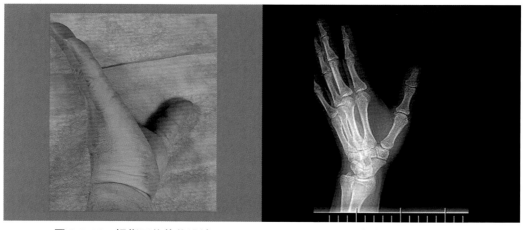

图2-5-33　拇指正位体位设计　　　　图2-5-34　拇指正位标准影像显示

2）技术要领

（1）体位：被检者坐于摄影床旁，被检侧前臂伸直，手和前臂极度内旋，拇指紧贴探测器，拇指的长轴与成像板的边缘平行，其他4指伸直，可用对侧手固定4指，被迫过伸位，避免与拇指重叠。

（2）范围：探测器应包括拇指指骨和第1掌骨。

（3）中心线：对准拇指掌指关节。

（4）角度：X线束垂直射入。

（5）呼吸状态：平静呼吸下曝光。

（6）参数：

SID	kVp	mAs	胶片打印
100 cm	52	2.5	（10×12/14×17）英寸

（7）患者防护：防护铅围裙屏蔽性腺区。

3.图像显示与评价标准

1）图像显示

（1）图像包括拇指远节和近节指骨、第1掌骨、大多角骨及其相关关节。

（2）指间和掌指关节开放，拇指无旋转。

（3）第1掌指关节位于图像中心。

（4）对比度良好、无运动伪影，软组织边缘清晰，骨小梁锐利。

2）质控评价标准

（1）优质图像：第1掌指关节居中，拇指无旋转，拇指远节和近节指骨、第1掌骨、大多角骨及其相关关节清晰完整，图像对比度好，满足诊断要求。

（2）优良图像：第1掌指关节略偏移中心，拇指部分旋转，拇指远节和近节指骨、第1掌骨、大多角骨及其相关关节欠清晰或欠完整，图像对比度欠佳，基本满足诊断要求。

（3）劣质图像：第1掌指关节显著偏移中心，拇指显著旋转，拇指远节和近节指骨、第1掌骨、大多角骨及其相关关节差或不完整，图像对比度差，无法满足诊断要求。

（十八）拇指侧位

1.适应证

显示拇指远节和近节指骨、第1掌骨远端骨折，其相关关节脱位、骨关节炎等病变。

2.检查技术

1）示意图（图2-5-35，2-5-36）

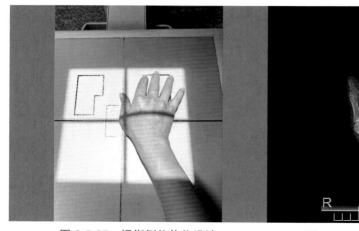

图 2-5-35　拇指侧位体位设计

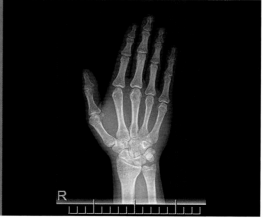

图 2-5-36　拇指侧位标准影像显示

2）技术要领

（1）体位：被检者坐于摄影床旁，被检侧前臂伸直，第 2～5 指伸直，拇指长轴与成像板的边缘平行，手背向上，拇指外侧紧贴探测器，使拇指背面与探测器垂直。

（2）范围：包括拇指指骨和第 1 掌骨。

（3）中心线：对准拇指掌指关节。

（4）角度：X 线束垂直射入。

（5）呼吸状态：平静呼吸下曝光。

（6）参数：

SID	kVp	mAs	胶片打印
100 cm	52	2.5	（10×12/14×17）英寸

（7）患者防护：应用防护铅围裙屏蔽性腺区。

3. 图像显示与评价标准

1）图像显示

（1）图像包括拇指远节和近节指骨、第 1 掌骨、大多角骨及其相关关节。

（2）指间和掌指关节间隙开放，拇指呈侧位。

（3）第 1 掌指关节位于图像中心。

（4）对比度良好，无运动伪影，软组织边缘清晰，骨小梁锐利。

2）质控评价标准

（1）优质图像：第 1 掌指关节居中，拇指侧位，无旋转，拇指远节和近节指骨、第 1 掌骨、大多角骨及其相关关节清晰完整，图像对比度好，满足诊断要求。

（2）优良图像：第 1 掌指关节略偏移中心，拇指部分旋转，拇指远节和近节指骨、第 1 掌骨、大多角骨及其相关关节欠清晰或欠完整，图像对比度欠佳，基本满足诊断要求。

（3）劣质图像：第1掌指关节显著偏移中心，拇指显著旋转，拇指远节和近节指骨、第1掌骨、大多角骨及其相关关节不完整，图像对比度差，无法满足诊断要求。

（十九）指骨正位

1. 适应证

显示远节、中节、近节指骨及掌骨远端骨折，肿瘤，骨质疏松和骨关节炎，掌指骨的关节脱位。

2. 检查技术

1）示意图（图 2-5-37，2-5-38）

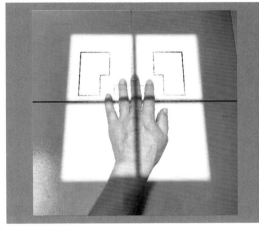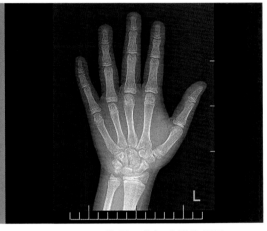

图 2-5-37　指骨正位体位设计　　　　图 2-5-38　指骨正位标准影像显示

2）技术要领

（1）体位：被检者在摄影台旁边端坐，肘部弯曲约 90°，掌心向下手指紧贴探测器板，手指的长轴与成像板侧缘平行，近侧指间关节放于探测器中心。

（2）范围：包括全部指骨。

（3）中心线：对准被检手指近端指间关节。

（4）角度：X线束垂直射入。

（5）呼吸状态：平静呼吸下曝光。

（6）参数：

SID	kVp	mAs	胶片打印
100 cm	52	2.5	（10×12/14×17）英寸

（7）患者防护：防护铅围裙屏蔽性腺区。

3. 图像显示与评价标准

1）图像显示

（1）显示远、中、近节指骨，掌骨远端及其相关关节。

（2）手指无明显旋转且两侧对称，或指骨干和掌骨远端的凹陷对称，手指两侧显示的软组织量相等，手指分离，手指软组织不重叠。

（3）靶手指的近侧指间关节位于图像中心。

（4）对比度良好，无运动伪影，软组织边缘清晰，骨小梁锐利。

2）质控评价标准

（1）优质图像：靶手指的近侧指间关节居中，手指无旋转，远、中、近节指骨，掌骨远端及其相关关节清晰完整，图像对比度好，满足诊断要求。

（2）优良图像：靶手指的近侧指间关节略偏移中心，手指部分旋转，远、中、近节指骨，掌骨远端及关节欠清晰或欠完整，图像对比度欠佳，基本满足诊断要求。

（3）劣质图像：靶手指的近侧指间关节显著偏移中心，手指显著旋转，远、中、近节指骨，掌骨远端及关节显示差或不完整，图像对比度差，无法满足诊断要求。

（二十）指骨侧位

1. 适应证

显示远节、中节、近节指骨、掌骨远端骨折及肿瘤、骨质疏松和骨关节炎，掌指骨的关节脱位。

2. 检查技术

1）示意图（图 2-5-39，2-5-40）

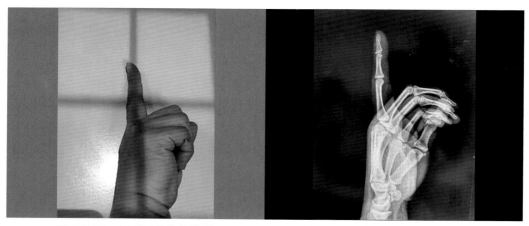

图 2-5-39　指骨侧位体位设计　　　　图 2-5-40　指骨侧位标准影像显示

2）技术要领

（1）体位：被检者坐于摄影床前，被检侧前臂伸直，手指的长轴与成像板的边缘平行。①食指侧位：患指伸直，其余4指屈曲，手内旋掌向外侧，使食指桡侧紧贴探测器。②中指、环指和小指侧位：尺侧在下，分别将患指伸直，其余4指屈曲。此位置中指、环指不易自动伸直，可用木质或塑料物品给予支撑固定。

（2）范围：包括全部指骨。

（3）中心线：对准被检手指近端指间关节。

（4）角度：X线束垂直射入。

（5）呼吸状态：平静呼吸下曝光。

（6）参数：

SID	kVp	mAs	胶片打印
100 cm	52	2.5	（10×12/14×17）英寸

（7）患者防护：防护铅围裙屏蔽性腺区。

3. 图像显示与评价标准

1）图像显示

（1）显示远、中、近节指骨，掌骨远端及其相关关节的侧位像。

（2）指间和掌指关节间隙分离，手指为侧位。

（3）靶手指的近侧指间关节位于图像中心。

（4）对比度良好，无运动伪影，软组织边缘清晰，骨小梁锐利。

2）质控评价标准

（1）优质图像：靶手指的近侧指间关节居中，手指为侧位无旋转，远、中、近节指骨，掌骨远端及关节清晰完整，图像对比度好，满足诊断要求。

（2）优良图像：靶手指的近侧指间关节略偏移中心，手指部分旋转，远、中、近节指骨，掌骨远端及关节欠清晰或欠完整，图像对比度欠佳，基本满足诊断要求。

（3）劣质图像：靶手指的近侧指间关节显著偏移中心，手指显著旋转，远、中、近节指骨，掌骨远端及关节显示差或不完整，图像对比度差，无法满足诊断要求。

六、下肢摄影

（一）骨盆前后位

1. 适应证

显示骨折、关节脱位、退行性变和骨破坏等病变。

2. 检查技术

1）示意图（图2-6-1，2-6-2）

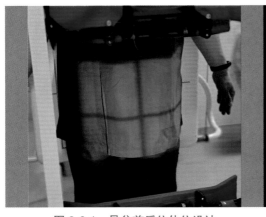

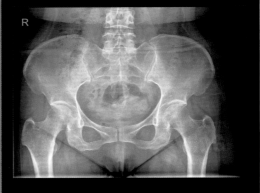

图 2-6-1　骨盆前后位体位设计　　　图 2-6-2　骨盆前后位标准影像显示

2）技术要领

（1）体位：仰卧位，躯干正中矢状面与床中心线重合，两下肢伸直，足跟分开，足尖稍内旋使两拇趾接触，两手置于胸前。

（2）范围：探测器上缘包括髂骨嵴，下缘包括耻骨联合以下 3 cm。

（3）中心线：对准两侧髂前上棘连线中点至耻骨联合上缘垂线的中点。

（4）角度：X 线束垂直射入。

（5）呼吸状态：平静呼吸下屏气曝光。

（6）参数：

SID	kVp	mAs	胶片打印
100 ～ 120 cm	75 ± 2	AEC	14 英寸 ×17 英寸

（7）患者防护：防护铅裙和铅围脖遮盖甲状腺、胸腺区。

3. 图像显示与评价标准

1）图像显示

（1）图像包括骨盆、腰骶关节和尾骨、股骨上部结构。

（2）双侧大转子大小形状相等，双侧髂骨翼、髂嵴和闭孔对称，一侧闭孔缩小提示躯干应向该侧旋转校正，双侧坐骨棘大小相等。

（3）投照野内骨盆、股骨上段无影像畸变。

（4）腰骶骨区、股骨头和髋臼清晰，坐骨和耻骨无过度曝光，股骨近端和盆骨小梁清晰。

2）质控评价标准

（1）优质图像：骨盆正中矢状面居中，无轴向旋转，腰骶骨区、股骨头和髋臼显示清晰完整，图像对比度好，满足诊断要求。

（2）优良图像：骨盆正中矢状面略偏移中心，部分轴向旋转，腰骶骨区、股骨头和髋臼显示欠清晰或欠完整，图像对比度欠佳，基本满足诊断要求。

（3）劣质图像：骨盆正中矢状面显著偏移中心，明显轴向旋转，腰骶骨区、股骨头和髋臼显示差或不完整，图像对比度差，无法满足诊断要求。

（二）骨盆蛙形位

1. 适应证

显示非外伤性先天性髋关节脱位。

2. 检查技术

1）示意图（图2-6-3，2-6-4）

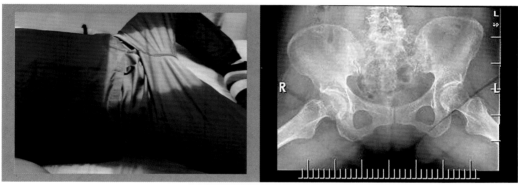

图2-6-3　骨盆蛙形位体位设计　　　　图2-6-4　骨盆蛙形位标准影像显示

2）技术要领

（1）体位：被检者仰卧于摄影床上，躯干正中矢状面与摄影床中心线重合；双侧髋及膝部弯曲，双膝屈曲约90°，双足底相并拢；两股骨外旋与床面呈30°。

（2）范围：探测器上缘包括髂骨嵴，下缘包括耻骨联合以下3 cm。

（3）中心线：对准两侧髂前上棘连线中点至耻骨联合上缘垂线的中点。

（4）角度：X线束垂直射入。

（5）呼吸状态：平静呼吸下屏气曝光。

（6）参数：

SID	kVp	mAs	胶片打印
100 ~ 120 cm	75 ± 2	AEC	14英寸 × 17英寸

（7）患者防护：防护铅裙和铅围脖遮盖甲状腺、胸腺区。

3. 图像显示与评价标准

1）图像显示

（1）图像包括股骨头、颈、髋臼和转子区以及毗邻结构。

（2）骨盆无轴向旋转，要求双侧髂骨翼、闭孔和坐骨棘对称，双侧大腿外展对称，股骨头颈、大小转子对称。

（3）耻骨联合上方约 2.5 cm 处位于影像中心。

（4）近段股骨无过度曝光，骨小梁清晰，无运动伪影。

2）质控评价标准

（1）优质图像：耻骨联合上方约 2.5 cm 处居中，无轴向旋转，图像双侧对称，股骨头、颈、髋臼和转子区以及毗邻结构清晰完整，图像对比度好，满足诊断要求。

（2）优良图像：耻骨联合上方约 2.5 cm 处略偏移中心，部分轴向旋转，图像双侧欠对称，股骨头颈、髋臼和转子区以及毗邻结构显示欠清晰或欠完整，图像对比度欠佳，基本满足诊断要求。

（3）劣质图像：耻骨联合上方约 2.5 cm 处显著偏移中心，显著轴向旋转，图像两侧明显不对称，股骨头颈、髋臼和转子区以及毗邻结构显示差或不完整，图像对比度差，无法满足诊断要求。

（三）骶髂关节正位

1. 适应证

评价骶髂关节骨折，骶髂关节脱位、半脱位。

2. 检查技术

1）示意图（图 2-6-5，2-6-6）

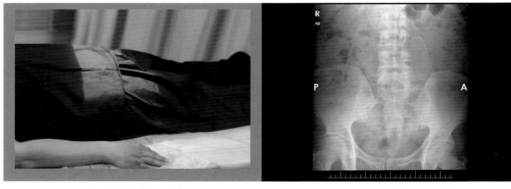

图 2-6-5　骶髂关节正位体位设计　　　　图 2-6-6　骶髂关节正位影像显示

2）技术要领

（1）体位：仰卧位，躯干正中矢状面与摄影床中心线重合并垂直，双下肢伸直，双足稍内旋使脚尖并拢。

（2）范围：包括全部骶髂关节，L5～S1 椎体的全部影像。

（3）中心线：对准两侧髂前上嵴连线中点与耻骨联合垂线的交点。

（4）角度：X 线束向头侧倾斜 15°～20°。

（5）呼吸状态：平静呼吸下屏气曝光。

（6）参数：

SID	kVp	mAs	胶片打印
100 ~ 120 cm	75 ± 2	36	14 英寸 × 17 英寸

（7）患者防护：防护铅裙和铅围脖遮盖甲状腺、胸腺区。

3. 图像显示与评价标准

1）图像显示

（1）包括骶髂关节、腰骶关节以及全部骶骨。

（2）L_5 棘突位于椎体中心，双侧髂骨翼对称，无轴向旋转。

（3）骶髂关节间隙、腰骶关节和骶骨孔无结构重叠，骶髂关节位于图像中心。

（4）骶骨、骶髂关节间隙以及相应骨皮质和骨小梁清晰可见。

2）质控评价标准

（1）优质图像：L_5 棘突居中，无轴向旋转，图像双侧对称，骶髂关节、腰骶关节以及全部骶骨清晰完整，无重叠，图像对比度好，满足诊断要求。

（2）优良图像：L_5 棘突略偏移中心，部分轴向旋转，图像双侧欠对称，骶髂关节、腰骶关节以及全部骶骨显示欠清晰或欠完整或部分重叠，图像对比度欠佳，基本满足诊断要求。

（3）劣质图像：L_5 棘突显著偏移中心，显著轴向旋转，图像双侧显著不对称，骶髂关节、腰骶关节以及全部骶骨显示差或欠完整或显著重叠，图像对比度差，无法满足诊断要求。

（四）骶髂关节斜位

1. 适应证

显示骶髂关节在影像放大情况下的脱位和半脱位。

2. 检查技术

1）示意图（图 2-6-7，2-6-8）

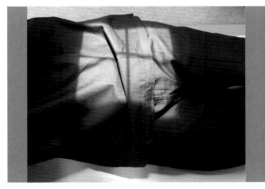 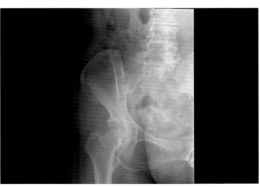

图 2-6-7　骶髂关节斜位体位设计　　　图 2-6-8　骶髂关节斜位标准影像显示

2）技术要领

（1）体位：仰卧位，被检侧髂骨抬高，躯干冠状面与床面呈15°，将骶髂关节置于床面正中线处，被检侧下肢伸直，对侧腿弯曲保持身体平稳。

（2）范围：探测器上缘包括髂骨嵴，下缘包括耻骨联合。

（3）中心线：对准髂前上棘向内2.5 cm处。

（4）角度：X线垂直射入。

（5）呼吸状态：平静呼吸下屏气曝光。

（6）参数：

SID	kVp	mAs	胶片打印
100～120 cm	90±5	30	（10×12/14×17）英寸

（7）患者防护：防护铅屏部分遮盖性腺区，避免覆盖应显示组织。

3. 图像显示与评价标准

1）图像显示

（1）包括远离探测器一侧的骶髂关节，关节间隙分离加大。

（2）髂骨翼和骶骨无重叠，倾斜度正确。

（3）患侧骶髂关节位于图像中心。

（4）开放的骶髂关节间隙的全部轮廓清晰，骨皮质和骨小梁清晰可见。

2）质控评价标准

（1）优质图像：患侧骶髂关节居中，无轴向旋转，骶髂关节间隙显示清晰完整，图像对比度好，满足诊断要求。

（2）优良图像：患侧骶髂关节略偏移中心，部分轴向旋转，骶髂关节间隙显示欠清晰或欠完整，图像对比度欠佳，基本满足诊断要求。

（3）劣质图像：患侧骶髂关节显著偏移中心，显著轴向旋转，骶髂关节间隙显示差或不完整，图像对比度差，无法满足诊断要求。

（五）髋关节前后位

1. 适应证
显示髋臼、股骨头、股骨颈和大转子病变及术后复查。

2. 检查技术
1）示意图（图 2-6-9，2-6-10）

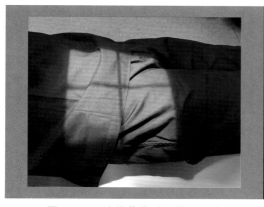

图 2-6-9 髋关节前后位体位设计

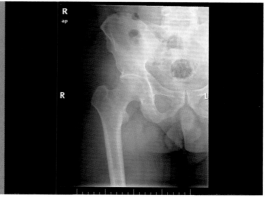

图 2-6-10 髋关节前后位标准影像显示

2）技术要领

（1）体位：仰卧位，躯干正中矢状面与床面垂直，下肢伸直，足跟分开，足尖稍内旋；两踇趾接触，髂前上棘与耻骨联合上缘连线中点垂线向外 2.5 cm 处放置在床面正中，摄取双侧髋关节正中矢状面重合于床中线并与床面垂直。

（2）范围：探测器上缘包括第 1 腰椎，下缘包括耻骨联合以下 3 cm。

（3）中心线：对准大转子与耻骨联合上缘连线的中点向外 2 cm 处。

（4）角度：X 线束垂直射入。

（5）呼吸状态：平静呼吸下屏气曝光。

（6）参数：

SID	kVp	mAs	胶片打印
100 ~ 120 cm	75 ± 2	AEC	（10×12/14×17）英寸

（7）患者防护：防护铅屏部分遮盖性腺区，避免覆盖应显示组织。

3. 图像显示与评价标准

1）图像显示

（1）图像包括股骨近段 1/3、髋臼、耻骨、坐骨和髂骨相邻的部分，术后复查应包括全部术后结构。

（2）大转子和股骨头、股骨颈、闭孔全部显示，无影像畸变。

（3）股骨颈位于图像中心，术后结构全部涵盖。

（4）透过骨盆结构能看见髋臼和股骨头骨皮质轮廓，股骨近段和骨盆无过度曝光，大转子和股骨颈骨小梁清晰可见。

2）质控评价标准

（1）优质图像：股骨颈居中，无轴向旋转，股骨近段 1/3、大转子和股骨头、股骨颈、闭孔显示清晰完整，图像对比度好，满足诊断要求。

（2）优良图像：股骨颈略偏移中心，部分轴向旋转，股骨近段 1/3、大转子和股骨头、股骨颈、闭孔显示欠清晰或欠完整，图像对比度欠佳，基本满足诊断要求。

（3）劣质图像：股骨颈显著偏移中心，显著轴向旋转，股骨近段 1/3、大转子和股骨头、股骨颈、闭孔显示差或不完整，图像对比度差，无法满足诊断要求。

（六）髋关节侧位

1. 适应证

显示股骨头、股骨颈、髋臼、转子区和股骨近端的侧位像。

2. 检查技术

1）示意图（图 2-6-11，2-6-12）

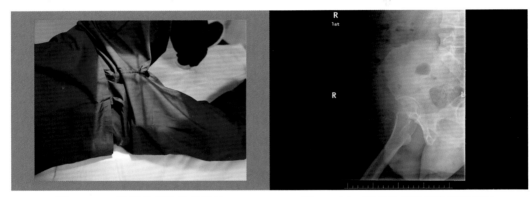

图 2-6-11　髋关节侧位体位设计　　　　图 2-6-12　髋关节侧位标准影像显示

2）技术要领

（1）体位：仰卧位，健侧腿伸直，患侧股骨长轴对准床中线，膝部屈曲约 90°，患侧髋关节屈曲 90°，外展与床面呈 40°。

（2）范围：内包括耻骨联合，外包括股骨近端 1/3。

（3）中心线：对准患侧腹股沟中点。

（4）角度：X 线束垂直射入。

（5）呼吸状态：平静呼吸下屏气曝光。

（6）参数：

SID	kVp	mAs	胶片打印
100 ~ 120 cm	80 ± 2	30	（10×12/14×17）英寸

（7）患者防护：防护铅屏部分遮盖性腺区，避免覆盖应显示组织。

3. 图像显示与评价标准

1）图像显示

（1）图像包括整个股骨头、颈、大转子和髋臼。

（2）患侧内旋可见少许小转子、股骨颈远端与大转子重叠。

（3）股骨颈位于图像中心。

（4）透过骨盆结构可见髋臼和股骨头的轮廓、骨小梁清晰，股骨颈和股骨干近端无过度曝光。

2）质控评价标准

（1）优质图像：股骨颈居中，无轴向旋转，股骨近段1/3、大转子和股骨头、股骨颈清晰完整，图像对比度好，满足诊断要求。

（2）优良图像：股骨颈略偏移中心，部分轴向旋转，股骨近段1/3、大转子和股骨头、股骨颈欠清晰或欠完整，图像对比度欠佳，基本满足诊断要求。

（3）劣质图像：股骨颈显著偏移中心，显著轴向旋转，股骨近段1/3、大转子和股骨头、股骨颈显示差或不完整，图像对比度差，无法满足诊断要求。

（七）股骨正位

1. 适应证

显示股骨中远端、膝关节骨折、术后评价等各类型股骨病变。

2. 检查技术

1）示意图（图2-6-13，2-6-14）

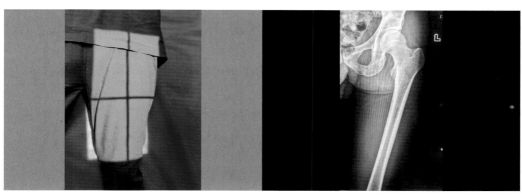

图2-6-13　股骨正位体位设计　　　　图2-6-14　股骨正位标准影像显示

2）技术要领

（1）体位：仰卧位，双下肢自然伸直，被检侧股骨放置在探测器中心处，股骨长轴与探测器中线重合，双上肢上举或置于胸前，足尖朝上。

（2）范围：探测器上缘包括股骨上端，下缘包括膝关节。

（3）中心线：对准股骨中点。

（4）角度：X线束垂直射入。

（5）呼吸状态：平静呼吸下曝光。

（6）参数：

SID	kVp	mAs	胶片打印
100 ~ 120 cm	72 ± 2	AEC	14 英寸 × 17 英寸

（7）患者防护：防护铅围裙屏蔽性腺区。

3. 图像显示与评价标准

1）图像显示

（1）至少包括股骨近端 1/3 到膝关节。由于 X 线几何投影特性发生的影像畸变，膝关节间隙以重叠形态显现；股骨和胫骨内外侧髁大小及形态对称呈现。

（2）透过股骨内侧缘见模糊髌骨轮廓，腓骨头内侧被胫骨覆盖，膝关节无轴向旋转。

（3）股骨居中心位置。

（4）应用阳极效应，使股骨全长曝光密度均一，无运动伪影，股骨皮质、骨小梁及毗邻软组织清晰。

2）质控评价标准

（1）优质图像：股骨居中，无轴向旋转，股骨近端 1/3 到膝关节、股骨和胫骨内外侧髁清晰完整，图像对比度好，满足诊断要求。

（2）优良图像：股骨略偏移中心，部分轴向旋转，股骨近端 1/3 到膝关节、股骨和胫骨内外侧髁显示欠清晰或欠完整，图像对比度欠佳，基本满足诊断要求。

（3）劣质图像：股骨显著偏移中心，显著轴向旋转，股骨近端 1/3 到膝关节、股骨和胫骨内外侧髁显示差或不完整，图像对比度差，无法满足诊断要求。

（八）股骨侧位

1. 适应证

显示股骨中远端、膝关节骨折、术后评价等各类股骨病变。

2. 检查技术

1）示意图（图 2-6-15，2-6-16）

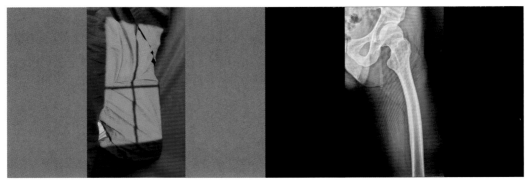

图 2-6-15　股骨侧位体位设计　　　　图 2-6-16　股骨侧位标准影像显示

2）技术要领

（1）体位：侧卧位，被检侧靠近床面，对侧髋部和膝部弯曲，置于被检侧下肢的前面，并垫高，支撑和稳固体位；被检侧髋部伸直，膝部稍弯曲，约呈135°，髌骨呈内、外垂直位。

（2）范围：探测器上缘包括股骨上端，下缘包括膝关节。

（3）中心线：对准股骨中点。

（4）角度：X 线束垂直射入。

（5）呼吸状态：平静呼吸下曝光。

（6）参数：

SID	kVp	mAs	胶片打印
100 ～ 120 cm	70 ± 2	AEC	14 英寸 × 17 英寸

（7）患者防护：防护铅围裙屏蔽性腺区。

3. 图像显示与评价标准

1）图像显示

（1）包括股骨近端1/3 到膝关节侧位，由于 X 线几何投影特性发生的影像畸变，股骨内外侧髁难以准确重叠。

（2）股骨内外侧髁的前后缘重叠，与分离开的髌股关节相邻。

（3）股骨居中心位置。

（4）全部股骨密度均一，无运动伪影，股骨的骨皮质骨小梁及毗邻软组织清晰可见。

2）质控评价标准

（1）优质图像：股骨居中，无轴向旋转，股骨近端1/3 到膝关节，股骨和胫骨内外侧髁重叠，清晰完整，图像对比度好，满足诊断要求。

（2）优良图像：股骨略偏移中心，部分轴向旋转，股骨近端1/3、股骨和胫骨内外侧髁部分重叠或显示欠清晰或欠完整，图像对比度欠佳，基本满足诊断要求。

（3）劣质图像：股骨显著偏移中心，显著轴向旋转，股骨近端1/3，股骨和胫骨内外侧髁不重叠或显示差或不完整，图像对比度差，无法满足诊断要求。

（九）膝关节仰卧正位

1. 适应证

显示股骨远端、胫腓骨近端、髌骨的骨折、骨肿瘤及膝关节退行性改变等。

2. 检查技术

1）示意图（图 2-6-17，2-6-18）

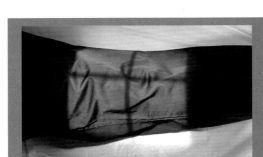

图 2-6-17　膝关节仰卧正位体位设计

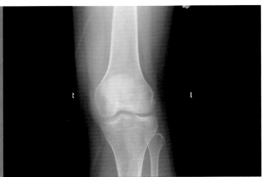

图 2-6-18　膝关节仰卧正位标准影像显示

2）技术要领

（1）体位：仰卧位或坐于摄影床上，下肢伸直，足中立位，足尖朝上并稍内旋。髌骨下缘对准探测器中心，小腿长轴与探测器中线重合。

（2）范围：探测器上缘包括股骨下端，下缘包括胫腓骨上端。

（3）中心线：对准髌骨下缘。

（4）角度：X 线束垂直射入。

（5）呼吸状态：平静呼吸下曝光。

（6）参数：

SID	kVp	mAs	胶片打印
100 ~ 120 cm	68 ± 5	AEC	14 英寸 × 17 英寸

（7）患者防护：应用防护铅围裙屏蔽性腺区。

3. 图像显示与评价标准

1）图像显示

（1）包括股骨远端和胫腓骨近端，远侧胫腓关节间隙可见，近端胫腓骨关节面重叠。

（2）股骨、胫骨内外侧髁和关节间隙对称，无轴向旋转；腓骨头内侧半与胫骨重叠，可见髁间隆起位于髁间窝中心。

（3）膝关节间隙位于图像中心。

（4）透过远端股骨可见髌骨轮廓，腓骨头颈无过度曝光，对比度好，骨皮质和骨小梁、软组织清晰。

（5）关节间隙位于图像中心，关节面前后缘重叠，腓骨小头约 1/3 与胫骨部分重叠。

2）质控评价标准

（1）优质图像：膝关节间隙居中，无轴向旋转，关节面前后缘重叠，腓骨小头与胫骨部分重叠，股骨远端和胫腓骨近端清晰完整，图像对比度好，满足诊断要求。

（2）优良图像：膝关节间隙略偏移中心，部分轴向旋转，关节面前后缘重叠欠佳，腓骨小头与胫骨部分重叠欠佳，股骨远端和胫腓骨近端显示欠清晰或欠完整，图像对比度欠佳，基本满足诊断要求。

（3）劣质图像：膝关节间隙显著偏移中心，显著轴向旋转，关节面前后缘重叠差或不重叠，腓骨小头与胫骨部分重叠差或不重叠，股骨远端和胫腓骨近端显示差或不完整，图像对比度差，无法满足诊断要求。

（十）膝关节侧位

1. 适应证

显示股骨远端、胫腓骨近端、髌骨的骨折、骨肿瘤及膝关节退行性改变等。

2. 检查技术

1）示意图（图 2-6-19，2-6-20）

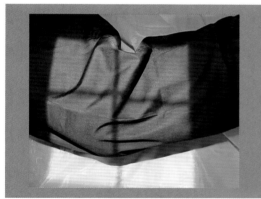

图 2-6-19　膝关节侧位体位设计　　　　图 2-6-20　膝关节侧位标准影像显示

2）技术要领

（1）体位：侧卧位，被检侧膝关节外侧贴紧探测器面，对侧下肢向前上方屈曲。被检侧膝关节稍弯曲，呈 120°~130°，膝部矢状面与探测器平行，将踝部垫高，保持下肢平稳。

（2）范围：探测器上缘包括股骨下端，下缘包括胫腓骨上端。

（3）中心线：对准髌骨下缘与腘窝皱褶的中点。

（4）角度：X线束垂直射入。

（5）呼吸状态：平静呼吸下曝光。

（6）参数：

SID	kVp	mAs	胶片打印
100 ~ 120 cm	68 ± 5	AEC	14 英寸 × 17 英寸

（7）患者防护：应用防护铅围裙屏蔽性腺区。

3. 图像显示与评价标准

1）图像显示

（1）包括膝关节、股骨远端、胫腓骨近端和髌骨的侧位影像。

（2）髌股关节、膝关节间隙分离显示，膝关节侧位无轴向旋转，股骨内外侧髁的后侧缘重叠显示。

（3）膝关节位于图像中心，中心线向头侧成角 5°～10°，内外侧髁后缘的重叠。

（4）无运动伪影，膝关节前方的脂肪垫和骨小梁、软骨组织结构清晰，对比度好。

2）质控评价标准

（1）优质图像：膝关节间隙居中，无轴向旋转，髌股关节、膝关节间隙分离明显，股骨内外侧髁的后侧缘重叠，膝关节、股骨远端、胫腓骨近端和髌骨清晰完整，图像对比度好，满足诊断要求。

（2）优良图像：膝关节间隙略偏移中心，部分轴向旋转，髌股关节和膝关节间隙分离欠佳，股骨内外侧髁的后侧缘重叠欠佳，股骨远端、胫腓骨近端和髌骨显示欠清晰或欠完整，图像对比度欠佳，基本满足诊断要求。

（3）劣质图像：膝关节间隙显著偏移中心，显著轴向旋转，股髌关节和膝关节间隙分离差，股骨内外侧髁的后侧缘重叠差，股骨远端、胫腓骨近端和髌骨显示差或不完整，图像对比度差，无法满足诊断要求。

（十一）膝关节负重正位

1. 适应证

显示膝关节软骨病变，双膝关节 2 次曝光，一般采取前后位或后前位。

2. 检查技术

1）示意图（图 2-6-21，2-6-22）

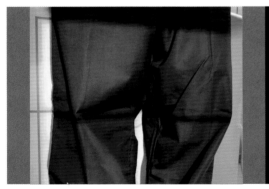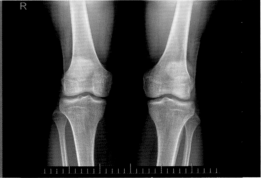

图 2-6-21　膝关节负重正位体位设计　　　图 2-6-22　膝关节负重正位标准影像显示

2）技术要领

（1）体位：被检者站立于摄片架前，采取前后位。两脚并拢稍内旋，两侧膝关节连线中点置于探测器中心，下肢长轴与影像长轴重合。

（2）范围：包括股骨下 1/2 和胫骨上 1/2，以显示其长骨的长轴。

（3）中心线：对准一侧髌骨下缘，2 次曝光。

（4）角度：X 线束垂直射入。

（5）呼吸状态：平静呼吸下曝光。

（6）参数：

SID	kVp	mAs	胶片打印
100 ～ 120 cm	68 ± 5	8	14 英寸 × 17 英寸

（7）患者防护：防护铅围裙屏蔽性腺区。

3. 图像显示与评价标准

1）图像显示

（1）双膝关节负重位影像。

（2）股骨和胫骨内外侧髁呈对称显示，无轴向旋转；腓骨头内侧半与胫骨重叠，关节间隙分离。

（3）膝关节间隙位于图像中心。

（4）无运动伪影，透过股骨见模糊的髌骨边缘，软组织结构和骨小梁清晰可见。

（5）关节面前后缘重叠，约小头 1/3 腓骨小头与胫骨部分重叠。

2）质控评价标准

（1）优质图像：膝关节间隙居中，无轴向旋转，关节面前后缘重叠，腓骨小头与胫骨部分重叠，股骨远端和胫腓骨近端清晰完整，图像对比度好，满足诊断要求。

（2）优良图像：膝关节间隙略偏移中心，部分轴向旋转，关节面前后缘重叠欠佳，腓骨小头与胫骨部分重叠欠佳，股骨远端和胫腓骨近端欠清晰或欠完整，图像对比度欠佳，基本满足诊断要求。

（3）劣质图像：膝关节间隙显著偏移中心，显著轴向旋转，关节面前后缘重叠差或不重叠，腓骨小头与胫骨部分重叠差或不重叠，股骨远端和胫腓骨近端显示差或不完整，图像对比度差，无法满足诊断要求。

（十二）膝关节负重侧位

1. 适应证

显示负重情况下关节间隙异常、关节退行性骨改变等。

2. 检查技术

1）示意图（图 2-6-23，2-6-24）

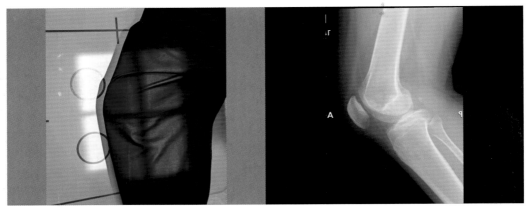

图 2-6-23　膝关节负重侧位体位设计　　　图 2-6-24　膝关节负重侧位标准影像显示

2）技术要领

（1）体位：被检者侧立于摄片架前，被检侧膝关节外侧贴紧探测器，对侧下肢后撤半步伸直，保持身体稳定，被检侧膝关节稍弯曲，处于负重状态，膝部矢状面与探测器垂直。

（2）范围：上缘包括股骨下端，下缘包括胫腓骨上端。

（3）中心线：对准髌骨下缘与腘窝皱褶中心。

（4）角度：X 线束垂直射入。

（5）呼吸状态：平静呼吸下曝光。

（6）参数：

SID	kVp	mAs	胶片打印
100 ~ 120 cm	65 ± 5	8	14 英寸 × 17 英寸

（7）患者防护：防护铅围裙屏蔽性腺区。

3. 图像显示与评价标准

1）图像显示

（1）包括膝关节、股骨远端、胫腓骨近端和髌骨的侧位影像。

（2）髌股关节和膝关节间隙分离显示，膝关节无轴向旋转，股骨内外侧髁的后缘重叠。

（3）膝关节位于图像中心，中心线向头侧成角 5° ~ 10°，内外侧髁后缘重叠。

（4）无运动伪影，脂肪垫、骨小梁和软骨组织结构清晰，对比度好。

2）质控评价标准

（1）优质图像：膝关节间隙居中，无轴向旋转，髌股关节和膝关节间隙分离明显，股骨内外侧髁的后侧缘重叠，膝关节、股骨远端、胫腓骨近端和髌骨清晰完整，图像对比度好，满足诊断要求。

（2）优良图像：膝关节间隙略偏移中心，部分轴向旋转，髌股关节和膝关节间隙分离欠佳，股骨内外侧髁的后侧缘重叠欠佳，膝关节、股骨远端、胫腓骨近端和髌骨显示欠清晰或欠完整，图像对比度欠佳，基本满足诊断要求。

（3）劣质图像：膝关节间隙显著偏移中心显著轴向旋转，髌股关节和膝关节间隙分离差，股骨内外侧髁后侧缘重叠差，膝关节、股骨远端、胫腓骨近端和髌骨显示差或不完整，图像对比度差，无法满足诊断要求。

（十三）膝关节轴位

1. 适应证

显示髌骨半脱位、髌骨和髌股关节的病变。

2. 检查技术

1）示意图（图 2-6-25，2-6-26）

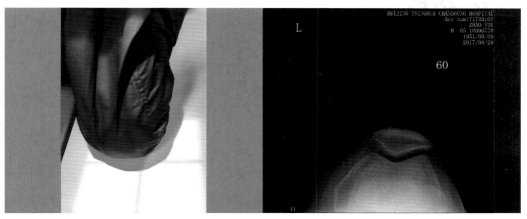

图 2-6-25　膝关节轴位体位设计　　　图 2-6-26　膝关节轴位标准影像显示

2）技术要领

（1）体位：俯卧位，被检测小腿尽量向上屈腿，髌骨置于探测器中心。

（2）范围：包括髌骨和股骨前方内外侧髁。

（3）中心线：髌骨后下缘。

（4）角度：与髌股关节呈切线位。

（5）呼吸状态：平静呼吸下曝光。

（6）参数：

SID	kVp	mAs	胶片打印
100 cm	63 ± 5	8	（10×12/14×17）英寸

（7）患者防护：防护铅围裙屏蔽性腺区。

3. 图像显示与评价标准

1）图像显示

（1）图像包括股骨远端、髁间窝、髌骨和髌股关节的影像。

（2）髌骨呈三角形，切线位无双边；髌股关节呈倒"人"字形，显示清晰；髌骨屈曲 30°、60°、90° 位呈现股髌关节动态变化影像。

（3）髁间窝位于照片正中。

（4）髌股关节骨小梁及软组织、关节间隙清晰，内外侧踝无过度曝光。

2）质控评价标准

（1）优质图像：髁间窝居中，髌骨呈三角形，髌股关节呈倒"人"字形，无双边征，股骨远端、髁间窝、髌骨和髌股关节清晰完整，图像对比度好，满足诊断要求。

（2）优良图像：髁间窝略偏移中心，髌骨呈三角形，髌股关节呈倒"人"字形，轻微双边征，股骨远端、髁间窝、髌骨和髌股关节显示欠清晰或欠完整，图像对比度欠佳，基本满足诊断要求。

（3）劣质图像：髁间窝明显偏移中心，髌骨呈三角形，髌股关节呈倒"人"字形，显著双边征，股骨远端、髁间窝、髌骨和髌股关节显示差或不完整，图像对比度差，无法满足诊断要求。

（十四）胫腓骨正位

1. 适应证

显示骨折、异物和局部骨占位病变。

2. 检查技术

1）示意图（图 2-6-27，2-6-28）

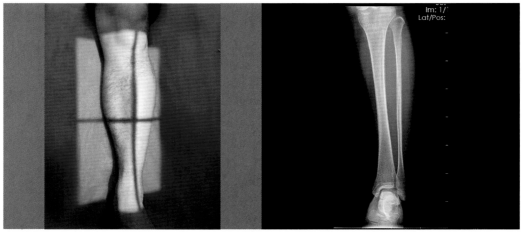

图 2-6-27　胫腓骨正位体位设计　　　　图 2-6-28　胫腓骨正位标准影像显示

2）技术要领

（1）体位：仰卧位，被检侧小腿伸直，与探测器对角线重合，小腿矢状面与探测器面垂直。

（2）范围：探测器上缘包括膝关节，下缘包括踝关节。

（3）中心线：对准胫腓骨中点。

（4）角度：X线束垂直射入。

（5）呼吸状态：平静呼吸下曝光。

（6）参数：

SID	kVp	mAs	胶片打印
100 cm	65±5	6	14英寸×17英寸

（7）患者防护：应用防护铅围裙屏蔽性腺区。

3.图像显示与评价标准

1）图像显示

（1）图像包括胫腓骨、踝关节和膝关节。

（2）显示股骨和胫骨内外侧髁，髁间隆起位于髁间窝中心，无轴向旋转；在近端和远端可见胫骨和腓骨部分重叠；斜射线效应致膝关节和踝关节间隙闭合。

（3）为最大限度显示两关节，胫腓骨长轴可与影像对角线重合。

（4）骨皮质和骨小梁清晰锐利，软组织和骨组织影像清晰，对比度好。

2）质控评价标准

（1）优质图像：胫腓骨中点居中，胫骨、腓骨近端部分重叠，胫腓骨、股骨远端、踝关节清晰完整，图像对比度好，满足诊断要求。

（2）优良图像：胫腓骨中点略偏移中心，胫骨、腓骨近端重叠欠佳，胫腓骨、股骨远端、踝关节显示欠清晰或欠完整，图像对比度欠佳，基本满足诊断要求。

（3）劣质图像：胫腓骨中点显著偏移中心，胫骨、腓骨近端重叠差，胫腓骨、股骨远端、踝关节显示差或不完整，图像对比度差，无法满足诊断要求。

（十五）胫腓骨侧位

1.适应证

显示胫腓骨骨折及骨折后脱位，小腿异物位置。

2.检查技术

1）示意图（图2-6-29，2-6-30）

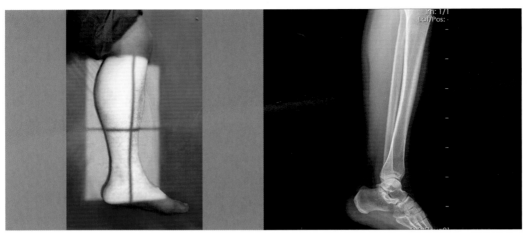

图 2-6-29　胫腓骨侧位体位设计　　　　　图 2-6-30　胫腓骨侧位标准影像显示

2）技术要领

（1）体位：侧卧位，被检侧小腿外侧贴紧探测器，足跟部稍垫平保持腿部平稳，小腿长轴与探测器对角线重合。

（2）范围：探测器上缘包括膝关节，下缘包括踝关节。

（3）中心线：对准胫腓骨中点。

（4）角度：X 线垂直射入。

（5）呼吸状态：平静呼吸下曝光。

（6）参数：

SID	kVp	mAs	胶片打印
100 cm	63 ± 5	6	14 英寸 × 17 英寸

（7）患者防护：防护铅围裙屏蔽性腺区。

3. 图像显示与评价标准

1）图像显示

（1）图像包括胫腓骨、踝关节和膝关节侧位像。

（2）胫腓骨无轴向旋转的侧位可见胫骨粗隆，透过胫骨可见腓骨的轮廓，胫骨内外侧髁后缘重叠。

（3）小腿中段位于影像中心，最大限度显示两端关节。

（4）骨皮质和骨小梁清晰锐利，软组织和骨组织影像清晰对比度好。

2）质控评价标准

（1）优质图像：小腿中段居中，无轴向旋转，胫骨内外髁后缘重叠，胫腓骨、股骨远端、踝关节显示清晰完整，图像对比度好，满足诊断要求。

（2）优良图像：小腿中段略偏移中心，部分轴向旋转，胫骨内外髁后缘重叠欠佳，胫腓骨、股骨远端、踝关节显示欠清晰或欠完整，图像对比度欠佳，基本满足诊断要求。

（3）劣质图像：小腿中段明显偏移中心，显著轴向旋转，胫骨内外髁后缘重叠差或不重叠，胫腓骨、股骨远端、踝关节显示差或不完整，图像对比度差，无法满足诊断要求。

（十六）踝关节前后正位

1. 适应证

显示踝关节、胫腓骨远端、距骨和第五跖骨的骨折、占位等病变。

2. 检查技术

1）示意图（图 2-6-31，2-6-32）

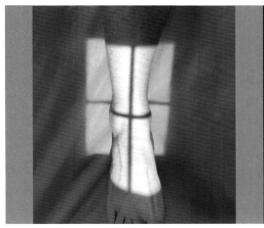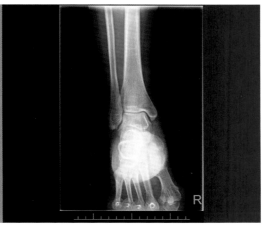

图 2-6-31　踝关节正位体位设计　　　　图 2-6-32　踝关节正位标准影像显示

2）技术要领

（1）体位：仰卧位或坐于摄影台上，被检侧下肢伸直，踝关节（即胫骨内踝上方 1 cm 处）置于探测器中心；足稍内旋，足尖前倾，下肢长轴与探测器中线重合。

（2）范围：包括跖骨和胫腓骨下段。

（3）中心线：对准内外踝连线中点上 1 cm 处。

（4）角度：X 线垂直射入。

（5）呼吸状态：平静呼吸下曝光。

（6）参数：

SID	kVp	mAs	胶片打印
100 cm	55±5	6	（10×12/14×17）英寸

（7）患者防护：防护铅围裙屏蔽性腺区。

3. 图像显示与评价标准

1）图像显示

（1）图像包括胫腓骨远端、内外踝、距骨和跗骨近侧。

（2）小腿长轴与探测器长轴重合，内踝张开、外踝闭合无轴向旋转，胫腓骨远端与距骨部分重叠。

（3）内外踝间与胫距关节交点位于图像中心。

（4）骨皮质和骨小梁清晰，无运动伪影，跟距关节隐现，骨及软组织对比度好。

2）质控评价标准

（1）优质图像：踝关节内外踝间与胫距关节交点居中，无轴向旋转，胫腓骨远端、内外踝、距骨和跗骨近侧显示清晰完整，图像对比度好，满足诊断要求。

（2）优良图像：踝关节内外踝间与胫距关节交点略偏移中心，部分轴向旋转，胫腓骨远端、内外踝、距骨和跗骨近侧显示欠清晰或欠完整，图像对比度欠佳，基本满足诊断要求。

（3）劣质图像：踝关节内外踝间与胫距关节交点明显偏移中心，显著轴向旋转，胫腓骨远端、内外踝、距骨和跗骨近侧显示差或不完整，图像对比度差，无法满足诊断要求。

（十七）踝关节侧位

1. 适应证

显示踝关节、胫腓骨远端、距骨和第五跗骨的骨折、占位等病变。

2. 检查技术

1）示意图（图 2-6-33，2-6-34）

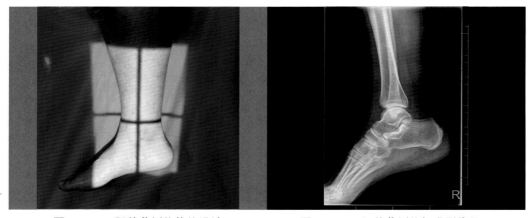

图 2-6-33　踝关节侧位体位设计　　　图 2-6-34　踝关节侧位标准影像显示

2）技术要领

（1）体位：侧卧位，被检侧靠于台面，下肢伸直，踝部外侧紧靠探测器；膝部用沙袋垫高，足跟摆平，踝关节呈标准侧位，内踝上方置于探测器中心，小腿长轴与探测器中线平行。

（2）范围：包括小腿下1/3、跟骨、第五跖骨基底部和周围软组织。

（3）中心线：对准内踝上方1 cm处。

（4）角度：X线束垂直射入。

（5）呼吸状态：平静呼吸下曝光。

（6）参数：

SID	kVp	mAs	胶片打印
100 cm	55±5	6	（10×12/14×17）英寸

（7）患者防护：防护铅围裙屏蔽性腺区。

3. 图像显示与评价标准

1）图像显示

（1）图像包括小腿远端、内外踝，距骨和跟骨以及第五跖骨粗隆、舟骨和骰骨。

（2）距骨滑车面内外缘重叠，腓骨小头重叠于胫骨正中偏后踝；胫骨腓骨下端相互重叠；第五跖骨粗隆、舟骨、骰骨均可显示；踝关节周围软组织清晰可见。

（3）胫距关节交点位于图像中心。

（4）骨皮质和骨小梁清晰，无运动伪影；胫距关节后可见外踝，骨软组织以及关节软骨清晰，对比度好。

2）质控评价标准

（1）优质图像：内外踝间与胫距关节交点居中，无轴向旋转，胫腓骨远端、内外踝、距骨和跗骨近侧清晰完整，图像对比度好，满足诊断要求。

（2）优良图像：踝关节内外踝间与胫距关节交点略偏移中心，部分轴向旋转，胫腓骨远端、内外踝、距骨和跗骨近侧显示欠清晰或欠完整，图像对比度欠佳，基本满足诊断要求。

（3）劣质图像：踝关节内外踝间与胫距关节交点明显偏移中心，显著轴向旋转，胫腓骨远端、内外踝、距骨和跗骨近侧显示差或不完整，图像对比度差，无法满足诊断要求。

（十八）踝关节内旋位（踝穴位）

1. 适应证

显示踝关节滑车、距骨、第五跖骨近端的骨折等病变。

2. 检查技术

1）示意图（图2-6-35，2-6-36）

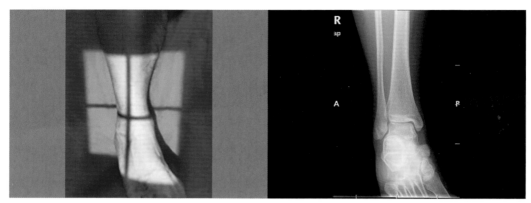

图 2-6-35　踝关节内旋位体位设计　　　　图 2-6-36　踝关节内旋位标准影像显示

2）技术要领

（1）体位：仰卧或坐于摄影床上，对侧膝部弯曲，被检侧下肢伸直；膝部垫高，将踝关节放于探测器中心，内外踝连线平行于探测器，然后将小腿向内旋转 20°，称为滑车位；小腿向内旋转 45° 为胫腓关节位；以消除远端腓骨内侧面与距骨外侧面的重叠，腓距间隙能够充分显示。

（2）范围：包括距骨和胫腓骨下段。

（3）中心线：对准内外踝连线中点上方 1 cm 处。

（4）角度：X 线束垂直射入。

（5）呼吸状态：平静呼吸下曝光。

（6）参数：

SID	kVp	mAs	胶片打印
100 cm	58 ± 5	6	（10 × 12/14 × 17）英寸

（7）患者防护：应用防护铅围裙屏蔽性腺区。

3. 图像显示与评价标准

1）图像显示

（1）胫腓骨远端 1/3（包括骨骺）、内外踝距骨和距骨近侧半；滑车间隙 ≥ 3 mm。

（2）滑车与内外踝关节间隙对称分离表明内旋角度正确，内旋转 45° 胫腓关节分离。

（3）踝关节位于图像中心。

（4）距骨和胫腓骨远端均可达到最佳密度，骨软组织以及关节软骨清晰，对比好。

2）质控评价标准

（1）优质图像：踝关节居中，无轴向旋转，滑车与内外踝关节间隙对称，胫腓骨远端 1/3（包括骨骺）、内外踝距骨和跖骨近侧半清晰完整，图像对比度好，满足诊断要求。

（2）优良图像：踝关节略偏移中心，部分轴向旋转，滑车与内外踝关节间隙欠对称，胫腓骨远端 1/3（包括骨骺）、内外踝距骨和跖骨近侧半欠清晰或欠完整，图像对比度欠佳，基本满足诊断要求。

（3）劣质图像：踝关节明显偏移中心，显著轴向旋转，滑车与内外踝关节间隙明显不对称，胫腓骨远端 1/3（包括骨骺）、内外踝距骨和跖骨近侧半显示差或不完整，图像对比度差，无法满足诊断要求。

（十九）足前后正位

1. 适应证

显示局部骨折碎片的位置和程度、关节间隙异物、软组织渗出等病变。

2. 检查技术

1）示意图（图 2-6-37，2-6-38）

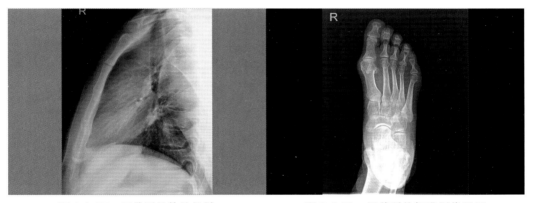

图 2-6-37　足前后位体位设计　　　　图 2-6-38　足前后位标准影像显示

2）技术要领

（1）体位：仰卧位或坐于摄影台上，被检侧膝关节弯曲，足底部紧贴探测器；第 3 跖骨中点置于探测器中心。

（2）范围：探测器中心位于第 3 跖骨中点，边缘包括足的所有软组织。

（3）中心线：对准第 3 跖骨中点。

（4）角度：X 线垂直射入。

（5）呼吸状态：平静呼吸下曝光。

（6）参数：

SID	kVp	mAs	胶片打印
100 cm	52 ± 2	3.2	（10×12/14×17）英寸

（7）患者防护：防护铅围裙屏蔽性腺区。

3. 图像显示与评价标准

1）图像显示

（1）包括所有的趾骨、跖骨、舟骨、楔骨、骰骨及距骨。

（2）第2～5跖骨间距相等无旋转，第1～2跖骨基底部分离；第2～5跖骨重叠，第1～2跗骨关节间隙显示。

（3）第3趾骨基底部位于图像中心，趾、跖关节间隙分离。

（4）远节趾骨和距骨远端的跗骨皮质、骨小梁清晰可见，透过第1趾骨头可见籽骨。

2）质控评价标准

（1）优质图像：第3趾骨基底部居中，无轴向旋转，第2～5跖骨间隙等距，所有趾骨、跖骨、舟骨、楔骨、骰骨及距骨清晰完整，图像对比度好，满足诊断要求。

（2）优良图像：第3趾骨基底部略偏移中心，部分轴向旋转，第2～5跖骨间隙欠佳，趾骨、跖骨、舟骨、楔骨、骰骨及距骨显示欠清晰或欠完整，图像对比度欠佳，基本满足诊断要求。

（3）劣质图像：第3趾骨基底部明显偏移中心，显著轴向旋转，第2～5跖骨间隙不等距，趾骨、跖骨、舟骨、楔骨、骰骨及距骨显示差或不完整，图像对比度差，无法满足诊断要求。

（二十）足内斜位

1. 适应证

显示骨折碎片的位置，关节间隙异物、软组织渗出等病变。

2. 检查技术

1）示意图（图2-6-39，2-6-40）

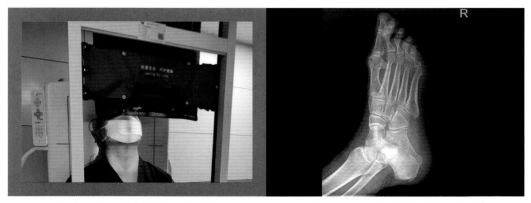

图 2-6-39　足内斜位体位设计　　　　图 2-6-40　足内斜位标准影像显示

2）技术要领

（1）体位：被检者坐于摄影台上，被检侧膝部弯曲，足底部置于探测器板上；被检侧下肢向内倾斜，使足底与探测器成30°~50°，第3跖骨中点置于探测器中心。

（2）范围：探测器中心位于第3跖骨基底部，边缘包括足的所有软组织。

（3）中心线：对准第3跖骨基底部。

（4）角度：X线束垂直射入。

（5）呼吸状态：平静呼吸下曝光。

（6）参数：

SID	kVp	mAs	胶片打印
100 cm	52±2	3.2	（10×12/14×17）英寸

（7）患者防护：防护铅围裙屏蔽性腺区。

3. 图像显示与评价标准

1）图像显示

（1）包括趾骨到跟骨后缘和距骨近端。

（2）第3~5跖骨无重叠表明倾斜角正确，第1~2跖骨除基底部无重叠，第5跖骨基底粗隆清晰，骰骨周围间隙和距骨沟清晰可见。

（3）第3跖骨基底部位于图像中心。

（4）趾骨、跖骨和跗骨骨皮质和骨小梁清晰，无运动伪影，软组织对比良好。

2）质控评价标准

（1）优质图像：第3趾骨基底部居中，第3~5跖骨无重叠，第1~2跖骨除基底部无重叠，第5跖骨基底粗隆清晰完整，图像对比度好，满足诊断要求。

（2）优良图像：第3趾骨基底部略偏移中心，第3~5跖骨部分重叠，第1~2跖骨基底部部分重叠，第5跖骨基底粗隆显示欠清晰或欠完整，图像对比度欠佳，基本满足诊断要求。

（3）劣质图像：第3趾骨基底部显著偏移中心，第3~5跖骨显著重叠，第1~2跖骨基底部显著重叠，第5跖骨基底粗隆显示差或不完整，图像对比度差，无法满足诊断要求。

（二十一）跟骨轴位

1. 适应证

显示跟骨内侧或者外侧的骨折、跟骨退行性改变、跟骨肿瘤等病变。

2. 检查技术

1）示意图（图2-6-41，2-6-42）

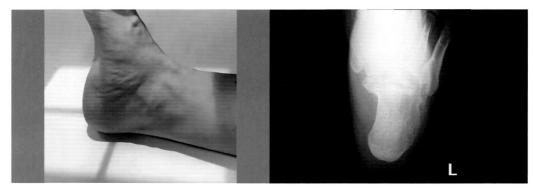

图 2-6-41　跟骨轴位体位设计　　　　　　图 2-6-42　跟骨轴位标准影像显示

２）技术要领

（1）体位：仰卧位或坐位，被检侧下肢伸直，踝关节置于探测器中心，踝部极度背屈，可用一绷带绕于足部，嘱被检者向后牵拉，避免距骨和跗骨重叠。如被检者踝部因疼痛不能弯曲，可将下肢用棉垫垫高，使足部长轴与床面呈直角。

（2）范围：根据跟骨区域调整照射野。

（3）中心线：对准后跟距关节面。

（4）角度：X 线束向足底倾斜 35°～45° 射入。

（5）呼吸状态：平静呼吸下曝光。

（6）参数：

SID	kVp	mAs	胶片打印
100 cm	58 ± 5	6	（10×12/14×17）英寸

（7）患者防护：防护铅围裙屏蔽性腺区。

3. 图像显示与评价标准

1）图像显示

（1）包括从跟骨粗隆后方到距跟关节前方在内的全部跟骨。

（2）内侧的载距突单独显示表明无旋转。

（3）外踝远端与载距突连线中点位于图像正中；当足达生理极限背屈时，距跟关节间隙分离、跟骨粗隆无扭曲变形表明入射角度正确。

（4）无运动伪影，骨皮质和骨小梁清晰，跟骨粗隆区无过度曝光，距跟关节模糊。

2）质控评价标准

（1）优质图像：外踝远端与载距突连线中点居中，距跟关节间隙分离、跟骨粗隆无变形，全部跟骨清晰完整，图像对比度好，满足诊断要求。

（2）优良图像：外踝远端与载距突连线中点略偏移中心，距跟关节间隙分离欠佳、跟骨粗隆部分变形，全部跟骨显示欠清晰或欠完整，图像对比度欠佳，基本满足诊断要求。

（3）劣质图像：外踝远端与载距突连线中点显著偏移中心，距跟关节间隙分离差、跟骨粗隆明显变形，全部跟骨显示差或不完整，图像对比度差，无法满足诊断要求。

（二十二）跟骨侧位

1.适应证

显示跟骨、距骨和距跟关节的骨折及占位病变。

2.检查技术

1）示意图（图 2-6-43，2-6-44）

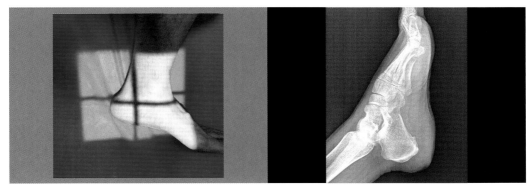

图 2-6-43　跟骨侧位体位设计　　图 2-6-44　跟骨侧位标准影像显示

2）技术要领

（1）体位：侧卧位，被检侧下肢外侧靠近探测器，跟骨置于探测器中心，膝部弯曲使跟骨稳固。

（2）范围：包括踝关节近端，跟骨距舟关节和第5跖骨基底部前缘。

（3）中心线：对准跟距关节。

（4）角度：X线束垂直射入。

（5）呼吸状态：平静呼吸下曝光。

（6）参数：

SID	kVp	mAs	胶片打印
100 cm	50 ± 5	3.2	（10×12/14×17）英寸

（7）患者防护：防护铅围裙屏蔽性腺区。

3.图像显示与评价标准

1）图像显示

（1）跟骨及上方的距骨和胫腓骨远端显示，舟骨、跟骨和骰骨间间隙可见。

127

（2）跟骨上方与距骨部分重叠，距跟关节间隙开放，外踝与胫腓后下部分和距骨重叠，表明无轴向旋转；距骨沟和跟骰骨关节间隙开放。

（3）外侧踝尖部远端约 2.5 cm 处位于图像中心。

（4）跟骨、距骨骨小梁和骨皮质清晰，胫骨远端轮廓透过距骨隐约可见，无运动伪影，软组织可见。

2）质控评价标准

（1）优质图像：外踝尖部远端约 2.5 cm 处居中，无轴向旋转，跟骨及上方距骨、胫腓骨远端、舟骨、跟骨和骰骨间间隙清晰完整，图像对比度好，满足诊断要求。

（2）优良图像：外踝尖部远端约 2.5 cm 处略偏移中心，部分轴向旋转，跟骨及上方的距骨和胫腓骨远端，舟骨、跟骨和骰骨间的间隙显示欠清晰或欠完整，图像对比度欠佳，基本满足诊断要求。

（3）劣质图像：外踝尖部远端约 2.5 cm 处显著偏移中心，显著轴向旋转，跟骨及上方的距骨和胫腓骨远端，舟骨、跟骨和骰骨间的间隙显示差或不完整，图像对比度差，无法满足诊断要求。

七、头颅摄影

（一）头颅后前位

1. 适应证
显示颅骨骨折（包括颅底骨折）、颅内占位及颅内异物定位。

2. 检查技术
1）示意图（图 2-7-1，2-7-2）

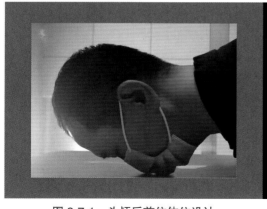
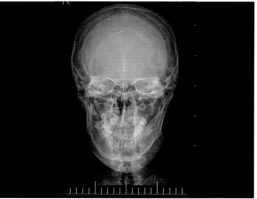

图 2-7-1　头颅后前位体位设计　　　　图 2-7-2　头颅后前位标准影像显示

2）技术要领

（1）体位：俯卧位，躯干正中矢状面与床中线重合，双手于躯干的两侧，掌心向下，鼻骨及前额紧贴床面，下颌内收，听眦线与床面垂直，鼻骨置于探测器中心。

（2）范围：上缘超出顶骨约 3 cm，下缘包括下颌骨。

（3）中心线：对准枕骨粗隆。

（4）角度：X线束垂直射入。

（5）呼吸状态：平静呼吸下曝光。

（6）参数：

SID	kVp	mAs	胶片打印
100 ～ 120 cm	75 ± 5	AEC	（10×12/14×17）英寸

（7）患者防护：防护铅围裙屏蔽性腺区。

3. 图像显示与评价标准

1）图像显示

（1）额骨、鸡冠、内耳道、额窦和前组筛窦、岩嵴、蝶骨大翼和小翼以及鞍背清晰。

（2）两侧眶斜线与颅外缘等距，岩嵴充满眶腔，重叠于眶上区域，前、后床突位于筛窦上方。

（3）颅骨显示于图像正中。

（4）对比度良好，颅骨内的骨结构清楚，边缘锐利。

2）质控评价标准

（1）优质图像：颅骨居中，双侧对称，无轴向旋转，额骨、鸡冠、内耳道、额窦和前组筛窦、岩嵴、蝶骨大翼和小翼以及鞍背清晰完整，图像对比度好，满足诊断要求。

（2）优良图像：颅骨略偏移中心，双侧欠对称，部分轴向旋转，额骨、鸡冠、内耳道、额窦和前组筛窦、岩嵴、蝶骨大翼和小翼以及鞍背欠清晰或欠完整，图像对比度欠佳，基本满足诊断要求。

（3）劣质图像：颅骨显著偏移中心，双侧对称性差，显著轴向旋转，额骨、鸡冠、内耳道、额窦和前组筛窦、岩嵴、蝶骨大翼和小翼以及鞍背显示差或不完整，图像对比度差，无法满足诊断要求。

（二）头颅侧位

1. 适应证

显示颅骨骨折（包括颅底骨折）、颅内占位及颅内异物定位。

2. 检查技术

1）示意图（图 2-7-3，2-7-4）

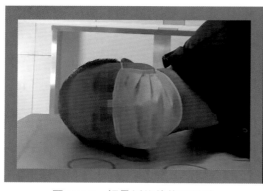
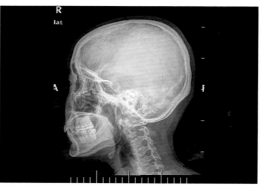

图 2-7-3　颅骨侧位片体位设计　　　　图 2-7-4　颅骨侧位片标准影像显示

2）技术要领

（1）体位：俯卧位，头侧转，被检侧紧贴床面，头部正中矢状面与床面平行，瞳间线与床面垂直；近床侧上肢内旋放到背后，对侧肩部抬高，上肢支撑床面并远离被摄部位；被检侧下肢伸直，对侧下肢屈曲以稳定躯体。

（2）范围：探测器上缘超出顶骨约 3 cm，下缘包括下颌骨。

（3）中心线：对准外耳孔前、上各 2.5 cm 处。

（4）角度：X 线束垂直射入。

（5）呼吸状态：平静呼吸下曝光。

（6）参数：

SID	kVp	mAs	胶片打印
100 ～ 120 cm	70 ± 5	AEC	（10×12/14×17）英寸

（7）患者防护：防护铅围裙屏蔽性腺区。

3. 图像显示与评价标准

1）图像显示

（1）颅骨两侧重叠，整个蝶鞍包括前床突、后床突和鞍背清晰。

（2）两侧下颌支和蝶骨大翼重叠。

（3）蝶鞍区在图像正中。

（4）对比度良好，蝶鞍结构和周围颅骨细节可见，骨边缘锐利。

2）质控评价标准

（1）优质图像：蝶鞍居中，两侧下颌支和蝶骨大翼重叠，颅骨两侧重叠；整个蝶鞍包括前床突、后床突和鞍背清晰完整，图像对比度好，满足诊断要求。

（2）优良图像：蝶鞍略偏移中心，两侧下颌支和蝶骨大翼重叠欠佳，颅骨两侧重叠欠佳；整个蝶鞍包括前床突、后床突和鞍背显示欠清晰或欠完整，图像对比度欠佳，基本满足诊断要求。

（3）劣质图像：蝶鞍显著偏移中心，两侧下颌支和蝶骨大翼重叠差，颅骨两侧重叠差；整个蝶鞍包括前床突、后床突和鞍背显示差或不完整，图像对比度差，无法满足诊断要求。

（三）鼻骨侧位

1. 适应证

显示鼻骨骨折（为双侧对比，通常拍双侧侧位）。

2. 检查技术

1）示意图（图 2-7-5，2-7-6）

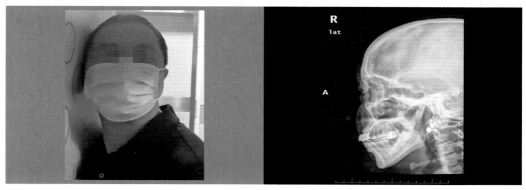

| 图 2-7-5　鼻骨侧位体位设计 | 图 2-7-6　鼻骨侧位标准影像显示 |

2）技术要领

（1）体位：被检者站立于立式探测器旁，头颅侧转，呈标准侧位，颧骨外侧的鼻根下 1 cm 处位于探测器中心。

（2）范围：包括整个鼻部。

（3）中心线：对准鼻根下鼻骨处。

（4）角度：X 线垂直射入。

（5）呼吸状态：平静呼吸下曝光。

（6）参数：

SID	kVp	mAs	胶片打印
120 cm	55 ± 5	8	（10×12/14×17）英寸

（7）患者防护：防护铅围裙屏蔽性腺区。

3. 图像显示与评价标准

1）图像显示

（1）鼻骨及鼻骨外软组织、额鼻缝、鼻前棘等结构。

（2）左侧位和右侧位影像一致表明无轴向旋转。

（3）鼻骨显示于图像正中。

（4）对比度良好，鼻骨和软组织结构清晰，骨边缘锐利。

2）质控评价标准

（1）优质图像：鼻骨居中，双侧对称，鼻骨及软组织、额鼻缝、鼻前棘清晰完整，图像对比度好，满足诊断要求。

（2）优良图像：鼻骨略偏移中心，双侧欠对称，鼻骨及软组织、额鼻缝、鼻前棘显示欠清晰或欠完整，图像对比度欠佳，基本满足诊断要求。

（3）劣质图像：鼻骨显著偏移中心，双侧对称性差，鼻骨及软组织、额鼻缝、鼻前棘显示差或不完整，图像对比度差，无法满足诊断要求。

（四）柯氏位

1. 适应证

显示面骨骨折、肿瘤和副鼻窦炎症等病变。

2. 检查技术

1）示意图（图 2-7-7，2-7-8）

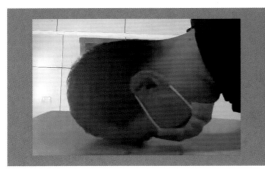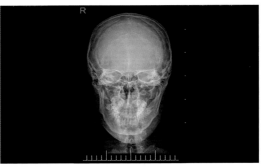

图 2-7-7　柯氏位体位设计　　　　　图 2-7-8　柯氏位标准影像显示

2）技术要领

（1）体位：俯卧位，头部前额和鼻尖紧贴探测器面，颅骨正中矢状面与床中线重合，听眦线与床面垂直，鼻根位于探测器中心。

（2）范围：探测器上缘超出顶骨约 3 cm，下缘包括下颌骨。

（3）中心线：对准鼻根。

（4）角度：X 线束向足侧倾斜 23° 射入。

（5）呼吸状态：平静呼吸下曝光。

（6）参数：

SID	kVp	mAs	胶片打印
120 cm	85 ± 5	AEC	（10 × 12/14 × 17）英寸

（7）患者防护：防护铅围裙屏蔽性腺区。

3. 图像显示与评价标准

1）图像显示

（1）眶缘、上颌骨、颧骨、鼻中隔和鼻前棘等结构。

（2）岩嵴投影于上颌窦中下部，两眼眶外缘与鸡冠距离相等。

（3）眶下缘位于图像中心。

（4）上颌窦区和眶底密度对比度适宜，骨边缘清晰。

2）质控评价标准

（1）优质图像：眶下缘居中，图像双侧对称，眶缘、上颌骨、颧骨、鼻中隔和鼻前棘显示清晰完整，图像对比度好，满足诊断要求。

（2）优良图像：眶下缘略偏移中心，图像双侧欠对称，眶缘、上颌骨、颧骨、鼻中隔和鼻前棘显示欠清晰或欠完整，图像对比度欠佳，基本满足诊断要求。

（3）劣质图像：眶下缘显著偏移中心，图像双侧对称性差，眶缘、上颌骨、颧骨、鼻中隔和鼻前棘显示差或不完整，图像对比度差，无法满足诊断要求。

（五）瓦氏位

1. 适应证

图像显示面骨、眼眶和上颌骨的骨折、上颌窦炎症和肿瘤，也可行眼球异物定位。

2. 检查技术

1）示意图（图 2-7-9，2-7-10）

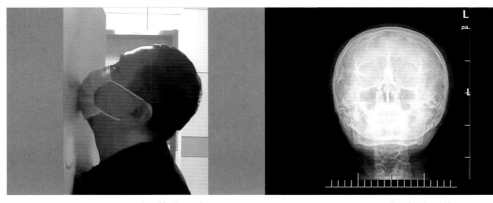

图 2-7-9　瓦氏位体位设计　　　　图 2-7-10　瓦氏位标准影像显示

2）技术要领

（1）体位：受检者采用站立位，颈部后仰并将下颌及鼻尖置于立式探测器表面，调整头部使耳颏连线与之垂直，此时听眦线与探测器表面呈 37°，并将头部正中矢状面垂直于探测器，确保头部无偏转，将人中置于探测器中心。

（2）范围：包括整个头部。

（3）中心线：对准上颌窦中心。

（4）角度：X 线水平射入。

（5）呼吸状态：屏气曝光。

（6）参数：

SID	kVp	mAs	胶片打印
120 cm	90 ± 5	AEC	（10 × 12/14 × 17）英寸

（7）患者防护：防护铅围裙屏蔽性腺区。

3.图像显示与评价标准

1）图像显示

（1）岩嵴位于上颌窦下方，两侧颅骨外缘与中线（鼻中隔）等距。

（2）眶下缘、上颌骨、鼻中隔、颧骨、颧弓、鼻前棘清晰。

（3）整个颅骨包含于视野范围内，前鼻棘位于正中。

（4）对比度良好，适于观察上颌区域，骨边缘锐利。

2）质控评价标准

（1）优质图像：前鼻棘居中，图像双侧对称，眶下缘、上颌骨、鼻中隔、颧骨、颧弓、鼻前棘清晰完整，图像对比度好，满足诊断要求。

（2）优良图像：前鼻棘略偏移中心，图像双侧欠对称，眶下缘、上颌骨、鼻中隔、颧骨、颧弓、鼻前棘欠清晰或欠完整，图像对比度欠佳，基本满足诊断要求。

（3）劣质图像：前鼻棘显著偏移中心，图像双侧对称性差，眶下缘、上颌骨、鼻中隔、颧骨、颧弓、鼻前棘显示差或不完整，图像对比度差，无法满足诊断要求。

八、全长位的摄影及拼接

（一）全脊柱正位

1.适应证

图像显示脊柱侧弯及侧弯程度。

2.检查技术

1）示意图（图 2-8-1，2-8-2）

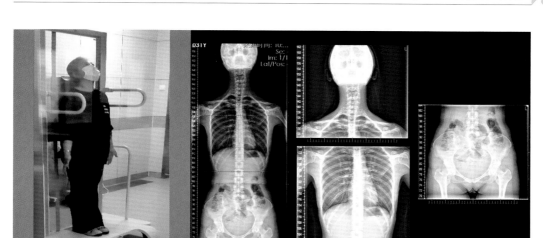

图 2-8-1　全脊柱正位体位设计　　　　图 2-8-2　全脊柱正位标准影像显示

2）技术要领

（1）体位：被检者站立于探测器前，躯干矢状面、脊柱与探测器板中线重合，使身体贴近探测器，站正保持不动，调整好照射野进行投照。

（2）范围：投照时照射野上缘包上寰椎，下缘包上尾椎，侧方标尺位于照射野内，以便后期拼接。

（3）角度：X线束垂直射入。

（4）呼吸状态：平静呼吸下曝光。

（5）参数：

SID	kVp	mAs	胶片打印
220 cm	90	AEC	14 英寸 × 17 英寸

（6）患者防护：防护铅围裙屏蔽性腺区。

3.图像显示与评价标准

1）图像显示

（1）拼接后显示脊柱全长正位，整体无左右弯曲，无轴位旋转。

（2）各椎体、椎间关节间隙、棘突和横突显示清晰。

（3）整体对比度适中，骨边缘和骨小梁纹理锐利。

2）质控评价标准

（1）优质图像：脊柱中心线居中，图像双侧对称，无轴位旋转，全脊柱各椎体、椎间关节间隙、棘突和横突清晰完整，图像对比度好，满足诊断要求。

（2）优良图像：脊柱中心线略偏移中心，图像双侧欠对称，部分轴位旋转，全脊柱各椎体、椎间关节间隙、棘突和横突欠清晰或欠完整，图像对比度欠佳，基本满足诊断要求。

（3）劣质图像：脊柱中心线明显偏移中心，图像双侧对称性差，显著轴位旋转，全脊柱各椎体、椎间关节间隙、棘突和横突显示差或不完整，图像对比度差，无法满足诊断要求。

（二）全脊柱侧位

1. 适应证

图像显示脊柱畸形、各部位曲度变化情况。

2. 检查技术

1）示意图（图 2-8-3，2-8-4）

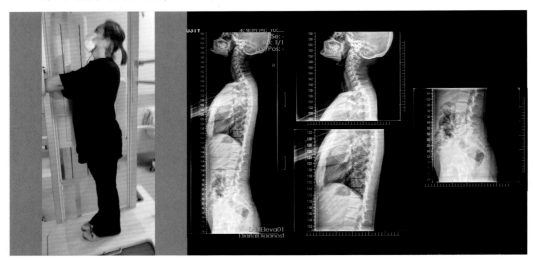

图 2-8-3　全脊柱侧位体位设计　　　　图 2-8-4　全脊柱侧位标准影像显示

2）技术要领

（1）体位：被检者侧立于探测器前，躯干冠状长轴与探测器板中线重合，使身体侧面微贴探测器站立保持不动，调整好照射野范围进行投照。

（2）范围：投照时照射野上缘包上寰椎，下缘包上尾椎，侧方标尺位于照射野内，以便后期拼接。

（3）角度：X 线束垂直射入。

（4）呼吸状态：平静呼吸曝光。

（5）参数：

SID	kVp	mAs	胶片打印
220 cm	90	AEC	14 英寸 ×17 英寸

（6）患者防护：防护铅围裙屏蔽性腺区。

3.图像显示与评价标准

1）图像显示

（1）拼接后显示脊柱全长侧位，整体无左右轴位旋转。

（2）各椎体、椎间关节间隙、棘突和横突清晰。

（3）整体对比度适中，骨边缘和骨小梁纹理锐利。

2）质控评价标准

（1）优质图像：脊柱中心线居中，无轴位旋转，全脊柱各椎体、椎间关节间隙、棘突和横突清晰，图像对比度好，满足诊断要求。

（2）优良图像：脊柱中心线略偏移中心，部分轴位旋转，全脊柱各椎体、椎间关节间隙、棘突和横突欠清晰或欠完整，图像对比度欠佳，基本满足诊断要求。

（3）劣质图像：脊柱中心线明显偏移中心，显著轴位旋转，全脊柱各椎体、椎间关节间隙、棘突和横突显示差或不完整，图像对比度差，无法满足诊断要求。

（三）下肢全长正位

1.适应证

测量全下肢的长度，评估双膝关节内翻或外翻。

2.检查技术

1）示意图（图2-8-5，2-8-6）

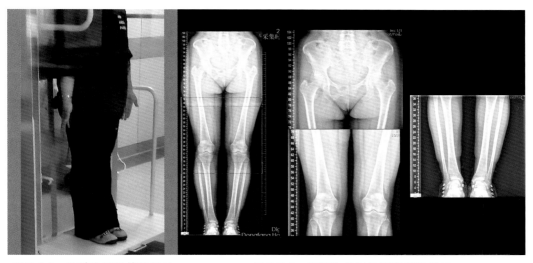

图2-8-5　下肢全正位体位设计　　　　图2-8-6　下肢全长正位标准影像显示

2）技术要领

（1）体位：被检者双脚微微分开，足尖朝正前方站立于探测器前，躯干冠状面与探测器板平行，身体轻贴探测器站立保持不动，调整好照射野进行投照。

（2）范围：上缘包髋关节，下缘包踝关节，侧方标尺放于照射野内，以便拼接使用。

（3）角度：X线束垂直射入。

（4）呼吸状态：平静呼吸下曝光。

（5）参数：

SID	kVp	mAs	胶片打印
220 cm	80	AEC	14英寸×17英寸

（6）患者防护：防护铅围裙屏蔽性腺区。

3. 图像显示与评价标准

1）图像显示

（1）拼接后显示下肢全长正位，整体无左右轴位旋转。

（2）股骨颈长轴显示清晰，无任何偏转，膝关节关节间隙清晰无变形，踝关节各间隙清晰无变形偏转。

（3）整体对比度适中，骨边缘和骨小梁纹理锐利。

2）质控评价标准

（1）优质图像：膝关节上端居中，无轴位旋转，从髂骨中部到足距骨清晰完整，图像对比度好，满足诊断要求。

（2）优良图像：膝关节上端略偏移中心，部分轴位旋转，从髂骨中部到足距骨欠清晰或欠完整，图像对比度欠佳，基本满足诊断要求。

（3）劣质图像：膝关节上端显著偏移中心，显著轴位旋转，从髂骨中部到足距骨显示差或不完整，图像对比度差，无法满足诊断要求。

九、骨龄摄影

手掌后前位（骨龄）

1. 适应证

测算骨龄，显示手指、掌骨和手部所有关节的骨折、脱位或异物等病变。

2. 检查技术

1）示意图（图2-9-1，2-9-2）

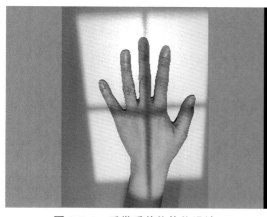

图 2-9-1　手掌后前位体位设计

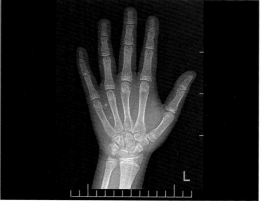

图 2-9-2　手掌后前位标准影像显示

2）技术要领

（1）体位：被检者端坐于摄影台一端，前臂伸直，手掌五指自然分开，掌心向下紧贴探测器，第 3 掌骨头置于探测器板中心。

（2）范围：包括全部掌指关节及腕关节。

（3）中心线：对准第 3 掌骨头。

（4）角度：X 线束垂直射入。

（5）呼吸状态：平静呼吸下曝光。

（6）参数：

SID	kVp	mAs	胶片打印
120 cm	50	2.5	（10×12/14×17）英寸

（7）患者防护：防护铅围裙屏蔽性腺区。

3. 图像显示与评价标准

1）图像显示

（1）手、手腕及前臂远端后前位影像，拇指斜位像。

（2）掌指关节和指间关节为分离状态显示，手和手腕长轴与影像板长轴平行，掌骨第 2～5 指骨骨干两侧边缘呈对称显示。

（3）第 3 掌指关节位于影像中心。

（4）软组织清晰，骨小梁锐利。

2）质控评价标准

（1）优质图像：第 3 掌指关节居中，掌骨及第 2～5 指骨骨干两侧边缘呈对称、清晰完整，掌指关节和指间关节为分离状态，图像对比度好，满足诊断要求。

（2）优良图像：第 3 掌指关节略偏移中心，掌骨及第 2～5 指骨骨干两侧边缘不对称或欠清晰或欠完整，掌指关节和指间关节为分离状态不明显，图像对比度欠佳，基本满足诊断要求。

（3）劣质图像：第 3 掌指关节显著偏移中心，掌骨及第 2～5 指骨骨干两侧边缘不对称或显示差或不完整，掌指关节和指间关节为分离状态不明显，图像对比度差，无法满足诊断要求。

本节编者：郭鹏德、郑卓肇、李琦

审校：郑晓风、邓文辉、林峥

第三章

CT 操作规范

计算机体层成像（Computed Tomography，CT）是继 1895 年伦琴发现 X 线以来医学影像学发展史上的一次革命，由于具有密度分辨率和空间分辨率高、对病灶定位和定性准确、可以为临床提供直观可靠的影像资料等优势，其已成为临床医学不可缺少的诊断手段，在我国已经普及到各级医疗机构。规范 CT 检查技术，为临床和诊断提供普遍公认的优质图像至关重要。

CT 检查前准备

一、设备准备

1. 检查室按照各类型设备的要求提供适宜的温度和湿度。
2. 依照 CT 设备开机的要求按步骤操作。
3. 按设备要求预热 X 线管。
4. 建议按设备要求进行空气校正。
5. 建议确保有足够的存储空间，如果有 PACS 系统，需要确保数据传输通畅。
6. 确保高压注射器处于完好待用状态。
7. 确保影像交付介质处于正常状态。
8. 定期做好 CT 设备的预防性维护（设备状态维护）。
9. CT 室配备常规急救器械和药品。

二、受检者准备

1. 受检者检查前去除被检部位的金属饰品或可能影响 X 线穿透力的物品，嘱受检者在扫描过程中保持体位不动。
2. 不合作的受检者（如婴幼儿、躁动不安或意识障碍者）在 CT 扫描前给予镇静处理或腹带制动，必要时由家属或临床医师穿戴防护用品陪同检查，确保患者检查过程中的人身安全。
3. 根据检查部位做好检查前相关准备。胸、腹部检查前进行屏气训练，保证扫描时胸、腹部处于静止状态；胃肠道检查前饮水；颈部和喉部检查前告知受检者不能做吞咽动作；眼部检查前告知患者闭上双眼，尽量保持眼球不动，不能闭眼者让其盯住正前方一个目标。

4. 增强扫描检查前晚给予少渣饮食；可服用平时药物，但双胍（二甲双胍）类药物建议检查前后 48 h 停用；腹部及盆腔增强扫描的患者 1 周内禁服含金属的药物或行消化道钡剂造影；患者需签署 CT 增强检查知情同意书。检查当日禁食 4 h 以上，不禁水，检查前喝水 400 mL（临床医嘱禁水者除外）。护士放置留置针前，应询问患者有无对比剂禁忌证，应检查 CT 增强检查知情同意书是否签署完整。对所用品种碘对比剂有严重过敏史、严重的甲状腺毒症表现患者、限碘治疗期间的患者应禁止 CT 增强检查。

5. 检查前一定要对受检部位邻近的 X 线敏感器官按要求进行防护，敏感器官包括晶状体、甲状腺、乳腺、男女性腺。

三、操作者准备

1. 掌握基本的影像诊断知识，能根据受检者的特点、诊断的需要设置个性化的扫描流程与参数。

2. 熟练掌握 CT 机的性能和特点。

3. 落实"查对"制度。

4. 向受检者做好解释工作，消除其顾虑和紧张情绪，检查时取得患者配合。

5. 能够及时发现检查过程中受检者的异常情况。应熟练掌握心肺复苏术，在受检者发生意外时能及时参与抢救。

6. 熟悉影像危急值的范围。

四、图像质量控制

1. 检查部位符合临床诊断需求。

2. 图像上无由于设备故障造成的伪影。

3. 图像采集和重建参数符合影像诊断的需求。

4. 预置合适的窗宽和窗位。

5. 图像标识显示完整。

6. 增强检查期相达到临床诊断要求。

五、其他

1. 增强患者检查结束后 15 min 拔留置针，留观 30 min 方可离开，嘱多饮水。

2. 定期检查急救药品的有效期，并及时更新。

3. 如果受检者发生不良事件，及时做好记录并按要求上报。

4. 登记时核对受检者信息，人工发放结果时需再次核对受检者的相关信息。

一、头颈部 CT 检查

（一）颅脑 CT 检查

1. 适应证

颅脑急性出血、梗死、外伤、畸形、积水、肿瘤、炎症以及脑实质变性和脑萎缩等疾病。

2. 检查技术

1）体位与定位：患者仰卧于检查床，头先进，下颌内收使听眦线垂直床面，正位十字光标对准眉间，侧位光标对准外耳孔，由颅底向上连续扫至颅顶。

2）扫描及图像重建参数：管电压 100 ~ 120 kV，有效管电流 200 ~ 250 mAs，根据机型选择不同探测器组合（16 × 1.500 mm、32 × 1.200 mm，64 × 0.625 mm、128 × 0.600 mm、320 × 0.500 mm 等），一般行逐层扫描，层厚 5 ~ 6 mm，层间距 5 ~ 6 mm。预置窗宽、窗位，其中软组织窗窗宽 80 ~ 100 HU，窗位 35 ~ 45 HU；骨窗窗宽 3500 ~ 4000 HU，窗位 500 ~ 700 HU。扫描结束后可根据临床需要重建矢、冠位及 VR 图像。

重建断面	基线	范围	窗口技术				MPR	MIP	VR
			W（脑）	L（脑）	W（骨）	L（骨）	TH/IT（mm）	TH/IT（mm）	旋转角
横断	平行 AC–PC	颅底 – 颅顶	80	35	2600	800	5/5		
冠状	垂直 AC–PC	额叶前 – 枕叶后	90	35			5/5		
矢状	中线	左 – 右侧颞叶	90	35			5/5		

3）增强扫描：扫描参数与常规平扫相同。采用高压注射器经静脉团注对比剂，流率为 1.5 ~ 2.0 mL/s（观察动脉瘤、动静脉畸形等血管病变时，流率可达 3.0 ~ 4.0 mL/s），对比剂总量为体重（kg）× 1.2。根据病变的性质设置头部增强的延迟扫描时间，血管性病变延迟 25 s，感染、囊肿延迟 3 ~ 5 min，转移瘤、脑膜瘤延迟 5 ~ 8 min。对比剂注射完毕加注 40 mL 生理盐水。

3. 图像传输及胶片打印

1）所有图像均上传至 PACS。

2）胶片打印方面，平扫 1 张，轴位，脑窗；外伤 3 张，轴位脑窗骨窗各 1 张，VR 像 1 张；增强 1 张，轴位，脑窗。排版格式 4 × 5 或 4 × 6。

4. 图像显示与评价标准

1）图像显示

基本显示：采用软组织算法重建颅脑 CT 图像，采用螺旋扫描薄层重建冠、矢方位图像；采用颅脑 CT 常规或其他窗口技术显示；使颅脑各解剖结构清晰显示，各病变、组织结构间的对比均达到最佳。

细节显示：从颅底到颅顶的全部脑组织影像均在图像中清晰显示，脑窗图像中脑实质及脑脊液间隙（脑沟、脑池、蛛网膜下腔和脑室）清晰可见，脑皮质与髓质分界清晰，丘脑和基底核结构清楚；骨窗图像中颅骨结构、颅骨内外板与板障清晰可辨；同一层面清晰显示双侧对称结构；颅脑病变显示在最佳状态，与周围结构对比良好；增强扫描能清晰显示主要血管结构。

2）图像评价标准

优质图像：脑皮髓质对比清晰，无线束硬化伪影、运动伪影及颅外金属异物伪影，满足诊断要求。

优良图像：脑皮髓质对比欠佳，线束硬化伪影、运动伪影、或颅外金属异物伪影可见，但基本不影响诊断。

差图像：图像模糊，线束硬化伪影、头部运动伪影、或颅外金属异物伪影明显可见，无法达到诊断要求。

废图像：图像显示不清；具有严重的线束硬化伪影、头部运动伪影、或颅外金属异物伪影，无法诊断。

（二）鞍区 CT 检查

1. 适应证

1）普通 X 线检查发现鞍区病变，需进一步明确诊断者。

2）临床怀疑垂体肿瘤。

3）垂体瘤术后复查。

2. 检查技术

1）体位：患者取仰卧位，头部置于头架内，受检者体位同颅脑轴面扫描，扫描基线可用听眶线或听眦线，扫描范围从颅底至鞍顶。

2）扫描及图像重建参数：采用螺旋扫描方式，管电压 100 ~ 120 kV，有效管电流 200 ~ 250 mAs，选择不同探测器组合（16×0.625 mm、32×1.200 mm 等）。以最薄层厚进行无间隔重建，然后行冠状面、矢状面重组，重建层厚 3 mm，层间距 3 mm。预置窗宽、窗位，其中软组织窗窗宽 350 ~ 400 HU，窗位 35 ~ 45 HU；病变侵犯颅骨时需加照骨窗，骨窗窗宽 3500 ~ 4000 HU，窗位 500 ~ 700 HU。重建鞍区冠状面、矢状面图像，重建层厚及层间距 ≤ 3 mm。

扫描方式	基线	扫描范围	延迟时间	FOV	ALG	圈速
定位	眉间	颅底 – 鞍顶	无			
平扫	听眦线	颅底 – 鞍顶	无	S	Std	R/0.8
CE 1 期	听眦线	颅底 – 鞍顶	注药后 35 s	S	Std	R/0.8
CE 2 期	听眦线	颅底 – 鞍顶	注药后 70 s	S	Std	R/0.8
动态增强	听眦线	颅底 – 鞍顶	注药后 10 s，扫描 5 ~ 8 期	S	Std	R/0.8

3）增强扫描：采用高压注射器经静脉团注对比剂，流率为 2.5 ~ 3.0 mL/s，对比剂总量 = 体重（kg）× 1.2。首先行 CT 平扫确定扫描范围，注入对比剂后 10 s 启动扫描，扫描 5 ~ 8 次。延迟时间一般设为注射对比剂后 35 s。对比剂注射完毕加注 45 mL 生理盐水。

3.图像传输及胶片打印

1）所有图像均上传至 PACS。

2）胶片打印方面，平扫 3 张，轴位及斜冠位软组织窗，骨质改变加打骨窗，矢状位选打；增强 2 张，轴位，斜冠位各 1 张。排版格式 4×5 或 4×6。

4.图像显示与评价标准

1）图像显示

基本显示：①采用软组织算法重建垂体和鞍区 CT 图像，显示层厚 ≤ 3 mm。②根据临床和诊断需要，应用螺旋扫描方式获取不同方位的重建图像。③图像用软组织窗显示，窗宽 300 HU、窗位 45 HU；并可根据临床和诊断需要，用高分辨算法（骨算法），获得骨窗图像。④图像密度方面，本底灰雾密度值 $D \leqslant 0.25$，诊断区域的密度值 $D = 0.25 ~ 2.0$，空扫描（无结构）区密度值 $D > 2.4$。

细节显示：①包括全部垂体和鞍区组织结构图像；②各组织层次分明；③在增强图像上，垂体、病变、强化的周围血管及鞍区骨质间能够形成良好对比。

2）图像评价标准

优质图像：垂体形态及其周围结构清晰显示，无运动伪影。

优良图像：垂体形态及周围结构显示欠清晰，或略有头动伪影，基本不影响诊断。

差图像：垂体形态及周围结构显示模糊，有明显的头动伪影，不能达到诊断要求。

废图像：无法观察，垂体形态及结构显示不清，不能诊断。

（三）眼部 CT 检查

1.适应证

眼球内和眶内肿瘤、炎性假瘤和血管性疾病，眼外伤、眶内异物炎症及先天性疾病。

2. 检查技术

1）体位：患者取仰卧位，下颌稍上抬，听眶线与床面垂直，两外耳孔与床面等距，正中矢状面与床面中线重合；扫描基线为听眶线，扫描范围从眶下缘 2 cm 至眶上缘 2 cm；病变范围较大时，应适当扩大扫描范围以包括所有病变区域。

2）扫描及图像重建参数：采用螺旋扫描方式，管电压 100～120 kV，有效管电流 200～250 mAs，选择不同探测器组合（16×0.750 mm、32×1.200 mm、64×0.625 mm 等）。以最薄层厚重建，然后行轴面、冠状面、斜矢状面重组，骨窗层厚 2 mm，软组织窗层厚 3 mm，层间距 2～3 mm。若重点观察视神经管，则需要重建骨算法，重建层厚 1 mm，层间距 1 mm。预置窗宽、窗位，其中软组织窗窗宽 350～400 HU，窗位 35～45 HU；骨窗窗宽 3500～4000 HU，窗位 500～700 HU。眼部外伤骨算法冠矢位重建：横断面上垂直、平行于筛板，2 mm 重建，VR 重建上传。眼部肿瘤用软组算法冠矢状面重建：横断面上垂直、平行于筛板，2 mm 重建。视神经斜矢状面重建：轴位上平行于视神经走行 1 mm 重建。

3）增强扫描：用高压注射器经静脉团注对比剂，流率为 2.5～3.0 mL/s，对比剂总量 = 体重（kg）×1.2。普通增强检查延迟 35～45 s；血管性病变采用动静脉双期增强扫描，动脉期延迟 25 s，静脉期延迟 70 s。对比剂注射完毕后加注 45 mL 生理盐水。

3. 图像传输及胶片打印

1）所有图像均上传至 PACS。

2）胶片打印方面：平扫 5 张，轴位，斜矢位及冠位软组织窗，骨质改变加打骨窗；增强 2 张，轴位软组织窗 1 张，软窗冠状位 1 张。排版格式 4×5 或 4×6。

4. 图像显示与评价标准

1）图像显示

基本显示：①采用软组织算法进行图像重建，观察骨结构采用骨算法（高分辨率算法）；②图像用软组织窗和骨窗显示；③不同方位的重建图像满足临床和诊断需要。

细节显示：①图像包括两侧眼和眼眶结构；②眼和眼眶各结构对比明显，能清晰分辨。

2）图像评价标准

优质图像：眼球各结构、视神经全长、眼内外直肌及视交叉结构可清晰显示，无头动伪影。

优良图像：眼球各结构、视神经全长、眼内外直肌及视交叉结构显示欠清晰，或略有头动伪影，但基本不影响诊断。

差图像：眼球各结构、视神经全长、眼内外直肌及视交叉结构显示模糊，具有明显的头动伪影，达不到诊断要求。

废图像：眼球各结构、视神经全长、眼内外直肌及视交叉结构均不可辨，伪影严重，图像无法观察，无法诊断。

（四）耳部 CT 检查

1. 适应证

先天性耳道畸形、肿瘤（如听神经瘤、胆脂瘤等）、炎症、外伤等。

2. 检查技术

1）体位：患者取仰卧位，头部置于头架内，两外耳孔与床面等距，取标准的头颅前后位。

2）扫描及重建参数：采用螺旋扫描方式，管电压 120～140 kV，有效管电流 200～250 mAs，探测器组合（16×0.625 mm、32×0.625 mm 等）。以最薄层厚无间隔重建，然后行轴面、冠状面、矢状面重组。骨算法重建层厚 1 mm，层间距 1 mm；软组织算法重建层厚 3 mm，层间距 3 mm。扫描范围从外耳道下缘至岩骨上缘。预置窗宽窗位：骨窗窗宽 3500～4000 HU，窗位 500～700 HU。

3）增强扫描：用高压注射器经静脉团注对比剂，流率为 2.5～3.0 mL/s，对比剂总量＝体重（kg）×1.2，延迟时间 40～50 s。对比剂注射完毕后加注 45 mL 生理盐水。

3. 图像传输及胶片打印

1）所有图像均上传至 PACS。

2）胶片打印发方面，平扫 5 张，轴位，斜矢位及冠位软组织窗，骨质改变加打骨窗；增强 2 张，轴位软组织窗 1 张，矢、冠状位软窗选打 1 张。排版格式 4×5 或 4×6。

4. 图像显示与评价标准

1）图像显示

基本显示：观察颞骨时采用高分辨算法（骨算法）重建图像，显示层厚 1 mm；除常规轴位图像外，还可根据临床和诊断需要重建不同方位的图像及局部放大重建图像。

细节显示：①耳与相邻结构的细节及其关系能清楚显示，轴位重建图像中；锤骨与砧骨关系、鼓窦入口、舌下神经管、耳蜗、前庭、半规管、咽鼓管、颈动脉管和颈静脉孔等重要结构能清楚显示。② 30° 轴位重建图像中，锤 – 砧关节、面神经管水平段和膝部、骨窦、外半规管、前庭窗、圆窗和前庭导水管等结构显示清楚。

2）图像评价标准

优质图像：耳与相邻结构的细节及其关系显示清晰，且无头动伪影。

优良图像：耳与相邻结构的细节及其关系显示尚可，或略有头动伪影，但基本不影响诊断。

差图像：耳与相邻结构的细节及其关系难以分辨，具有明显的头部运动伪影，不能达到诊断要求。

废图像：无法分辨耳与相邻结构的细节及其关系，不能诊断。

（五）鼻与鼻窦 CT 检查

1. 适应证

鼻及鼻窦炎症、肿瘤、外伤等。

2. 检查技术

1）体位：患者取仰卧位，听眦线或听眶线与床面垂直，正中矢状面与床面中线重合，扫描基线为听眶线。

2）扫描及重建参数：采用螺旋扫描方式，管电压 100~120 kV，有效管电流 200~250 mAs，选择不同探测器组合（16×1.500 mm、32×1.200 mm、64×0.625 mm 等）。重建层厚 2~3 mm，层间距 3~5 mm，采用高分辨重建算法，扫描范围一般从眉弓上缘至牙齿咬合面。预置窗宽、窗位，观察蝶窦、筛板及额窦有无分隔或外伤时，通常用骨算法，窗宽 2000~2500 HU，窗位 150~250 HU。肿瘤侵犯骨组织时，必须行软组织重建，层厚 3 mm、间隔 3~5 mm、窗宽 300~400 HU、窗位 35~45 HU。鼻骨外伤时，用骨算法图像分别平行和垂直于鼻骨长轴行横断面和冠状面重组，重建层厚 1 mm，层间距 1 mm。

3）增强扫描：用高压注射器经静脉团注对比剂，流率为 2.5~3.0 mL/s，对比剂总量 = 体重（kg）×1.2，延迟时间 40~50 s。对比剂注射完毕后加注 45 mL 生理盐水。

3. 图像传输及胶片打印

1）所有图像均上传至 PACS。

2）胶片打印方面，平扫共 5 张胶片，平扫轴位软组织窗骨窗各 1 张，冠状位软组织窗骨窗各 1 张，矢位骨窗 1 张；增强 2 张，增强轴位软组织窗 1 张，增强冠状位软组织窗 1 张。排版格式 4×5 或 4×6。

4. 图像显示与评价标准

1）图像显示

基本显示：①观察鼻窦采用软组织算法重建图像，观察骨结构采用高分辨算法（骨算法）重建图像；显示层厚 3 mm。②图像用软组织窗和骨窗显示；应用螺旋扫描时，根据临床和诊断需要重建不同方位的图像。③图像密度方面，本底灰雾密度值 $D \leqslant 0.25$；诊断区域的密度值 $D = 0.25~2.0$；空扫描（无结构）区密度值 $D > 2.4$。

细节显示：图像可清晰显示额窦、筛窦、上颌窦及蝶窦解剖结构，其中软组织窗图像可清楚分辨软组织的层次，骨窗图像则可清晰显示窦壁的骨结构及其异常改变。

2）图像评价标准

优质图像：鼻窦结构显示清晰，无伪影，可明确诊断。

优良图像：鼻窦结构显示较清，或有少许伪影，但是基本不影响诊断。

差图像：鼻窦结构显示不清，或有明显的伪影，不能达到诊断要求。

废图像：正常解剖结构显示不清，伪影严重，不能诊断。

（六）颈部 CT 检查

1. 适应证

颈部占位性病变、颈部淋巴结肿大、颈部血管性病变、颈部气管病变、外伤。

2. 检查技术

1）体位：仰卧位，头稍后仰，使颈部与床面平行，同时两肩放松，减少肩部骨骼引起的伪影干扰，两上臂置于身体两侧，两外耳孔与床面等距。

2）扫描及重建参数：螺旋扫描，螺距 0.600 ~ 1.000，管电压 120 kV，有效管电流 200 mAs，选择不同探测器组合（16 × 1.500 mm、32 × 1.200 mm、64 × 0.625 mm 等），重建层厚 / 层间距为 3 mm/3 mm。采用软组织算法，最薄层厚无间隔重建。扫描范围：甲状腺扫描范围从第 5 颈椎下缘至第 1 胸椎；喉部扫描范围从第 4 颈椎向下扫描，或直接对准喉结扫描，扫描时嘱受检者连续发字母 "E" 音，使声带内收，梨状窝扩张，以便较好地显示声带、梨状窝、咽后壁及杓会厌襞的形态及病变。鼻咽部扫描范围从海绵窦至口咽部。颈部图像常用软组织窗显示，一般取窗宽 250 ~ 350 HU，窗位 30 ~ 50 HU。若病变侵犯骨组织时，必须加骨窗像，窗宽 3500 ~ 4000 HU，窗位 500 ~ 700 HU。采用 MIP、SSD、VR 进行后处理，进行多方位观察。

3）增强扫描：用高压注射器经静脉团注对比剂，流率为 2.5 ~ 3.0 mL/s，对比剂总量 = 体重（kg）× 1.2，延迟时间 35 ~ 40 s。对比剂注射完毕后加注 45 mL 生理盐水。

3. 图像传输及胶片打印

1）所有图像均上传至 PACS。

2）胶片打印方面，平扫 3 张，轴位软组织窗 2 张，冠矢状位选打软组织窗 1 张。增强 2 张，轴位软组织窗，冠矢状位选打软组织窗 2 张。排版格式 4×5 或 4×6。

4. 图像显示与评价标准

1）图像显示

基本显示：①观察颈部软组织时图像重建采用软组织算法，显示层厚 3 mm。②根据临床和诊断需要，重建不同方位的图像或血管重建。③颈部图像常用软组织窗显示，窗宽 300 HU、窗位 50 HU；病变侵犯骨组织时，增加骨算法重建及骨窗显示的图像。④图像密度方面，本底灰雾密度值 $D \leqslant 0.25$，诊断区密度值 $D = 0.25 ~ 2.0$，空扫描（无结构）区密度值 $D > 2.4$。

细节显示：清晰显示颈部软组织结构，不同组织间有良好对比，可清晰分辨，增强扫描则可清晰显示颈部大血管，并可评估病变的血供程度。

2）图像评价标准

优质图像：颈部软组织结构可清晰分辨，对比良好，无伪影，可明确诊断。

优良图像：颈部软组织结构可分辨，有少许伪影，但不影响诊断。

差图像：颈部软组织结构显示模糊，伪影较重，不能达到诊断要求。

废图像：颈部软组织结构不清，难以分辨，伪影严重，无法诊断。

（七）颅内血管 CTA 检查

1. 适应证

颅脑急性出血、梗死、畸形、肿瘤、炎症等疾患。

2. 检查技术

1）体位：患者仰卧于检查床，头先进，下颌内收使听眦线垂直床面，正位十字光标对准眉间，侧位光标对准外耳孔。

2）扫描及重建参数：管电压 100～120 kV，有效管电流 200～250 mAs，根据机型选择不同探测器组合（16×1.500 mm、32×1.200 mm，64×0.625 mm、128×0.600 mm、320×0.500 mm 等），一般行逐层扫描，层厚 3～3.75 mm，层间距 3～3.75 mm，预置窗宽窗位，其中窗宽 300～400 HU，窗位 30～40 HU。扫描范围由枢椎向上扫至颅顶。用高压注射器经静脉团注对比剂，流率为 4.0～5.0 mL/s，对比剂总量 = 体重（kg）×0.8，监测层设在颈 4 椎体层面，监测点（颈内动脉）阈值达到 150 HU，触发启动扫描，或其他因素影响阈值的到达，可手动触发扫描。体弱或体质量指数（body mass index，BMI）< 18 kg/m^2 的受检者的对比剂用量酌减。对比剂注射完毕后加注 45 mL 生理盐水。

3. 图像传输及胶片打印

1）所有图像均上传至 PACS，薄层图像上传至 AW4.6 工作站。

2）胶片打印方面，共 3 张，MIP（CPR）、SSD 及 VR 像选打 3 张，排版格式 3×4 或 4×4 或 4×5。

4. 图像显示与评价标准

1）图像显示

基本显示：①采用软组织算法重建；②根据临床及诊断的需要，重建 MIP、VR 或 MPR、CPR 等后处理图像，并以多角度图像观察颅内血管及其病变；③图像密度方面，本底灰雾密度值 $D \leqslant 0.25$，诊断区域的密度值 $D = 0.25～2.0$，空扫描（无结构）区密度值 $D > 2.4$。

细节显示：①图像包括全部颅内血管、尤为感兴趣血管。②颅内血管结构显示清楚；强化明显，与图像背景有良好的对比。③可评估颅内颈内动脉、椎动脉及主要分支和颅内静脉、静脉窦及其病变。

2）图像评价标准

优质图像：双侧颈内动脉，椎基底动脉，大脑前、中、后动脉及分支均显示清晰，血管边缘锐利，可明确诊断。

优良图像：双侧颈内动脉，椎基底动脉，大脑前、中、后动脉及分支轮廓显示良好，无伪影，可进行诊断。

差图像：双侧颈内动脉，椎基底动脉，大脑前、中、后动脉及分支轮廓显示较清晰，有部分伪影，但可区分解剖结构，基本不影响诊断。

废图像：双侧颈内动脉，椎基底动脉，大脑前、中、后动脉及分支轮廓显示不清，无法诊断。

（八）颈部血管 CTA 检查

1. 适应证

各种颈部血管病变，包括动脉栓塞、钙化、血管畸形等。

2. 检查技术

1）体位：患者仰卧于检查床，头先进，下颌内收使听眦线垂直床面，正位十字光标对准眉间，侧位光标对准外耳孔，检查前嘱咐患者尽可能克制吞咽动作。

2）扫描及重建参数：管电压 120 kV，有效管电流 200 mAs，矩阵 512×512，采集层厚 0.6～1.0 mm，重建层厚 1.0 mm，层间距 0.6～1.0 mm；预设窗宽窗位，其中窗宽 300～400 HU，窗位 30～40 HU。扫描范围从主动脉弓向上扫至 Willis 环。监测层设在主动脉弓水平，监测点阈值达到 150 HU，触发启动扫描，或其他因素影响阈值的到达，可手动触发扫描。对比剂总量＝体重 ×1.2；流速 4.0～5.0 mL/s。对比剂注射完毕后加注 45 mL 生理盐水。血管 MPR 重建方面，平行于主动脉弓，以 2 mm 重建，FOV：15 cm；平行于颈动脉分叉，以 2 mm 重建，FOV：15 cm。血管 CPR、VR 处理方面，依次点击鼠标分别标记起始点（升主动脉处）及感兴趣血管（双侧锁骨下动脉、颈内动脉、椎动脉，一共 6 根血管）的血管腔；标记完成后，点击"Next"；选择要拉直的血管（图 3-1-1 ～ 3-1-3）。

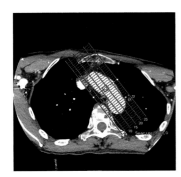 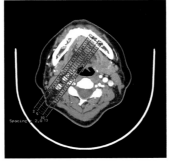 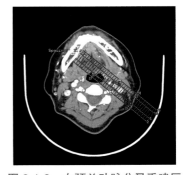

图 3-1-1　主动脉弓重建区　　图 3-1-2　右颈总动脉分叉重建区　　图 3-1-3　右颈总动脉分叉重建区

3. 图像传输及胶片打印

1）所有图像均上传至 PACS，薄层图像上传至 AW4.6 工作站。

2）胶片打印共 4 张，VR 1 张，6 根血管 CPR 图像 3 张。格式 3×4、4×4 或 4×5。

4. 图像显示与评价标准

1）图像显示

图像处理适当：①采用软组织算法重建颈部 CT 血管造影图像，重建层厚 2 mm。②根据临床及诊断的需要，重建 MIP、VR 或 MPR、CPR 等后处理图像，从不同角度反映血管结构及其病变。③图像密度方面，本底灰雾密度值 $D \leq 0.25$，诊断区域的密度值 $D = 0.25 \sim 2.0$，空扫描（无结构）区密度值 $D > 2.4$。

图像满足影像诊断的需要：①图像要包括全部颈部血管，尤为感兴趣血管；②动脉期图像能清楚显示双侧颈总动脉、颈外动脉和颈内动脉及其主要分支的形态及其异常改变；③静脉期图像可显示颈静脉及其主要属支，能满足影像诊断的需要。

2）图像评价标准

优质图像：双侧颈总动脉，颈内、外动脉及其主要分支血管轮廓清晰显示，血管边缘锐利，可明确诊断。

优良图像：双侧颈总动脉，颈内、外动脉及其主要分支血管轮廓较好显示，无伪影，可进行诊断。

差图像：双侧颈总动脉，颈外、内动脉血管轮廓显示欠清晰，有伪影，但尚可区分解剖结构，基本不影响诊断。

废图像：双侧颈部血管轮廓显示不清，无法进行诊断。

（九）头颅 CT 灌注检查

1. 适应证

颅脑梗死、畸形等疾患是本项检查适应证。

2. 检查技术

1）体位：患者仰卧于检查床，头先进，下颌内收使听眦线垂直床面，正位十字光标对准眉间，侧位光标对准外耳孔。

2）扫描及重建参数：管电压 120 kV，有效管电流 200 mAs，矩阵 512×512，采集层厚 5 mm，重建层厚 0.6 ~ 1.0 mm，层间距 0.6 ~ 1.0 mm；预设窗宽窗位，其中窗宽 100 HU，窗位 40 HU。扫描范围由听眶线向上扫至颅顶。对比剂总量 40 mL，流速 4 mL/s；注射对比剂后 5 ~ 7 s 开始对选定层面进行连续扫描，共扫 40 ~ 50 层。对比剂注射完毕后加注 45 mL 生理盐水。依据临床需要建脑血流量 CBF、脑血容量 CBV、TMax、相应区域对比剂达峰时间 MTT 图像。

3. 图像传输及胶片打印

1）所有数据均上传至 PACS，薄层图像上传至 AW4.6 工作站。

2）胶片打印共 6 张。

4.图像显示与评价标准

1）图像显示

基本显示：采用软组织算法重建图像，螺旋扫描，薄层重建CBF、CBV、TMax、MTT图像；采用颅脑CT其他窗口技术显示。

细节显示：①平扫图像包括颅底到颅顶的全部脑组织影像，脑窗图像各结构清楚显示。②增强图像病变可最佳显示，并与周围结构形成良好对比。③图像密度方面，本底灰雾密度值 $D \leqslant 0.25$，诊断区域的密度值 $D = 0.25 \sim 2.0$，空扫描（无结构）区密度值 $D > 2.4$。

图像满足影像诊断的需要：①图像包括全部颅内血管，尤其是感兴趣血管。②颅内血管结构显示清楚；强化明显，与图像背景有良好的对比。③可满足评估颅内动脉、颅内静脉、静脉窦及其病变的需要。

2）图像评价标准

优质图像：脑皮质与髓质对比清楚，无运动伪影及线束硬化伪影或可去除的颅外金属异物伪影，满足诊断要求。

优良图像：脑皮质与髓质对比欠佳，存在头运动伪影、线束硬化伪影或可去除的颅外金属异物伪影，基本不影响诊断。

差图像：图像显示模糊，具有明显的头部运动伪影、线束硬化伪影或可去除的颅外金属异物伪影，不能达到诊断要求。

废图像：图像显示不清；具有严重的头部运动伪影、线束硬化伪影或可去除的颅外金属异物伪影，不能诊断。

二、胸部CT检查

（一）胸部低剂量CT检查

1.适应证

肿瘤、淋巴结肿大、血管病变、结核、炎症、间质性和弥漫性病变等；鉴别肺门增大的原因，区分血管性结构、淋巴结肿大和肿块；定位胸膜腔积液和胸膜增厚的范围与程度，鉴别包裹性气胸与胸膜下肺大泡，了解胸壁疾病的侵犯范围及肋骨和胸膜的关系，同时了解外伤后有无气胸、胸腔积液及肋骨骨折等情况；明确心包积液、心包肥厚及钙化程度，鉴别心脏原发或继发肿瘤；诊断各种胸部大血管病变，包括主动脉瘤、夹层动脉瘤、肺动脉栓塞、大血管畸形等。

2.检查技术

1）体位：仰卧位，头先进，两臂上举抱头，身体置于床面正中。驼背或不宜仰卧者、对少量胸腔积液和胸膜肥厚进行鉴别诊断者可采用俯卧位。各种原因所致不能上举手臂者可将手臂放于身体两侧并尽量远离躯干部，水平线对腋中线水平。

2）扫描及重建参数：常规胸部低剂量CT扫描采用螺旋扫描方式，依据受检者体重，管电压120~140 KV，管电流≤60 mAs，采集层厚≤1 mm，重建层厚5~7 mm，层间距5~7 mm。薄层重建采用软组织密度算法或肺算法，不建议采用高分辨率算法。预置窗宽、窗位，其中肺窗1600 HU/–600 HU，纵隔窗：400 HU/40 HU，扫描范围自胸腔入口至最低肋膈角下缘2~3 cm。若平扫左右不对称须重建轴位，重建方向与扫描方向一致；重建肺窗5/5 mm层厚的冠状位、矢状位。

3. 图像传输及胶片打印

1）所有图像均上传至PACS。

2）胶片打印共7张，轴位肺窗、软组织窗5~6张，冠、矢位肺窗选打1~2张。

4. 图像显示与评价标准

1）图像显示

基本显示：①采用软组织算法或肺算法，重建层厚通常为5 mm。②根据临床和诊断需要，重建不同方位的图像。③图像的显示常规采用双窗技术，即肺窗（窗宽1600 HU、窗位–600 HU）和纵隔窗（窗宽400 HU、窗位40 HU）。④图像密度方面，基础灰雾密度值$D \leqslant 0.25$，诊断区密度值$D = 0.25 \sim 2.0$，空扫描（无结构）区密度值$D > 2.4$。

细节显示：①图像能较为清楚地显示和分辨肺与纵隔的解剖结构，且与周围脂肪有较为清晰界面。②病灶与周围结构对比明确、可识别，能够满足肺低剂量筛查的需要。

2）图像评价标准

优质图像：图像内肺与纵隔影像可辨，结构较为清晰，可明确诊断。

优良图像：图像内肺与纵隔影像可辨，有一定伪影，但不影响诊断。

差图像：图像内肺与纵隔影像不清晰，结构不可辨，伪影较重，不能达到诊断要求。

废图像：图像内肺与纵隔影像模糊不清，结构不可辨，伪影严重，无法诊断。

（二）胸部CT检查

1. 适应证

1）纵隔：肿瘤、淋巴结肿大、血管病变等。

2）肺：肿瘤、结核、炎症、间质性和弥漫性病变等。鉴别肺门增大的原因，区分血管性结构、淋巴结肿大和肿块。

3）胸膜和胸壁：定位胸膜腔积液和胸膜增厚的范围与程度，鉴别包裹性气胸与胸膜下肺大泡，了解胸壁疾病的侵犯范围及肋骨和胸膜的关系，同时了解外伤后有无气胸、胸腔积液及肋骨骨折等情况。

4）心包和心脏：明确心包积液、心包肥厚及钙化程度，鉴别心脏原发或继发肿瘤。

5）大血管病变：诊断各种胸部大血管病变，包括主动脉瘤、夹层动脉瘤、肺动脉栓塞、大血管畸形等。

2.检查技术

1）体位：仰卧位，头先进，两臂上举抱头，身体置于床面正中。驼背或不宜仰卧者、对少量胸腔积液和胸膜肥厚进行鉴别诊断者可采用俯卧位。各种原因所致不能上举手臂者可将手臂放于身体两侧并尽量远离躯干部，水平线对腋中线水平。

2）扫描及重建参数：常规胸部 CT 扫描采用螺旋扫描方式，依据受检者体重，管电压 120～140 KV，自动毫安秒技术，采集层厚≤1 mm，重建层厚 5～7 mm，层间距 5～7 mm。薄层重建采用高分辨率算法。预置窗宽、窗位，肺窗 1600 HU/–600 HU，纵隔窗：400 HU/40 HU，扫描范围自胸腔入口至最低肋膈角下缘 2～3 cm。若平扫左右不对称须重建轴位，重建方向与扫描方向一致；重建肺窗 5/5 mm 层厚的冠状位、矢状位。外伤重建肋骨 VR 并上传。

3）增强扫描：仰卧位，足先进。采用高压注射器经静脉团注对比剂，流率为 2.5～3.0 mL/s，对比剂总量 = 体重（kg）× 1.2。首先行 CT 平扫确定扫描范围，注入对比剂后 20～30 s 启动动脉期扫描。动脉期扫描完成延迟 25～30 s 或注药后 50 s 行静脉期扫描。对比剂注射完毕加注 45 mL 生理盐水（见表 3-2-1）。

表 3-2-1

扫描方式	扫描范围	延迟时间	FOV	ALG	圈速
定位	胸腔入口 – 最低肋膈角下缘 2～3 cm	无			
平扫	胸腔入口 – 最低肋膈角下缘 2～3 cm	无	L	Std/lung	R/0.35
CE 1 期	胸腔入口 – 最低肋膈角下缘 2～3 cm	注药后 22 秒	L	Std	R/0.35
CE 2 期	胸腔入口 – 最低肋膈角下缘 2～3 cm	注药后 50 秒	L	Std/lung	R/0.35

3.图像传输及胶片打印

1）所有图像均上传至 PACS。

2）胶片打印共 7 张，轴位肺窗、纵隔窗 5～6 张，冠、矢位肺窗、纵隔窗选打 1～2 张，胸部外伤时加打骨窗及 VR 像。

4.图像显示与评价标准

1）图像显示

基本显示：①图像重建采用软组织算法及高分辨算法或肺算法，重建层厚通常为 5 mm，观察解剖、病变细节，重建层厚可 < 1 mm。②根据临床和诊断需要，重建不同方位的图像。③图像的显示常规采用双窗技术，即肺窗（窗宽 1600 HU、窗位 –600 HU）和纵隔窗（窗宽 400 HU、窗位 40 HU）；疑有骨质病变者，应重建骨窗图像。④图像密度：本底灰雾密度值 $D \leq 0.25$，诊断区密度值 $D = 0.25～2.0$，空扫描（无结构）区密度值 $D > 2.4$。

细节显示：①肺窗图像：肺纹理清晰，能够显示距胸膜 1 cm 以内小血管。②纵隔窗图像：能够清晰显示纵隔内大血管，且与周围脂肪有锐利界面。③骨窗图像：胸壁诸骨的骨皮质和骨小梁可清晰显示。④高分辨薄层重建图像：次级肺小叶结构清晰可辨；病灶与周围结构有明确对比，可清楚识别，能够满足影像诊断的需要。

2）图像评价标准

优质图像：图像内肺与纵隔影像清晰，高分辨薄层重建图像上次级肺小叶可识别，无伪影，可明确诊诊断。

优良图像：图像内肺与纵隔影像欠清晰，有少许伪影，但结构可辨，可以诊断。

差图像：图像内肺与纵隔影像不清晰，结构不可辨，伪影较重，不能达到诊断要求。

废图像：图像内肺与纵隔影像模糊不清，结构不可辨，伪影严重，不能诊断。

（三）胸主动脉 CTA 检查

1. 适应证

各种胸部大血管病变，包括主动脉瘤、夹层动脉瘤、大血管畸形等。

2. 检查技术

1）体位：足先进，患者仰卧于检查床，双臂上举过头，各种原因所致不能上举手臂者可将手臂放于身体两侧并尽量远离躯干部，水平线对腋中线水平。摆位时水平定位线平行腋中线，对患者反复进行呼吸训练。

2）扫描及重建参数：BMI ≤ 25 kg/m^2，管电压采用 100 kV；BMI > 25 kg/m^2，管电压采用 120 kV。管电流 180 ~ 250 mA，层厚 0.5 ~ 1.00 mm、层间距 0.5 ~ 1.00 mm。软组织算法重建。探测器组合（16 × 0.750 mm、64 × 0.625 mm、128 × 0.625 mm、320 × 0.500 mm 等）。预置窗宽窗位：窗宽 300 ~ 450 HU，窗位 30 ~ 50 HU。扫描范围按正位定位像定位，包括胸部、主动脉弓以上 2 cm 至膈肌裂孔。对比剂含碘 270 ~ 370 mg/mL，对比剂用量 = 体重（kg）× 8 mL，流速 4.0 mL/s，对比剂注射完毕后加注 45 mL 生理盐水。交互参考视窗三平面定位，重建标准窗 3/3 mm 层厚的 MPR，重建斜冠、斜矢状面。重建标准窗 3/3 mm 层厚的 MIP。多角度重建血管 VR（表 3-2-2）。

表 3-2-2

扫描方式	基线	扫描范围	延迟时间	FOV	ALG	圈速
定位	颈静脉切迹	包全胸部	无			
监测	降主动脉	降主动脉	注药后 8 s	L	Std	R/1
CE 1 期		主动脉弓上 2 cm 至膈肌裂孔	阈值后 4.2 s	L	Std	R/0.6

3. 图像传输及胶片打印

1）所有图像均上传至 PACS，薄层图像上传至 AW4.6 工作站。

2）胶片打印共 4 张，增强冠状位 1 张，矢状位 1 张，格式 4×5 或 4×6；VR 1 张，格式 3×4 或 4×4。

4. 图像显示与评价标准

1）图像显示

①图像采用软组织算法重建，重建层厚 3.0 mm。②根据临床诊断需要，常规重建 MIP、VR 或 MPR、CPR 图像，并以多角度图像观察血管与病变情况。③图像密度方面，本底灰雾密度值 $D \leqslant 0.25$，诊断区密度值 $D = 0.25 \sim 2.0$，空扫描（无结构）区密度值 $D > 2.4$

①图像需包含完整的胸主动脉，从主动脉瓣至膈肌裂孔，包括主动脉弓的头臂动脉分支（显示范围在 2 cm 以上）；②轴位图像上，胸主动脉解剖结构清晰，强化明显，与图像背景有良好的对比，静脉结构应尽可能少显示；③ MIP、VR 或 MPR、CPR 等重组图像能清晰显示胸主动脉及其主支的形态、密度和异常改变。

2）图像评价标准

优质图像：胸主动脉全程显示清晰，血管边缘锐利，可明确诊断。

优良图像：胸主动脉全程显示良好，无伪影，可进行诊断。

差图像：胸主动脉全程显示较清晰，有伪影，但可区分解剖结构，不影响诊断。

废图像：胸主动脉全程显示不清，不能进行诊断。

（四）主动脉 CTA 检查

各参数同胸主动脉，扫描范围从主动脉弓以上 2 cm 至髂总动脉以下 2 cm。

（五）冠状动脉 CTA 检查

1. 适应证

1）冠状动脉疾病的筛选。

2）各种血管重建术的术前定位。

3）血管重建术的术后复查。

4）其他：包括未诊断为冠心病的患者在行心脏手术（如瓣膜置换术前）排除冠状动脉狭窄性疾患、心肌梗死患者稳定期复查。

2. 检查技术

1）相关准备

①心理干预：检查前向受检者介绍检查过程及可能出现的正常反应，以消除受检者的紧张情绪，有利于控制心率。

②控制心率：64 层及以上 CT 机型心率≤ 70 次 /min，16 层及以下 CT 机型心率≤

60 次 /min。

③呼吸训练：训练受检者做深吸气、屏气及呼气动作。

④安装心电图电极：RA 位于右侧锁骨中线锁骨下，LA 位于左侧锁骨中线锁骨下，LL：位于左侧肋弓下缘。在粘贴电极片部位用乙醇棉球擦拭或涂抹少量的导电胶，粘贴电极片处应避开瘢痕组织等。

2）体位：足先进，患者仰卧于检查床，双臂上举过头，各种原因所致不能上举手臂者可将手臂放于身体两侧并尽量远离躯干部，水平线对腋中线水平（图 3-2-1）。

3）扫描及重建参数：①钙化积分：层厚 ≤ 2.5 mm，层间距 2.5 mm，视野 25 cm×25 cm，管电压 120 kV，前瞻心电门控，显示野固定不动。②冠状动脉 CTA：层厚 0.5 ~ 1.0 mm，层间距 0.5 ~ 1.0 mm，采用心电门控（1. 前瞻心电门控扫描（序列扫描）：根据前 3 ~ 5 个心动周期的搏动，预测下一个心动周期 R 波的位置，并在相应的时相触发扫描。2. 心电回顾门控扫描（螺旋扫描）：采用螺旋扫描方式，心电信号和原始数据被同时记录下来，根据心电图信号采用回顾性图像重建。）扫描方式。对比剂总量＝体重 ×1.2 mL；流速 5 mL/s；加注盐水 40 mL。监测点（气管分叉水平升主动脉）到达阈值（150 HU）后，嘱患者吸气憋住气，扫描结束嘱患者正常呼吸。预置窗宽窗位，平扫的窗宽 250 ~ 350 HU，窗位 35 ~ 45 HU；增强扫描窗宽 600 ~ 800 HU，窗位 300 ~ 400 HU。对六支血管上的钙化点进行分析、对六支血管进行 CPR 及 VR 处理（图 3-2-2，3-2-3）。

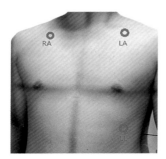
图 3-2-1　贴电极位置

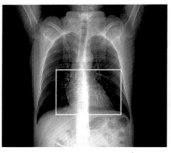
图 3-2-2　常规扫描范围

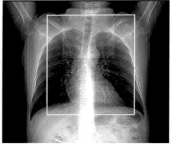
图 3-2-3　搭桥扫描范围

3. 图像传输及胶片打印

1）所有图像均上传至 PACS，薄层图像传至工作站。

2）胶片打印共 4 张，六支血管打 3 张，VR 及 HEART TREE 打 1 张。排版格式 3×4、4×4 或 4×5。

4. 图像显示与评价标准

1）图像显示

基本显示：①重建横断面原始图像；根据采用的心电门控模式和采集时间窗、管电流等技术的使用情况，选择 R-R 间期中横断面最清晰图像进行重建；显示野（dFOV）

应该包括整个心脏边界，一般为 20 ~ 25 cm。②重建图像：包括二维重组图像，曲面重组（CPR）、多平面重组（MPR），三维重组图像：最大密度投影（MIP）、容积再现（VR）。③图像方面，需对冠状动脉和病变血管进行测量，并标识测量值。④图像密度，本底灰雾密度值 $D = 0.25$，诊断区密度值 $D = 0.25 ~ 2.0$，空扫描（无结构）区密度值 $D > 2.4$。

细节显示：①冠状动脉、心脏及周围解剖结构能够清晰分辨；左心室、主动脉流出道、左和右冠状动脉主干及主支内对比剂充盈满意，能与周围结构形成良好的对比。②若发现冠状动脉主干及主支病变，则病变能够清楚显示，并可评估病变的形态、范围、程度、密度和进行准确测量。

2）图像评价标准

优质图像：各心腔及冠状动脉显示清晰，无呼吸运动伪影，心脏周围及图像背景无干扰，完全符合诊断要求。

优良图像：各心腔及冠状动脉显示欠清晰，或略有呼吸运动伪影，心脏周围及图像背景略有干扰，但是基本不影响诊断。

差图像：各心腔及冠状动脉显示模糊，具有明显的呼吸运动伪影，心脏周围及图像背景干扰严重，不能达到诊断要求。

废图像：无法观察冠状动脉及其主支，图像中伪影严重；不能诊断。

5. 冠脉检查过程中常见问题及解决方案

1）对于心率过快采取的方法

（1）检查前与受检者充分沟通，减少检查时的心理紧张，缓解紧张情绪。

（2）尽量缩短扫描时间。

（3）应用 β 受体阻滞剂适当降低心率。

（4）应用双扇区重建法。

（5）心率过快者可采用变速扫描技术。

（6）选择心脏舒张中期或收缩中末期进行成像。

（7）使用半扫描重建技术或多扇区重建技术。

2）心律不齐造成图像质量下降的处理方法

（1）使用绝对延迟方法重建：由于 R 波后紧邻时相为收缩期，受心率变化影响较小，进行收缩末期重建可获得错层伪影较小的图像。

（2）对冠状动脉进行分段分时相重建，可以获得冠状动脉各个分支不同相位窗的清晰图像。

（3）使用横断面重建不同触发单位进行图像重建，可以部分改善图像质量。

（4）自动化最佳期相选择技术：通过计算各支冠状动脉的运动速度自动化选择运动速度最低的 2 个时相进行重建，可以获得最佳收缩期和舒张期的冠状动脉图像。

（5）进行相应的心电图编辑：

①单发早搏：可导致瞬时心脏运动加快，可应用心电图编辑软件忽略或删除这一心动周期，用下一个心动周期的数据补足加以纠正。

②代偿间歇：可以造成与其他心动周期运动状态不一致的现象，此时需要对其前一个 R 波进行人为调整，对缺失的信号进行人为的插入，以保证其运动时相的一致性。

③心房颤动：此时的心动周期长度变化范围更大，心动周期更短，图像质量更差。舒张期重建方法已经无法满足时间分辨率的要求，只能进行收缩末期重建和绝对时间延迟重建。

④房室传导阻滞：可引起心动周期延长，改善方法是利用绝对时间延迟进行重建，或进行个体化心电图编辑，采用手动偏移 R 峰的办法纠正 R-R 间期不等造成的数据不匹配，尽量使重建数据保持在心脏搏动的同一相位。

3）其他因素对成像质量的影响及解决方法

钙化斑块明显者可产生明显伪影，影响冠状动脉的重建效果；检查时身体移动所造成的运动伪影重建后出现图像模糊。

解决方法：

（1）右心房高密度对比剂伪影：缩短扫描时间、减少对比剂用量和采用双筒高压注射器能有效消除右心房对比剂伪影对右冠状动脉显示的影响。

（2）呼吸运动伪影：检查前对患者进行屏气训练，尽可能缩短扫描时间，可有效消除呼吸运动伪影。

（3）扫描时间及扫描延迟时间：扫描时间越短，图像质量受屏气后心率波动的影响越小；扫描延迟时间确定得越准确，则冠状动脉对比剂充盈越好，图像质量越佳。

（六）肺动脉 CTA 检查

1. 适应证

1）胸痛或下肢静脉血栓，怀疑肺动脉血栓者。

2）肺动脉高压或先天性心脏病合并肺血管病变者。

3）中央型肺癌患者，了解肿瘤与血管位置关系。

2. 检查技术

1）体位：足先进，患者仰卧于检查床，双臂上举过头，各种原因所致不能上举手臂者可将手臂放于身体两侧并尽量远离躯干部，水平线对腋中线水平。

2）扫描及重建参数：扫描范围为主动脉弓以上 5 cm 至膈面以下 5 cm，摆位时水平定位线平行腋中线，检查前反复呼吸屏气训练。BMI ≤ 25 kg/m^2 时，管电压采用 100 kV；BMI > 25 kg/m^2 时，管电压采用 120 kV。有效管电流 180 ~ 250 mAs，层厚 0.5 ~ 1.00 mm，层间距 0.5 ~ 1.00 mm。软组织算法重建，选择不同探测器组合（64 × 0.625 mm、128 × 0.600 mm、320 × 0.600 mm 等）。对比剂总量 =50 mL，流速 5.0 mL/s，对比剂注射完毕后加注生理盐水 45 mL。扫描与打药同时进行，肺动脉主干见亮，监测点（肺动脉主干）阈值到达 150 HU 触发扫描；嘱患者吸气憋住，若因为呼吸影响使 ROI 跳出监测区则手动触发扫描，扫描结束嘱病人正常呼吸。重建标准窗 3/3 mm 层厚的 MPR，重建标准窗 3/8 mm MIP 的轴位、冠状位、矢状位像（窗宽 800 HU，窗位 150 HU）。

3. 图像传输及胶片打印

1）所有图像均上传至 PACS，薄层图像传至 AW4.6 后处理工作站。

2）胶片打印共 7 张，增强轴位 2 张，增强冠位 MIP 2 张，格式 4×5 或 4×6。

4. 图像显示与评价标准

1）图像显示

清晰显示肺动脉起始及走行。

清晰显示肺动脉内血栓及肺动脉充盈缺损情况。

清晰显示肿瘤与肺动脉的位置关系。

图像密度方面，底灰雾密度值 $D \leqslant 0.25$，诊断区密度值 $D = 0.25 \sim 2.0$，空扫描（无结构）区密度值 $D > 2.4$。

2）图像评价标准

优质图像：肺动脉主干及分支显示清晰，血管边缘锐利，可明确诊断。

优良图像：肺动脉主干及分支显示良好，无伪影，可进行诊断。

差图像：肺动脉主干及分支显示较清晰，有伪影，但可区分解剖结构不影响诊断。

废图像：肺动脉主干及分支显示不清，不能进行诊断。

（七）肺静脉与左心房 CT 检查

1. 适应证

心律不齐、房颤及射频消融术前评价及术中引导、射频消融术后评价。

2. 检查技术

1）体位：足先进，患者仰卧于检查床，双臂上举过头，各种原因所致不能上举手臂者可将手臂放于身体两侧并尽量远离躯干部，水平线对腋中线水平。粘贴电极片时，RA 位于右侧锁骨中线锁骨下，LA 位于左侧锁骨中线锁骨下，LL 位于左侧肋弓下缘。在粘贴电极片部位用乙醇棉球擦拭或涂抹少量的导电胶，粘贴电极片处应避开瘢痕组织等。

2）扫描及重建参数：检查前反复呼吸屏气训练每次憋气 > 10 s，且腹部不可上下浮动，吸气憋住后，应仔细观测患者心率变化浮动，上下浮动不宜过大。扫描范围从气管隆凸上 2 cm 到心底，包括整个心脏。平扫层厚 2.5 mm，层间距 2.5 mm，管电压 120 kV，选择心电前瞻门控扫描，显示野固定不动；肺静脉 CTA 扫描范围同平扫，层厚 0.50 ~ 1.25 mm，层间距 0.50 ~ 1.25 mm，使用心电门控方式扫描。如果患者心律不齐或屏气不良，可选择螺旋扫描，层厚 0.50 ~ 1.25 mm，层间距 0.50 ~ 1.25 mm，调整螺距和旋转时间，使用最快方式扫描。对比剂总量 60 mL；流速 5 mL/s，对比剂注射完毕加注生理盐水 45 mL。监测点阈值（气管隆突升主动脉）到达 150 HU 后，操作人员嘱患者吸气憋住气，扫描结束患者正常呼吸。平扫窗宽 250 ~ 350 HU，窗位 35 ~ 45 HU；增强扫描窗宽 600 ~ 800 HU，窗位 300 ~ 400 HU。重建标准窗 3/3 mm 层厚的冠状位、矢状位。重建 3/8 mm 层厚的轴位、冠状位、矢状位 MIP。

3. 图像传输及胶片打印

1）所有图像均上传至 PACS，薄层图像传至 AW4.6 后处理工作站。

2）胶片打印共 4 张，增强轴位和冠位，格式 4×5 或 4×6。

4. 图像显示与评价标准

1）图像显示

①图像重建采用软组织算法，层厚 3.0 mm。②常规 MPR 等后处理图像，并根据临床及诊断需要以多角度图像观察血管与病变情况。③图像密度方面，底灰雾密度值 $D \leq 0.25$，诊断区密度值 $D = 0.25 ~ 2.0$，空扫描（无结构）区密度值 $D > 2.4$。④图像可清晰显示左心房、肺静脉及分支的形态和密度及其异常改变；⑤ MPR 等后处理图像能够清晰显示左心房、肺静脉或全貌。

2）图像评价标准

优质图像：左心房、肺静脉显示清晰，血管边缘锐利，可明确诊断。

优良图像：左心房、肺静脉显示良好，无伪影，可进行诊断。

差图像：左心房、肺静脉显示较清晰，有伪影，但可区分解剖结构，不影响诊断。

废图像：左心房、肺静脉显示不清，不能进行诊断。

三、腹、盆部 CT 检查

（一）上腹部 CT 检查

1. 适应证

1）肝脏、胆囊：①肝肿瘤、肝囊肿、肝脓肿、脂肪肝、肝硬化、胆管占位性病变、胆管扩张、胆囊炎和胆结石；②鉴别肝脏肿瘤；③评估肝脏肿瘤的性质、大小、范围及转移情况（肝静脉、门静脉和下腔静脉内有无瘤栓形成等）。

2）脾脏：①确定脾脏的大小、形态、内部结构和先天变异等；②鉴别脾脏良恶性肿瘤、炎症及外伤引起的出血等。

3）胰腺：①确定急性胰腺炎的类型、炎症渗出的范围、有无假性囊肿形成及合并症，为外科治疗提供依据；②显示慢性胰腺炎微小的钙化、结石，为内科保守治疗或手术后随访观察疗效；③确定有无肿瘤，肿瘤的来源、部位和范围；④鉴别外伤后胰腺有无出血。

4）肾和肾上腺：①确定肾脏有无良恶性肿瘤及其大小、范围，有无淋巴结转移等；②肾脏炎症、脓肿及结石的大小和位置；③ CTA 诊断肾动脉狭窄及其他肾血管病变；④显示外伤后肾损伤及出血；⑤确定肾上腺有无良恶性肿瘤以及功能性疾病（如肾上腺皮质功能减退等）。

5）腹部及腹膜后腔：①确定有无良恶性肿瘤，如血管夹层动脉瘤、脂肪瘤和平滑肌肉瘤等；②观察有无腹部肿瘤及腹膜后腔的淋巴结转移、炎症和血肿。

6）胃部：肿瘤术前评价、术后随访，不推荐单纯为诊断胃肿瘤进行扫描。

7）小肠：小肠炎、小肠肿瘤、吸收不良综合征。

8）结、直肠：①肠梗阻、肠缺血、胃肠道出血；②炎性肠病、阑尾炎、结直肠癌。

2. 检查技术

1）体位：仰卧位，头先进（增强时足先进），两臂上举，身体置于检查床正中间，水平线对准腋中线。

2）扫描及重建参数：常规螺旋扫描，螺距为 0.984 ~ 1.375。管电压 100 ~ 120 kV，有效管电流 200 ~ 300 mAs（或自动毫安技术），转速 0.6 ~ 0.8 s/ 圈。根据机型选择不同探测器组合（16×1.500 mm、32×1.200 mm、64×0.625 mm、128×0.600 mm、320×0.500 mm）。肝脏、脾脏扫描层厚 5.00 mm，胆管层厚 1.25 ~ 3.00 mm，肾脏层厚 5.00 mm，肾上腺层厚 1.25 ~ 3.00 mm，腹膜后层厚 5.00 mm，胃部层厚 5.00 mm。采用标准或软组织重建算法，适当调节窗宽和窗位。肝脏、胆管、胰腺、脾脏、肾脏、腹膜后腔及胃部的扫描图像窗宽 200 ~ 250 HU，窗位为 30 ~ 50 HU；肾上腺窗宽为 250 ~ 300 HU，窗位为 30 ~ 50 HU。扫描范围：膈顶扫描至肝脏脾脏下角（包含胰腺）。

3）增强扫描：采用静脉内团注对比剂的方法，对比剂含碘浓度 270 ~ 370 mg/mL，流率 2.5 ~ 3.5 mL/s，对比剂用量 80 ~ 100 mL，监测点（膈顶水平腹主动脉）达到阈值后自动或手动触发扫描，通常采用三期扫描。对比剂注射完毕后加注 45 mL 生理盐水（表 3-3-1）。

表 3-3-1

扫描方式	基线	扫描范围	延迟时间	FOV	ALG	圈速
定位	膈顶	膈顶扫描至肝脾下缘	无			
监测	膈顶	腹主动脉	阈值 100 HU	L	Std	R/0.7
动脉期	膈顶	膈顶扫描至肝脾下缘	阈值后 9 s	L	Std	R/0.6
门脉期	膈顶	膈顶扫描至肝脾下缘	动脉期后 30 s	L	Std	R/0.6
延迟期	膈顶	膈顶扫描至肝脾下缘	门脉期后 35 s	L	Std	R/0.6

3. 图像传输及胶片打印

1）所有图像均上传至 PACS。

2）胶片打印方面，平扫 4 张，轴位腹窗 2 张，冠矢位腹窗选打 2 张；增强 8 张，增强动脉、门静脉、延迟期轴位腹窗各 2 张，门脉期冠位腹窗 2 张。排版格式 4×5 或 4×6。

4. 图像显示与评价标准

1）图像显示

①采用标准或软组织算法重建肝、胆、脾图像，以软组织窗宽、窗位显示，并可根据感兴趣器官和组织达到最佳显示调整窗宽窗位；重建显示层厚根据感兴趣器官而异，通常要求 5 mm 层厚。②根据临床和诊断需要重建不同方位的图像。③图像密度方面，本底灰雾密度值 $D \leqslant 0.25$，诊断区密度值 $D = 0.25 \sim 2.0$，空扫描（无结构）区密度值 $D > 2.4$。④肝、脾和胆囊形态和边界显示清晰，并与周围脂肪组织分界清晰；⑤平扫图像中，正常肝内血管结构（包括门静脉及肝静脉主干和主支）可明确分辨；增强图像中，肝动脉期、门静脉期和实质期图像均可准确、清晰显示各期相中肝内应强化的血管和结构以及正常脾的各期相强化特征。

2）图像质量的等级评价标准

优质图像：各组织结构间对比良好，无运动伪影，可明确诊断。

优良图像：各组织结构间对比尚可，各感兴趣器官结构显示较清，有轻度运动伪影，但不影响诊断。

差图像：各组织结构间对比较差，各感兴趣器官结构显示模糊，运动伪影较重，不能达到诊断要求。

废图像：各组织结构间缺乏对比，各感兴趣器官与周围组织结构分界不清，显示不清，运动伪影严重，无法诊断。

（二）下腹部 CT 检查

1. 适应证

1）肝脏、胆囊：①肝肿瘤、肝囊肿、肝脓肿、脂肪肝、肝硬化、胆管占位性病变、胆管扩张、胆囊炎和胆结石等；②鉴别肝脏肿瘤；③评估肝脏肿瘤的性质、大小、范围及转移情况（肝静脉、门静脉和下腔静脉内有无瘤栓形成等）。

2）脾脏：①确定脾脏的大小、形态、内部结构和先天变异等；②鉴别脾脏良恶性肿瘤、炎症及外伤引起的出血等。

3）胰腺：①确定急性胰腺炎的类型、炎症渗出的范围、有无假性囊肿形成及合并症，为外科治疗提供依据；②显示慢性胰腺炎微小的钙化、结石，为内科保守治疗或手术后随访观察疗效；③确定有无肿瘤，肿瘤的来源、部位和范围；④鉴别外伤后胰腺有无出血。

4）肾和肾上腺：①确定肾脏有无良恶性肿瘤及其大小、范围，有无淋巴结转移等；②肾脏炎症、脓肿及结石的大小和位置；③ CTA 诊断肾动脉狭窄及其他肾血管病变；④显示外伤后肾损伤及出血；⑤确定肾上腺有无良恶性肿瘤以及功能性疾病（如肾上腺皮质功能减退等）。

5）腹部及腹膜后腔：①确定有无良恶性肿瘤，如血管夹层动脉瘤、脂肪瘤和平滑肌肉瘤等；②观察有无腹部肿瘤及腹膜后腔的淋巴结转移、炎症和血肿。

6）胃部：肿瘤术前评价、术后随访，不推荐单纯为诊断胃肿瘤进行扫描。

7）小肠：小肠炎、小肠肿瘤、吸收不良综合征。

8）结、直肠：①肠梗阻、肠缺血、胃肠道出血；②炎性肠病、阑尾炎、结直肠癌。

2. 检查技术

1）体位：患者取仰卧位，头先进（增强扫描时足先进），两臂上举，身体置于检查床正中间，水平线对准腋中线。

2）扫描及重建参数：常规螺旋扫描，螺距为 0.984 ~ 1.375。管电压 100 ~ 120 kV，有效管电流 200 ~ 300 mAs（或自动毫安技术），转速 0.6 ~ 0.8 s/ 圈。根据机型选择不同探测器组合（16 × 1.500 mm、32 × 1.200 mm、64 × 0.625 mm、128 × 0.600 mm、320 × 0.500 mm）。肝脏、脾脏扫描层厚 5.00 mm，胆管层厚 1.25 ~ 3.00 mm，肾脏层厚 5.00 mm，肾上腺层厚 1.25 ~ 3.00 mm，腹膜后层厚 5.00 mm，胃部层厚 5.00 mm。采用标准或软组织重建算法，适当调节窗宽和窗位。肝脏、胆管、胰腺、脾脏、肾脏、腹膜后腔及胃部的扫描图像窗宽 200 ~ 250 HU，窗位 30 ~ 50 HU；肾上腺窗宽 250 ~ 300 HU，窗位 30 ~ 50 HU。从肝门扫描到髂前上棘（表 3-3-2）。

表 3-3-2

扫描方式	基线	扫描范围	延迟时间	FOV	ALG	圈速
定位	膈顶	肝门扫描到髂前上棘	无			
平扫	膈顶	肝门扫描到髂前上棘	无	S	Std	R/0.6
动脉期	膈顶	肝门扫描到髂前上棘	注药后 33 s	S	Std	R/0.6
静脉期	膈顶	肝门扫描到髂前上棘	注药后 65 s	S	Std	R/0.6

3）增强扫描：采用静脉内团注对比剂的方法，对比剂含碘浓度 270 ~ 370 mg/mL，流率 2.5 ~ 3.5 mL/s，对比剂总量 = 体重 × 1.2 mL，对比剂注射完毕后加注 45 mL 生理盐水。

3. 图像传输及胶片打印

1）所有图像均上传至 PACS。

2）胶片打印方面，平扫 3 张，轴位和冠位腹窗；增强 3 张，轴位动脉期和静脉期，增强时冠位选打静脉期重建图像。排版格式 4 × 5 或 4 × 6。

4. 图像显示与评价标准

1）图像显示

①采用标准或软组织算法重建腹膜后图像，显示层厚 5 mm，软组织窗显示。②根据临床和诊断需要，获取不同方位的重建图像。③图像密度方面，本底灰雾密度值 $D = 0.25$，诊断区密度值 $D = 0.25 \sim 2.0$，空扫描（无结构）区密度值 $D = 32.4$。④腹膜后诸结构显示清晰，包括腹膜后大血管及腹膜后器官清楚显示，各结构间脂肪界面清晰。⑤增强图像可清楚显示腹膜后诸结构的强化，包括腹膜后大血管及肾脏增强各期的强化特征。

2）图像质量的等级评价标准

优质图像：腹膜后诸结构显示清楚，无伪影，可明确诊断。

优良图像：腹膜后诸结构显示较清楚，有伪影，但不影响诊断。

差图像：腹膜后诸结构显示模糊，伪影较重，不能达到诊断要求。

废图像：各组织结构间缺乏必要的对比，腹膜后诸结构的形态、边缘显示不清，伪影严重，无法诊断。

（三）上、下腹 CT 检查

（同上、下腹 CT 检查，扫描范围从膈顶至髂前上棘）

（四）盆腔 CT 检查

1. 适应证

诊断部分小肠、乙状结肠、直肠、膀胱、前列腺、睾丸、卵巢、子宫肿瘤等病变。

2. 检查技术

1）体位：患者取仰卧位，头先进（增强扫描时足先进），两臂上举，身体置于检查床正中间，水平线对准腋中线。

2）扫描及重建参数：螺旋扫描，螺距 0.984 ~ 1.375。管电压 100 ~ 120 kV，有效管电流 200 ~ 300 mAs（或自动毫安技术），转速 0.6 ~ 0.8 s/ 周。根据机型选择不同探测器组合（16 × 1.500 mm、32 × 1.200 mm、64 × 0.625 mm、128 × 0.600 mm、320 × 0.500 mm 等），急诊受检者可尽量选择较宽的探测器组合以缩短扫描时间。常规重建层厚 5 mm。采用标准或软组织重建算法。根据观察器官和病变情况适当调节窗宽和窗位，窗宽 200 ~ 300 HU，窗位 30 ~ 50 HU。扫描范围从髂嵴扫描至耻骨联合下缘。

3）增强扫描：常规采用静脉内团注对比剂的方法，注射流率 3.0 ~ 4.0 mL/s，对比剂总量 = 体重 1.2 mL。动脉期扫描延迟 30 ~ 35 s，静脉期延迟 60 ~ 75 s。对比剂注射完毕后加注 45 mL 生理盐水。

3. 图像传输及胶片打印

1）所有图像均上传至 PACS，

2）胶片打印方面，平扫 3 张，轴位、冠位或矢位软组织窗图像；增强 3 张，轴位、冠位或矢位软组织窗图像。排版格式 4×5 或 4×6。

4. 图像显示与评价标准

1）图像显示

①清晰分辨小肠、乙状结肠、直肠、膀胱、子宫和卵巢等组织与血管。②清晰显示器官周围的血管。③图像密度方面，本底灰雾密度值 $D \leqslant 0.25$，诊断区密度值 $D = 0.25 \sim 2.0$，空扫描（无结构）区密度值 $D > 2.4$。

2）图像质量的等级评价标准

优质图像：盆腔内诸结构（膀胱，男性的前列腺、精囊及其两旁的神经血管束等结构，女性子宫、宫旁组织等结构）显示清晰，完全符合诊断要求。

优良图像：盆腔内诸结构（膀胱，男性的前列腺、精囊及其两旁的神经血管束等结构，女性子宫、宫旁组织等结构）显示欠清晰，或略有运动伪影，但是基本不影响诊断。

废图像：盆腔内诸结构（膀胱，男性的前列腺、精囊及其两旁的神经血管束等结构，女性子宫、宫旁组织等结构）显示不清，伪影严重，不能诊断。

差图像：盆腔内诸结构（膀胱，男性的前列腺、精囊及其两旁的神经血管束等结构，女性子宫、宫旁组织等结构）显示模糊，有较明显的运动伪影，不能达到诊断要求。

（五）肾上腺 CT 检查

1. 适应证

肾上腺良恶性肿瘤以及功能性疾病（如肾上腺皮质功能减退等）。

2. 检查技术

1）体位：患者取仰卧位，头先进（增强扫描时足先进），两臂上举，身体置于检查床正中间，水平线对准腋中线。

2）扫描及重建参数：常规螺旋扫描，螺距为 $0.984 \sim 1.375$，管电压 $100 \sim 120$ kV，有效管电流 $200 \sim 300$ mAs（或自动毫安技术），转速 $0.6 \sim 0.8$ s/ 圈。根据机型选择不同探测器组合（16×1.500 mm、32×1.200 mm、64×0.625 mm、128×0.600 mm、320×0.500 mm），层厚 $1.25 \sim 3.00$ mm，采用标准或软组织重建算法，重建平扫期、肾髓质期标准窗 2/2 mm 层厚的冠状位、矢状位，重建时注意缩小 FOV。适当调节窗宽和窗位，窗宽 $250 \sim 300$ HU，窗位 $30 \sim 50$ HU。扫描范围从肾上腺上缘扫描到肾门。

3）增强扫描：常规采用静脉内团注对比剂的方法，注射流率 $2.5 \sim 3.5$ mL/s，对

比剂总量 = 体重 ×1.2 mL。动脉期扫描延迟 25~35 s，肾上腺期延迟 45~55 s。对比剂注射完毕后加注 45 mL 生理盐水（表 3-3-3）。

表 3-3-3

扫描方式	基线	扫描范围	延迟时间	FOV	ALG	圈速
定位	肾上极	肾上腺上缘扫描到肾门	无			
平扫	肾上极	肾上腺上缘扫描到肾门	无	L	Std	R/0.6
动脉期	肾上极	肾上腺上缘扫描到肾门	注药后 30 s	L	Std	R/0.6
肾上腺期	肾上极	肾上腺上缘扫描到肾门	注药后 50 min	L	Std	R/0.6

3. 图像传输及胶片打印

1）所有图像均上传至 PACS。

2）胶片打印方面，平扫 3 张，轴位腹窗及冠位或矢位腹窗；增强 1 张，增强肾髓质期 2 mm 轴位腹窗、2 mm 冠位腹窗。排版格式格式 4×5 或 4×6。

4. 图像显示与评价标准

1）图像显示

①肾上腺图像采用软组织或标准模式重建，显示层厚 2 mm，用软组织窗显示。②根据临床和诊断需要重组不同方位的图像。③图像密度方面，本底灰雾密度值 $D \leq 0.25$，诊断区密度值 $D = 0.25~2.0$，空扫描（无结构）区密度值 $D > 2.4$。④双侧肾上腺的形态、大部或全部边缘显示清晰，与周围脂肪组织有明显对比；可清楚辨别肾上腺与邻近结构的关系。⑤增强图像可清楚显示正常肾上腺早期明显强化的特征，并可评估病变的血供程度。

2）图像质量的等级评价标准

优质图像：肾上腺及邻近组织结构显示较清楚，无伪影，可明确诊断。

优良图像：肾上腺及邻近组织结构显示较清楚，有伪影，但不影响诊断。

差图像：肾上腺及邻近组织结构显示模糊，伪影较重，不能达到诊断要求。

废图像：各组织结构间缺乏必要的对比，肾上腺及其邻近结构显示不清或无法辨认，伪影严重，无法诊断。

（六）肾脏 CT 检查

1. 适应证

（1）确定肾脏有无良恶性肿瘤及其大小、范围，有无淋巴结转移等。

（2）肾脏炎症、脓肿及结石的大小和位置。

（3）CTA 诊断肾动脉狭窄及其他肾血管病变。

（4）显示外伤后肾损伤及出血。

2. 检查技术

1）体位：患者取仰卧位，头先进（增强扫描时足先进），两臂上举，身体置于检查床正中间，水平线对准腋中线。

2）扫描及重建参数：常规螺旋扫描，螺距为 0.984 ~ 1.375。管电压 100 ~ 120 kV，有效管电流 200 ~ 300 mAs（或自动毫安技术），转速 0.6 ~ 0.8 s/ 周。根据机型选择不同探测器组合（16 × 1.500 mm、32 × 1.200 mm、64 × 0.625 mm、128 × 0.600 mm、320 × 0.500 mm）。层厚 5.00 mm。采用标准或软组织重建算法，适当调节窗宽和窗位，窗宽 200 ~ 250 HU，窗位 30 ~ 50 HU，重建平扫期、肾髓质期腹窗 3/3 mm 层厚的冠状位、矢状位。扫描范围为肾上极扫描到肾下极。

3）增强扫描：常规采用静脉内团注对比剂的方法，注射流率 2.5 ~ 3.5 mL/s，对比剂总量＝体重 × 1.2 mL。通常行皮质期、髓质期和分泌期扫描，皮质期延迟 25 ~ 30 s，髓质期延迟 90 ~ 110 s，分泌期延迟 3 ~ 5 min。对比剂注射完毕后加注 45 mL 生理盐水（表 3-3-4）。

表 3-3-4

扫描方式	基线	扫描范围	延迟时间	FOV	ALG	圈速
定位	肾上极	肾上极扫描到肾下极	无			
平扫	肾上极	肾上极扫描到肾下极	无	L	Std	R/0.7
皮质期	肾上极	肾上极扫描到肾下极	注药后 25 ~ 30 s	L	Std	R/0.6
髓质期	肾上极	肾上极扫描到肾下极	注药后 90 ~ 110 s	L	Std	R/0.6
分泌期	肾上极	肾上极扫描到肾下极	注药后 3 ~ 5 min	L	Std	R/0.6

3. 图像传输及胶片打印

1）所有图像均上传至 PACS。

2）胶片打印方面，平扫 2 张，3 mm 轴、冠位腹窗；增强 2 张，增强肾髓质期 3 mm 轴、冠位腹窗。排版格式 4×5 或 4×6。

4. 图像显示与评价标准

1）图像显示

①采用软组织或标准算法重建，层厚 3 mm，软组织窗显示。②根据临床和诊断需要，重建不同方位的图像。③图像密度方面，本底灰雾密度值 $D \leqslant 0.25$，诊断区密度值 $D = 0.25 ~ 2.0$，空扫描（无结构）区密度值 $D > 2.4$。④双侧肾脏的形态、结构和边缘显示清晰，肾脏与肾周间隙脂肪组织对比明显；肾脏与邻近结构的关系清楚可辨。⑤增强图像可清楚显示正常肾皮质、肾髓质、肾盏、肾盂及肾血管于不同期相强化的特征，肾皮质期肾皮质明显强化，皮质、髓质分界清楚，髓质期肾脏强化明显，皮髓质无明显分界，分泌期肾盂及近端输尿管有对比剂充盈。

2）图像质量的等级评价标准

优质图像：双侧肾脏及肾周结构显示清楚，无伪影，可明确诊断。

优良图像：双侧肾脏及肾周结构显示较清楚，有伪影但不影响诊断。

差图像：双侧肾脏及肾周结构显示模糊，伪影较重，不能达到诊断要求。

废图像：各组织结构间缺乏必要的对比，双侧肾脏及其邻近结构显示不清或无法辨认，伪影严重，无法诊断。

（七）泌尿系 CTU 检查

1. 适应证

肾、输尿管疾患，如结核、肿瘤、畸形和积水；证实尿路结石的部位，了解有无阴性结石；原因不明的血尿和脓尿；尿路狭窄不能插入导管或做膀胱镜检查者；了解腹膜后包块与泌尿系统的关系以及肾血管性高血压的筛选检查。

2. 检查技术

1）体位：患者取仰卧位，足先进，两臂上举，身体置于检查床正中间，水平线对准腋中线。

2）扫描及重建参数：检查前喝水 300 mL（临床医嘱禁水者除外），使膀胱充盈需达到膀胱内有较多尿液，膀胱形态呈类似方形，膀胱壁黏膜皱襞充分展开（临床医嘱禁食水者除外）。女性盆腔内有金属节育环应先平扫后咨询当班医生，看是否会影响增强检查效果。常规螺旋扫描，螺距为 0.984 ~ 1.375。管电压 100 ~ 120 kV，有效管电流 200 ~ 300 mAs（或自动毫安技术），转速 0.6 ~ 0.8 s/ 周。根据机型选择不同探测器组合（16 × 1.500 mm、32 × 1.200 mm、64 × 0.625 mm、128 × 0.600 mm、320 × 0.500 mm），层厚 5.00 mm。采用标准或软组织重建算法，适当调节窗宽和窗位，窗宽 200 ~ 250 HU，窗位 30 ~ 50 HU。重建平扫 VR，平扫、肾髓质期腹窗 5/5 mm 层厚的冠状位、矢状位，延迟期冠矢位 5 mm 重建，VR 去骨重建。扫描范围为肾上缘至耻骨联合下缘（图 3-3-1 ~ 3-3-4）。

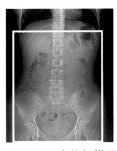 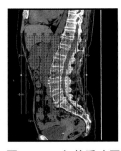 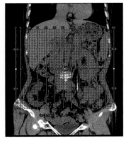 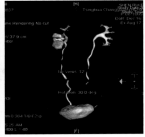

图 3-3-1　定位扫描区　图 3-3-2　矢状重建区　图 3-3-3　冠状重建区　图 3-3-4　VR 像

3. 图像传输及胶片打印

1）所有图像均上传至 PACS，薄层图像上传至后处理工作站。

2）胶片打印方面，共 12 张，平扫轴位腹窗加增强肾动脉期 5~6 mm 轴位腹窗、5~6 mm 冠位腹窗 10~11 张，延迟期 VR 像 1~2 张。排版格式 4×5 或 4×6。

4. 图像显示与评价标准

1）图像显示

①除获得肾脏增强三期图像外，尚需对肾上极至膀胱下缘进行 CTU 图像重建，重建层厚 0.6~1.0 mm，其后根据临床诊断需要获得全尿路 MIP、VR 或 MPR 不同角度的重组图像；②图像密度方面，本底灰雾密度值：$D \leqslant 0.25$；诊断区密度值：$D = 0.25~2.0$；空扫描（无结构）区密度值：$D > 2.4$。③肾盏、肾盂、输尿管及膀胱内对比剂浓度足够使其与周围组织结构形成鲜明对比，能够反映肾盏、肾盂、输尿管及膀胱大小、边缘、轮廓、充盈缺损等形态学表现及其异常改变。

2）图像评价

优质图像：肾盂、肾盏输尿管及膀胱显示清晰，无伪影，可明确诊断。

优良图像：肾盂、肾盏输尿管及膀胱显示良好，无伪影，可进行诊断。

差图像：肾盂、肾盏输尿管及膀胱显示较清晰，有一定伪影，但可区分解剖结构，不影响诊断。

废图像：肾盂、肾盏输尿管及膀胱显示不清，无法进行诊断。

（八）骨盆 CT 检查

1. 适应证

观察骨盆骨折、泌尿生殖器官损伤等。

2. 检查技术

1）体位：患者取仰卧位，头先进，两臂上举，身体置于检查床正中间，水平线对准腋中线。

2）扫描及重建参数：常规螺旋扫描，螺距 0.984~1.375。管电压 100~120 kV，有效管电流 200~300 mAs（或自动毫安技术），转速 0.6~0.8 s/ 周。根据机型选择不同探测器组合（16×1.500 mm、32×1.200 mm、64×0.625 mm、128×0.600 mm、320×0.500 mm 等），急诊受检者可尽量选择较宽的探测器组合以缩短扫描时间，常规重建层厚 5 mm。采用标准或软组织重建算法。根据观察器官和病变情况适当调节窗宽和窗位，软组织窗宽 200~250 HU，窗位 30~50 HU，骨窗窗宽 2000~2500 HU，窗位 600~800 HU。骨窗冠矢状面 5 mm 重建，软窗重建 VR；肿瘤占位性病软组织冠矢位 5 mm 重建。扫描范围从髂嵴扫描至耻骨下支。

3. 图像传输及胶片打印

1）所有图像均上传至 PACS。

2）胶片打印共 3 张，根据临床需要选打 5 mm 轴位软组织窗或 5 mm 轴位骨窗以及 5 mm 冠矢位软组织窗或骨窗，外伤加打 VR 像，排版格式 4×5 或 4×6。

4. 图像显示与评价标准

1）图像显示

①观察骨质图像，采用高分辨算法重建，用骨窗显示；观察软组织图像，采用软组织算法或标准算法重建，软组织窗显示。②根据临床和诊断需要，重组不同方位的图像，包括矢状位和冠状位 MPR 及 CPR 重组图像，以及 VR 重组图像。③图像密度：本底灰雾密度值：$D \leqslant 0.25$；诊断区密度值：$D = 0.25 \sim 2.0$；空扫描（无结构）区密度值：$D > 2.4$。④图像能满足影像诊断的需要：在不同算法、不同窗技术显示和不同后处理的骨盆的重建图像上，可明确分辨骨质（骨皮质、骨小梁）、关节间隙、邻近的肌群、韧带和脂肪组织，以及异常改变。

2）图像评价标准

优质图像：骨盆结构包全，且各结构及其病变显示清晰，无伪影，符合诊断要求。

优良图像：骨盆结构全部包括，但各结构及其病变显示欠清晰，或略有运动伪影，但是基本不影响诊断。

差图像：骨盆结构虽全括包括，但显示模糊，具有明显的伪影，不能达到诊断要求。

废图像：骨盆结构未全包括或显示不清，或图像信噪比差不能诊断。

四、脊柱、四肢关节 CT 检查

（一）颈椎 CT 检查

1. 适应证

1）各种原因引起的椎管狭窄及椎管内占位性病变。

2）椎间盘变性或病变。

3）椎骨外伤（如骨折、脱位等），特别是观察碎骨片的情况、金属异物的位置以及脊髓的损伤情况。

4）椎骨骨病（如结核、良恶性肿瘤等）以及椎旁肿瘤对椎骨的侵犯情况。

5）椎骨及脊髓的先天性变异。

6）协助进行介入放射检查。

2. 检查技术

1）体位：患者取仰卧位，身体置于检查床中间，头部略垫高，下颌稍扬起，使椎体尽可能与床面平行，双臂置于身体两侧，双肩尽量向下。

2）扫描及重建参数：管电压 120 kV，重建层厚和层间距 2.0 ~ 2.5 mm/2.0 ~ 2.5 mm。容积扫描，通过容积数据采集，进行三维后处理。骨折外伤及术后复查方面骨窗冠矢状面 3 mm 重建软窗重建 VR。椎体金属固定物重建，软窗冠矢状面 3 mm 重建，软窗重建 3 mm 间盘，半透明 VR 图像。颈椎退行性病变采用软组织算法冠矢位，颈椎曲度较直时可以拉网，2 mm 轴位。颈椎曲度大和颈椎间盘突出者需重建 C2～C7 这五组间盘，2 mm 层厚。预设脊柱窗，窗宽 200～350 HU，窗位 35～45 HU，骨窗窗宽 800～2000 HU，窗位 250～500 HU。扫描范围包括全部颈椎，颈椎椎间盘扫描则需包括所有颈椎间盘（图 3-4-1 ～ 3-4-3）。

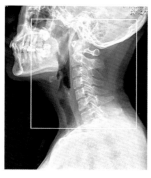 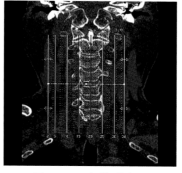 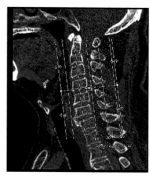

图 3-4-1　定位扫描区　　图 3-4-2　矢状重建区　　图 3-4-3　冠状重建区

3）增强扫描：常规采用静脉内团注对比剂的方法，对比剂总量＝体重 × 1.2 mL；流速 3 mL/s。对比剂注射完毕后加注生理盐水 45 mL。

扫描方式	扫描范围	延迟时间	FOV	ALG	圈速
定位	自颅底扫描至 T1 椎体	无			
平扫	自颅底扫描至 T1 椎体	无	L	Std	R/0.6
第一期	自颅底扫描至 T1 椎体	注药后 25 z	L	Std	R/0.6
第二期	主动自颅底扫描至 T1 椎体	注药后 65 s	L	Std	R/0.6

3. 图像传输及胶片打印

1）所有图像均上传至 PACS。

2）胶片打印方面，颈椎骨折外伤及术后复查 3 张，轴位骨窗，矢状位软组织窗选打，VR 图像选打。颈椎退行性病变 3 张，轴位骨窗，矢状位软组织窗选打，椎间盘软组织窗。颈椎占位性病变 3 张，轴位软组织窗，矢状位骨窗选打，临床要求 VR 时加打 VR。颈椎 CT（增强＋重建）共 6 张，平扫 3 张，增强第二期轴位、冠位、矢位各 1 张。排版格式 4×5 或 4×6。

4. 图像显示与评价标准

1）图像显示

①重建层厚 3 mm；观察骨质图像，采用高分舞算法重建，用骨窗显示，观察软组织图像，采用软组织算法或标准算法重建，软组织窗显示。②根据临床和诊断需要，重建不同方位的图像，包括矢、冠状位 MPR 及 CPR 图像，以及 VR 图像。③图像密度方面，本底灰雾密度值 $D \leq 0.25$，诊断区密度值 $D = 0.25～2.0$，空扫描（无

结构）区密度值 $D > 2.4$。④寰椎和颈椎，各椎体和附件的骨结构，包括终板、骨皮质、骨小梁显示清晰；能准确评估椎间孔、椎间隙、钩椎关节间隙和颈椎椎管径线及颈椎曲度等；能发现这些结构的异常改变和伴发的软组织异常。

2）图像评价标准

优质图像：包括颈椎全部结构，图像中无伪影，可明确诊断。

优良图像：包括全部颈椎结构，图像中略有伪影，但是基本不影响诊断。

差图像：包括全部颈椎结构，但显示模糊，具有明显的伪影，不能达到诊断要求。

废图像：未包全全部颈椎结构或显示不清，未应用高分辨算法显示骨质，伪影严重，不能诊断。

（二）胸椎 CT 检查

1. 适应证

1）各种原因引起的椎管狭窄及椎管内占位性病变。

2）椎间盘变性或病变。

3）椎骨外伤（如骨折、脱位等），特别是观察碎骨片的情况、金属异物的位置以及脊髓的损伤情况。

4）椎骨骨病（如结核、良恶性肿瘤等）以及椎旁肿瘤对椎骨的侵犯情况。

5）椎骨及脊髓的先天性变异。

6）协助进行介入放射检查。

2. 检查技术

1）体位：患者取仰卧位，头先进，患者仰卧于检查床，双臂上举过头，各种原因所致不能上举手臂者可将手臂放于身体两侧并尽量远离躯干部，水平线对腋中线水平。

2）扫描及重建参数：管电压 120 kV，重建层厚和层间距 3.75 mm/3.75 mm。容积扫描，通过容积数据采集，进行三维后处理。重建 3/3 mm 层厚的冠状位、矢状位。椎体金属固定物重建方面，软组织窗冠矢状面 3 mm 重建，半透明 VR 图像。预设脊柱窗窗宽 200～350 HU，窗位 35～45 HU，骨窗窗宽 800～2 000 HU，窗位 250～500 HU。扫描范围为全部椎体及椎间盘（图 3-4-4 ～ 3-4-6）。

3）增强扫描：常规采用静脉内团注对比剂的方法，对比剂总量 = 体重 × 1.2 mL；流速 3 mL/s；对比剂注射完毕后加注生理盐水 45 mL（表 3-4-1）。

3. 图像传输及胶片打印

1）所有图像均上传至 PACS。

2）胶片打印方面，胸椎骨折外伤及术后复查均 3 张，轴位骨窗，矢状位软组织窗选打，VR 图像选打。胸椎退行性病变共 3 张，轴位骨窗，矢状位软组织窗选打，侧弯则冠位选打。胸椎占位性病变均 3 张，轴位软组织窗，矢状位骨窗选打，临床要求 VR 时加打 VR。胸椎 CT（增强 + 重建）共 6 张，平扫 3 张，增强第二期轴位，冠位、矢位 3 张。排版格式 4×5 或 4×6。

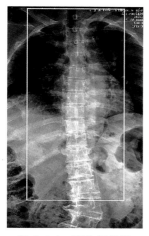

图 3-4-4 定位扫描区

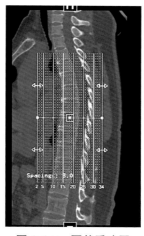

图 3-4-5 冠状重建区

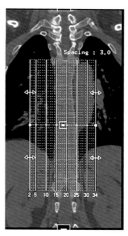

图 3-4-6 矢状重建区

表 3-4-1

扫描方式	基线	扫描范围	延迟时间	FOV	ALG	圈速
定位	正中冠状位	自 C7 扫描至 L1 椎体	无			
平扫	正中冠状位	自 C7 扫描至 L1 椎体	无	L	Std	R/0.8
第一期	正中冠状位	自 C7 扫描至 L1 椎体	注药后 22 s	L	Std	R/0.8
第二期	正中冠状位	自 C7 扫描至 L1 椎体	注药后 80 s	L	Std	R/0.8

4.图像显示与评价标准

1）图像显示

重建层厚 3 mm；观察骨质图像，采用骨算法重建，用骨窗显示；观察软组织图像，采用标准算法或软组织算法重建，软组织窗显示；重组不同方位的图像，包括矢、冠位 MPR 及 CPR 重组图像、VR 像；图像密度方面，本底灰雾密度值 $D \leq 0.25$，诊断区密度值 $D = 0.25 \sim 2.0$，空扫描（无结构）区密度值 $D > 2.4$。胸椎各椎体和附件的骨结构，包括终板、骨皮质、骨小梁显示清晰，能准确评估椎间孔、椎间隙、小关节间隙和胸椎推管径线及胸椎曲度等，可以确切发现这些结构的异常改变和伴发的软组织异常。

2）图像评价标准

优质图像：包括全部胸椎结构，图像中无伪影，可明确诊断。

优良图像：包括全部胸椎结构，图像中略有伪影，但基本不影响诊断。

差图像：包括全部胸椎结构，但显示模糊，或未应用高分辨算法显示骨质，具有明显的伪影，不能达到诊断要求。

废图像：未包全全部胸椎结构或显示不清，未应用高分辨算法显示骨质，伪影严重，不能诊断。

（三）腰椎 CT 检查

1. 适应证

1）各种原因引起的椎管狭窄及椎管内占位性病变。

2）椎间盘变性或病变。

3）椎骨外伤（如骨折、脱位等），特别是观察碎骨片的情况、金属异物的位置以及脊髓的损伤情况。

4）椎骨骨病（如结核、良恶性肿瘤等）以及椎旁肿瘤对椎骨的侵犯情况。

5）椎骨及脊髓的先天性变异。

6）协助进行介入放射检查。

2. 检查技术

1）体位：患者取仰卧位，头先进，身体置于检查床中间，用专用的腿垫将受检者的双腿抬高，使腰椎的生理弧度尽可能与床面平行；双臂置于身体两侧，双肩尽量向下；不能上举手臂者可将手臂放于身体两侧并尽量远离躯干部。水平线对腋中线水平。

2）扫描及重建参数：管电压 120 kV，重建层厚和层间距 3 mm/3 mm。容积扫描，通过容积数据采集，进行三维后处理。腰椎骨折外伤及术后复查中，骨窗冠矢状面 3 mm 重建，软组织窗重建 VR；腰椎退行性病变中，软组织冠矢位 3 mm 重建，腰椎软组织窗重建 3 mm 椎间盘。椎体金属固定物重建中，软组织冠矢状面 3 mm 重建，腰椎软组织窗重建 3 mm 椎间盘，半透明 VR 图像。预设脊柱窗宽 200 ~ 350 HU，窗位 35 ~ 45 HU，骨窗窗宽 800 ~ 2000 HU，窗位 250 ~ 500 HU。扫描范围为胸 12 椎体上缘至第 2 骶椎（图 3-4-7 ~ 3-4-9）。

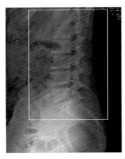 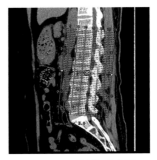 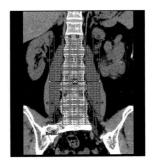

图 3-4-7　定位扫描区　　　　图 3-4-8　冠状重建区　　　　图 3-4-9　矢状重建区

3）增强扫描：常规采用静脉内团注对比剂的方法，对比剂总量 = 体重 × 1.2 mL，流速 3 mL/s；对比剂注射完毕后加注生理盐水 45 mL（表 3-4-2）。

表 3-4-2

扫描方式	基线	扫描范围	延迟时间	FOV	ALG	圈速
定位	正中冠状位	自 T12 扫描至第二骶椎椎体	无			
平扫	正中冠状位	自 T12 扫描至第二骶椎椎体	无	L	Std	R/0.8
第一期	正中冠状位	自 T12 扫描至第二骶椎椎体	注药后 40 s	L	Std	R/0.8
第二期	正中冠状位	自 T12 扫描至第二骶椎椎体	注药后 60 s	L	Std	R/0.8

3. 图像传输及胶片打印

1）所有图像均上传至 PACS。

2）胶片打印方面，腰椎骨折外伤及术后复查均 3 张，轴位骨窗，矢状位软组织窗选打，VR 图像选打。腰椎退行性病变共 4 张，轴位骨窗，矢状位软组织窗选打，椎间盘软组织窗。侧弯则选打冠位。腰椎占位性病变共 4 张，轴位软组织窗，矢状位骨窗选打，临床要求 VR 时加打 VR。腰椎 CT（增强＋重建）共 7 张，平扫 4 张，增强第二期轴位、冠位、矢位各 1 张。胶片排版格式：4×5 或 4×6。

4. 图像显示与评价标准

1）图像显示

①重建 3 mm 层厚图像，观察骨质，采用骨算法重建，用骨窗显示；观察软组织图像，采用标准算法或软组织算法重建，软组织窗显示。根据临床和诊断需要重组不同方位的图像，包括矢、冠位 MPR 及 CPR 重组图像、VR 像。图像密度方面，本底灰雾密度值 $D \leqslant 0.25$，诊断区密度值 $D = 0.25 \sim 2.0$，空扫描（无结构）区密度值 $D > 2.4$。②腰椎各椎体和附件的骨结构，包括终板、骨皮质、骨小梁清晰显示，能准确评估椎间孔、椎间隙、小关节间隙、腰椎椎管径线、腰椎曲度、腰脊神经根及神经节等，可以发现这些结构的异常改变以及伴发的软组织异常。

2）图像评价标准

优质图像：包括全部腰椎结构，图像中无伪影，可明确诊断。

优良图像：包括全部腰椎结构，图像中略有伪影，但是基本不影响诊断。

差图像：包括全部腰椎结构，但显示模糊，或未应用骨算法显示骨质，具有明显的伪影，不能达到诊断要求。

废图像：未包全全部腰椎结构或显示不清，未应用骨算法显示骨质，伪影严重，不能诊断。

（四）骶尾部 CT 检查

1. 适应证

1）椎骨外伤（如骨折、脱位等），特别是观察碎骨片的情况、金属异物的位置以及脊髓的损伤情况。

2）椎骨骨病（如结核、良恶性肿瘤等）以及椎旁肿瘤对椎骨的侵犯情况。

2.检查技术

1）体位：患者取仰卧位，头先进，身体置于检查床中间，用专用的腿垫将受检者的双腿抬高，使腰椎的生理弧度尽可能与床面平行；双臂置于身体两侧，双肩尽量向下；不能上举手臂者可将手臂放于身体两侧并尽量远离躯干部。水平线对腋中线水平。

2）扫描及重建参数：管电压 120 kV，重建层厚和层间距 3 mm/3 mm。容积扫描，通过容积数据采集进行三维后处理。骶尾椎骨折外伤及术后复查时，骨窗冠矢状面 3 mm 重建，软窗重建 VR；肿瘤占位性病变时，软组织窗冠矢位 3 mm 重建。椎体金属固定物重建时，软组织窗冠矢状面 3 mm 重建，半透明 VR 图像。预设脊柱窗窗宽 200~350 HU，窗位 35~45 HU，骨窗窗宽 800~2000 HU，窗位 250~500 HU。扫描范围从 L5 至尾骨（图 3-4-10~3-4-12）。

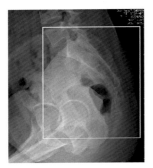
图 3-4-10 定位扫描区

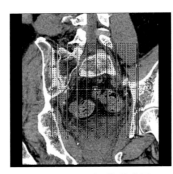
图 3-4-11 矢状重建区

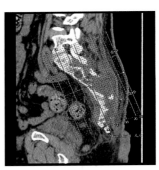
图 3-4-12 冠状重建区

3）增强扫描：常规采用静脉内团注对比剂的方法，对比剂总量＝体重 ×1.2 mL，流速 3 mL/s，对比剂注射完毕后加注生理盐水 45 mL（表 3-4-3）。

表 3-4-3

扫描方式	基线	扫描范围	延迟时间	FOV	ALG	圈速
定位	正中冠状位	自 L5 扫描至尾骨	无			
平扫	正中冠状位	自 L5 扫描至尾骨	无	L	Std	R/0.8
第一期	正中冠状位	自 L5 扫描至尾骨	注药后 24 s	L	Std	R/0.8
第二期	正中冠状位	主动自 L5 扫描至尾骨	注药后 60 s	L	Std	R/0.8

3.图像传输及胶片打印

1）所有图像均上传至 PACS。

2）胶片打印发方面，平扫 3 张，轴位软组织窗，冠状位、矢状位骨窗选打，临床要求 VR 时加打 VR，增强 3 张，第二期轴位，冠位、矢位各 1 张。排版格式 4×5 或 4×6。

4.图像显示与评价标准

1）图像显示

①骶尾椎 CT 图像重建时，重建层厚 3 mm；观察骨质，采用骨算法重建，骨窗显示；观察软组织，采用标准算法或软组织算法重建，软组织窗显示。②根据临床和诊断需要重建不同方位的图像，包括矢状位和冠状位 MPR 及 CPR 重建图像、VR图像。③图像密度方面，本底灰雾密度值 $D = 0.25$，诊断区密度值 $D = 0.25 \sim 2.0$，空扫描（无结构）区密度值 $D > 2.4$。④能清晰显示骶尾椎的骨皮质、骨小梁，也能准确评估骶髂关节、骶前孔和骶后孔、骶管径线及骶尾椎曲度等，明确这些结构的异常改变和伴发的软组织异常。

2）图像评价标准

骶尾椎结构显示清晰，无运动伪影为优质图像。骶尾椎结构显示欠清晰，或略有运动伪影，基本不影响结果的诊断为优良图像。骶尾椎结构显示模糊，有明显的运动伪影，无法诊断为差图像。骶尾椎结构无法观察，运动伪影或金属伪影较重，无法诊断为图像。

（五）骶髂关节 CT 检查

1.适应证

1）骨折：显示骨折碎片、移位、出血、血肿、异物以及相邻组织等。

2）骨肿瘤：显示肿瘤部位、形态、大小、范围及血供等，有助于对肿瘤进行定性诊断。

3）其他骨病：如骨髓炎、骨结核、骨缺血性坏死等，可显示骨皮质和骨髓质形态与密度改变，同时可观察病变与周围组织的关系。

4）软组织疾病：可利用 CT 密度分辨率高的优势确定软组织病变的部位、大小、形态以及与周围组织结构的关系。

2.检查技术

1）体位：患者取仰卧位，头先进，患者仰卧于检查床，双臂上举过头，各种原因所致不能上举手臂者可将手臂放于胸腹前或身体两侧并尽量远离躯干部。水平线对准腋中线。

2）扫描及重建参数：管电压 120 kV，重建层厚和层间距 3 mm/3 mm。容积扫描，通过容积数据采集，进行三维后处理。重建层厚 3/3 mm 的骨窗冠状位 CPR 图像，软组织窗重建 VR 并上传。金属固定物重建时，半透明 VR 图像。预设窗宽窗位：软组织窗 400/40 HU，骨窗 2000/500 HU，扫描范围为骶髂全关节和其临近骨组织。

3）增强扫描：常规采用静脉内团注对比剂的方法，对比剂总量 = 体重 × 1.2 mL，流速 3 mL/s，对比剂注射完毕后加注生理盐水 45 mL（表 3-4-4）。

表 3-4-4

扫描方式	基线	扫描范围	延迟时间	FOV	ALG	圈速
定位	正中冠状位	包全关节和其邻近骨组织	无			
平扫	正中冠状位	包全关节和其邻近骨组织	无	S	Std	R/0.8
第一期	正中冠状位	包全关节和其邻近骨组织	注药后 40 s	S	Std	R/0.8
第二期	正中冠状位	包全关节和其邻近骨组织	注药后 60 s	S	Std	R/0.8

3. 胶片打印及图像传输

1）所有图像均上传至 PACS。

2）胶片打印方面，平扫 3 张，轴位软组织窗及骨窗各 1 张，冠位 CPR1 张，VR 选打；增强 3 张，矢冠轴各 1 张。排版格式 4×5 或 4×6。

4. 图像显示与评价标准

1）图像显示

①重建显示层厚 3 mm；观察骨质图像，采用高分辨算法重建，用骨窗显示；观察软组织图像，采用软组织算法或标准算法重建，软组织窗显示。②根据临床和诊断需要，重组不同方位的图像，包括矢状位和冠状位 MPR 及 CPR 重组图像、VR 重组图像。③图像密度方面，本底灰雾密度值 $D \leqslant 0.25$，诊断区密度值 $D = 0.25 \sim 2.0$，空扫描（无结构）区密度值 $D > 2.4$。④在不同算法、不同窗技术显示和不同后处理的骶髂关节的重建图像方面，可明确分辨骨质（骨皮质、骨小梁）、关节间隙、邻近的肌群、韧带和脂肪组织及其异常改变。

2）图像评价标准

骶髂关节结构及其病变显示清晰，无伪影为优质图像。骶髂关节结构及其病变显示欠清晰，或略有运动伪影为优良图像。骶髂关节结构虽全包括，但显示模糊，有明显伪影，不能诊断为差图像。骶髂关节结构未全包括或显示不清，图像信噪比差，不能诊断为废图像。

（六）髋关节 CT 检查

1. 适应证

1）骨折：显示骨折碎片、移位、出血、血肿、异物以及相邻组织等。

2）骨肿瘤：显示肿瘤部位、形态、大小、范围及血供等，有助于对肿瘤进行定性诊断。

3）其他骨病：如骨髓炎、骨结核、骨缺血性坏死等，可显示骨皮质和骨髓质形态与密度改变，同时可观察病变与周围组织的关系。

4）软组织疾病：可利用 CT 密度分辨率高的优势确定软组织病变的部位、大小、形态以及与周围组织结构的关系。

2. 检查技术

1）体位：患者取仰卧位，头先进，患者仰卧于检查床，双臂上举过头，各种原因所致不能上举手臂者可将手臂放于胸腹前或身体两侧并尽量远离躯干部。水平线对准腋中线（图 3-4-13 ~ 3-4-15）。

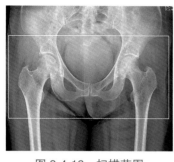

图 3-4-13　扫描范围

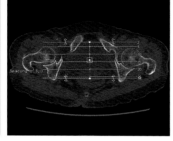

图 3-4-14　冠位重建

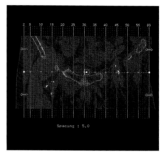

图 3-4-15　矢位重建

2）扫描及重建参数：管电压 120 kV，重建层厚和层间距 3 mm/3 mm。容积扫描，通过容积数据采集进行三维后处理。重建标准窗 3/3 mm 层厚的冠状位、矢状位，软组织窗重建 VR 并上传。金属固定物重建，时半透明 VR 图像。预设窗宽窗位，软组织窗 400/40 HU，骨窗 2000/500 HU，扫描范围为包全髋关节和其临近骨组织。

3）增强扫描：常规采用静脉内团注对比剂的方法，对比剂总量 = 体重 × 1.2 mL，流速 3 mL/s，对比剂注射完毕后加注生理盐水 45 mL（表 3-4-5）。

表 3-4-5

扫描方式	基线	扫描范围	延迟时间	FOV	ALG	圈速
定位	正中冠状位	包全关节和其邻近骨组组织	无			
平扫	正中冠状位	包全关节和其邻近骨组组织	无	L	Std	R/1
第一期	正中冠状位	包全关节和其邻近骨组组织	注药后 25 s	L	Std	R/1
第二期	正中冠状位	包全关节和其邻近骨组组织	注药后 75 s	L	Std	R/1

3. 图像传输及胶片打印

1）所有图像均上传至 PACS。

2）胶片打印：平扫 4 张，轴位软组织窗、骨窗 3 张，冠位、矢位骨窗及 VR 像选打 1 张；增强第二期轴位 1 张；排版格式 4×5 或 4×6。

4. 图像显示与评价标准

1）图像显示

①观察骨质图像，高分辨算法重建，骨窗显示；观察软组织图像，软组织算法或标准算法重建，软组织窗显示；重建层厚 3 mm。②根据临床和诊断需要，重组不同

方位的图像，包括矢状位和冠状位 MPR 及 CPR 重组图像、VR 重组图像。③图像密度方面，本底灰雾密度值 $D \leqslant 0.25$，诊断区密度值 $D = 0.25 \sim 2.0$，空扫描（无结构）区密度值 $D > 2.4$。④在不同算法、不同窗技术显示和不同后处理的重建图像方面，可明确分辨骨质（骨皮质、骨小梁）、关节间隙、邻近的肌群、韧带和脂肪组织及其异常改变。

2）图像评价标准

髋关节结构及其病变显示清晰，无伪影为优质图像。髋关节结构及其病变显示欠清晰，或略有运动伪影为优良图像。髋关节结构虽全包括，但显示模糊，有明显的伪影，不能诊断为差图像。髋关节结构未全包括或显示不清，不能诊断为废图像。

（七）肩关节 CT 检查

1. 适应证

1）骨折：显示骨折碎片、移位、出血、血肿、异物以及相邻组织等。

2）骨肿瘤：显示肿瘤部位、形态、大小、范围及血供等，有助于对肿瘤进行定性诊断。

3）其他骨病：如骨髓炎、骨结核、骨缺血性坏死等，可显示骨皮质和骨髓质形态与密度改变，同时可观察病变与周围组织的关系。

4）软组织疾病：可利用 CT 密度分辨率高的优势确定软组织病变的部位、大小、形态以及与周围组织结构的关系。

2. 检查技术

1）体位：患者仰卧，头先进，患侧肩部尽可能摆放至标准解剖学部位。

2）扫描及重建参数管电压 120 kV，重建层厚和层间距 3 mm/3 mm。容积扫描，通过容积数据采集进行三维后处理。重建标准窗 3/3 mm 层厚的斜冠状位、斜矢状位，软窗重建 VR 并上传。金属固定物重建时，半透明 VR 图像。预设窗宽窗位：软组织窗 400/40 HU，骨窗 2000/500 HU，扫描范围为包全肩关节和其临近骨组织（图 3-4-16 ～ 3-4-21）。

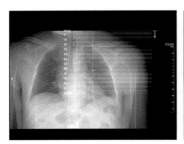 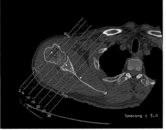 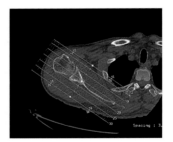

图 3-4-16　扫描范围　　　　图 3-4-17　斜矢位重建　　　　图 3-4-18　斜冠位重建

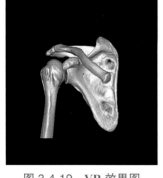
图 3-4-19　VR 效果图

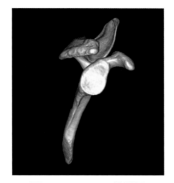
图 3-4-20　VR 效果图

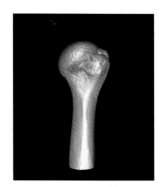
图 3-4-21　VR 效果图

3）增强扫描：常规采用静脉内团注对比剂的方法，对比剂总量＝体重 ×1.2 mL，流速 3 mL/s，对比剂注射完毕后加注生理盐水 45 mL（表 3-4-6）。

表 3-4-6

扫描方式	基线	扫描范围	延迟时间	FOV	ALG	圈速
定位	正中冠状位	包全关节和其邻近骨组组织	无			
平扫	正中冠状位	包全关节和其邻近骨组组织	无	S	Std	R/0.6
第一期	正中冠状位	包全关节和其邻近骨组组织	注药后 40 s	S	Std	R/0.6
第二期	正中冠状位	包全关节和其邻近骨组组织	注药后 60 s	S	Std	R/0.6

3. 图像传输及胶片打印

1）所有图像均上传至 PACS。

2）胶片打印方面，平扫张，轴位软组织窗、骨窗 2 张，斜冠位、斜矢位骨窗及 VR 像选打 1 张；增强第二期矢、冠、轴位软组织窗选打 2 张；排版格式 4×5 或 4×6。

4. 图像显示与评价标准

1）图像显示

①观察骨质图像，采用高分辨算法重建，用骨窗显示；观察软组织图像，采用软组织算法或标准算法重建，软组织窗显示；重建层厚 3 mm。②根据临床和诊断需要重组不同方位的图像，包括矢状位和冠状位 MPR 及 CPR 重组图像、VR 重组图像。③图像密度方面，本底灰雾密度值 $D \leqslant 0.25$，诊断区密度值 $D = 0.25 \sim 2.0$，空扫描（无结构）区密度值 $D > 2.4$。④不同算法、不同窗技术显示和不同后处理的肩关节的重建图像方面，可明确分辨骨质（骨皮质、骨小梁）、关节间隙、邻近的肌群、韧带和脂肪组织及其异常改变。

2）图像评价标准

肩关节结构及其病变显示清晰，无伪影为优质图像。肩关节结构及其病变显示欠清晰，或略有运动伪影，但是基本不影响诊断为优良图像。肩关节结构虽全包括，但显示模糊，有明显的伪影，不能诊断为差图像。肩关节结构未全包括或显示不清，或图像信噪比差，不能诊断为废图像。

（八）上臂 CT 检查

1. 适应证

1）骨折：显示骨折碎片、移位、出血、血肿、异物以及相邻组织等。

2）骨肿瘤：显示肿瘤部位、形态、大小、范围及血供等，有助于对肿瘤进行定性诊断。

3）其他骨病：如骨髓炎、骨结核、骨缺血性坏死等，可显示骨皮质和骨髓质形态与密度改变，同时可观察病变与周围组织的关系。

4）软组织疾病：可利用 CT 密度分辨率高的优势确定软组织病变的部位、大小、形态以及与周围组织结构的关系。

2. 检查技术

1）体位：患者仰卧或俯卧于检查床上，患侧手臂伸至头侧，尽可能靠近检查床中心，保持固定不动。各种原因所致不能上举手臂者可将手臂放于身体两侧。正位光标对准上臂中点，侧位光标放置上臂中心。

2）扫描及重建参数：管电压 120 kV，重建层厚和层间距 3 mm/3 mm。容积扫描，通过容积数据采集，进行三维后处理。图像重建标准窗 3/3 mm 层厚的冠状位、矢状位。软组织窗重建 VR 并上传。金属固定物重建时，半透明 VR 图像。预设窗宽窗位软组织窗 400/40 HU，骨窗 2000/500 HU，扫描范围由肩关节扫至肘关节，包全肱骨。

3）增强扫描：常规采用静脉内团注对比剂的方法，对比剂总量 = 体重 × 1.2 mL，流速 3 mL/s，对比剂注射完毕后加注生理盐水 45 mL（表 3-4-7）。

表 3-4-7

扫描方式	基线	扫描范围	延迟时间	FOV	ALG	圈速
定位	正中冠状位	包全关节和其临近骨组织	无			
平扫	正中冠状位	包全关节和其临近骨组织	无	S	Std	R/0.6
第一期	正中冠状位	包全关节和其临近骨组织	注药后 40 s	S	Std	R/0.6
第二期	正中冠状位	包全关节和其临近骨组织	注药后 60 s	S	Std	R/0.6

3. 图像传输及胶片打印

1）所有图像均上传至 PACS。

2）胶片打印方面，平扫 3 张，轴位软组织窗 / 骨窗，冠状位软组织窗，矢状位软窗以及 VR 图像。肿瘤改变加打软组织窗；增强 2 张。排版格式 4×5 或 4×6。

4.图像显示与评价标准

1）图像显示

基本显示：选用不同算法、不同窗口技术和不同后处理显示和重建上臂图像，可明确分辨骨质（骨皮质、骨小梁）、关节间隙、邻近的肌群、韧带和脂肪组织，以及异常改变。

细节显示：①观察骨质图像，采用骨算法重建，用骨窗显示；观察软组织图像，采用标准算法或软组织算法重建，软组织窗显示；重建显示层厚 3 mm。②根据临床和诊断需要重组不同方位的图像，包括矢状位和冠状位 MPR 及 CPR 图像、VR 像。③图像密度方面，本底灰雾密度值 $D \le 0.25$，诊断区密度值 $D = 0.25 \sim 2.0$，空扫描（无结构）区密度值 $D > 2.4$。

2）图像评价标准

优质图像：上臂结构完整，且各结构及其病变显示清晰，无伪影。

优良图像：上臂结构完整，但各结构及其病变显示欠清晰，或略有运动伪影。

差图像：上臂结构虽全包括，但显示模糊，具有明显的伪影，不能诊断。

废图像：上臂结构未全包括或显示不清，或图像信噪比差，不能诊断。

（九）肘关节 CT 检查

1.适应证

1）骨折：显示骨折碎片、移位、出血、血肿、异物以及相邻组织等。

2）骨肿瘤：显示肿瘤部位、形态、大小、范围及血供等，有助于对肿瘤进行定性诊断。

3）其他骨病：如骨髓炎、骨结核、骨缺血性坏死等，可显示骨皮质和骨髓质形态与密度改变，同时可观察病变与周围组织的关系。

4）软组织疾病：可利用 CT 密度分辨率高的优势确定软组织病变的部位、大小、形态以及与周围组织结构的关系。

2.检查技术

1）体位：患者仰卧或俯卧于检查床上，患侧手臂伸至头侧，尽可能靠近检查床中心，保持固定不动。各种原因所致不能上举手臂者可将手臂放于身体两侧。

2）扫描及重建参数：管电压 120 kV，重建层厚和层间距 3 mm/3 mm。容积扫描，通过容积数据采集进行三维后处理。图像重建标准窗 3/3 mm 层厚的冠状位、矢状位，软组织窗重建 VR 并上传。金属固定物重建时，半透明 VR 图像。预设窗宽窗位，软组织窗 400/40 HU，骨窗 2000/500 HU，扫描范围为包全肘关节和其临近骨组组织（图 3-4-22 ~ 3-4-24）。

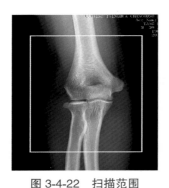

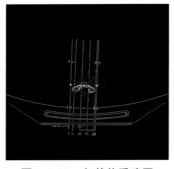

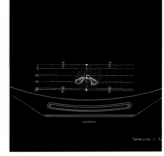

图 3-4-22　扫描范围　　　　图 3-4-23　矢状位重建区　　　　图 3-4-24　冠状位重建区

3）增强扫描：常规采用静脉内团注对比剂的方法，对比剂总量 = 体重 × 1.2 mL，流速 3 mL/s，对比剂注射完毕后加注生理盐水 45 mL（表 3-4-8）。

表 3-4-8

扫描方式	基线	扫描范围	延迟时间	FOV	ALG	圈速
定位	正中冠状位	包全关节和其邻近骨组织	无			
平扫	正中冠状位	包全关节和其邻近骨组织	无	S	Std	R/0.6
第一期	正中冠状位	包全关节和其邻近骨组织	注药后 40 s	S	Std	R/0.6
第二期	正中冠状位	包全关节和其邻近骨组织	注药后 70 s	S	Std	R/0.6

3. 图像传输及胶片打印

1）所有图像均上传至 PACS。

2）胶片打印方面，平扫 3 张，轴位软组织窗加骨窗，冠状位、矢状位骨窗及 VR 根据病变和临床要求选打；增强 2 张，增强第二期轴位软组织窗，冠状位和矢状位选打。排版格式 4×5 或 4×6。

4. 图像显示与评价标准

1）图像显示

①观察骨质图像，采用高分辨算法或骨算法重建，用骨窗显示；观察软组织图像，采用软组织算法或标准算法重建，软组织窗显示；重建显示层厚 3 mm。②根据临床和诊断需要，重组不同方位的图像，包括冠状位和矢状位 MPR 及 CPR 图像、VR 图像。③图像密度方面，本底灰雾密度值 $D \leqslant 0.25$，诊断区密度值 $D = 0.25 \sim 2.0$，空扫描（无结构）区密度值 $D > 2.4$。④在不同算法、不同窗口技术和不同后处理方式的肘关节的重建图像方面，可明确分辨骨质（骨皮质、骨小梁）、关节间隙、邻近的肌群、韧带和脂肪组织，以及其异常改变。

2）图像评价标准

肘关节结构及其病变显示清晰、完整，无伪影为优质图像。肘关节显示完整，欠清晰，或略有运动伪影为优良图像。肘关节结构完整，但结构及病变模糊，伪影明显，不能诊断为差图像。肘关节结构未全包括或显示不清，或图像信噪比差，不能诊断为废图像。

（十）前臂 CT 检查

1. 适应证

1）骨折：显示骨折碎片、移位、出血、血肿、异物以及相邻组织等。

2）骨肿瘤：显示肿瘤部位、形态、大小、范围及血供等，有助于对肿瘤进行定性诊断。

3）其他骨病：如骨髓炎、骨结核、骨缺血性坏死等，可显示骨皮质和骨髓质形态与密度改变，同时可观察病变与周围组织的关系。

4）软组织疾病：可利用 CT 密度分辨率高的优势确定软组织病变的部位、大小、形态以及与周围组织结构的关系。

2. 检查技术

1）体位：患者仰卧或俯卧于检查床上，患侧手臂伸至头侧，尽可能靠近检查床中心，保持固定不动。各种原因所致不能上举手臂者可将手臂放于身体两侧。正位光标对准前臂中点，侧位光标放置前臂中心。

2）扫描及重建参数：管电压 120 kV，重建层厚和层间距 3 mm/3 mm。容积扫描，通过容积数据采集进行三维后处理。图像重建标准窗 3/3 mm 层厚的冠状位、矢状位，软组织窗重建 VR 并上传。金属固定物重建，时半透明 VR 图像。预设窗宽窗位，软组织窗 400/40 HU，骨窗 2000/500 HU，扫描范围：由腕关节扫至肘关节，包全尺桡骨。

3）增强扫描：常规采用静脉内团注对比剂的方法，对比剂总量 = 体重 × 1.2 mL；流速 3 mL/s；对比剂注射完毕后加注生理盐水 45 mL（表 3-4-9）。

表 3-4-9

扫描方式	基线	扫描范围	延迟时间	FOV	ALG	圈速
定位	前臂中点	腕关节 – 肘关节	无			
平扫	前臂中点	腕关节 – 肘关节	无	L	Std	R/0.6
CE 1 期	前臂中点	腕关节 – 肘关节	注药后 40 s	L	Std	R/0.6
CE 2 期	前臂中点	腕关节 – 肘关节	注药后 70 s	L	Std	R/0.6

3. 图像传输及胶片打印

1）所有图像均上传至 PACS。

2）胶片打印方面，平扫 3 张，轴位软组织窗加骨窗，冠状位、矢状位骨窗及 VR 根据病变和临床要求选打；增强 2 张，增强第二期轴位软组织窗，冠状位和矢状位选打。排版格式 4×5 或 4×6。

4. 图像显示与评价标准

1）图像显示

基本显示：在不同算法、不同窗口技术和不同后处理方式的前臂重建图像方面，可清楚分辨骨质（骨皮质、骨小梁）、关节间隙、韧带、邻近的肌群和脂肪组织及其异常改变。

细节显示：①观察骨质图像，采用高分辨算法或骨算法重建，用骨窗显示；观察软组织图像，采用软组织算法或标准算法重建，软组织窗显示；重建显示层厚 3 mm。②根据临床和诊断需要，重组不同方位的图像，包括冠状位和矢状位 MPR 及 CPR 图像及 VR 图像。③图像密度方面，本底灰雾密度值 $D \leqslant 0.25$，诊断区密度值 $D = 0.25 \sim 2.0$，空扫描（无结构）区密度值 $D > 2.4$。

2）图像评价标准

优质图像：前臂结构及其病变显示清晰、完整，无伪影。

优良图像：前臂结构及其病变显示欠清晰，或略有运动伪影。

差图像：前臂结构虽全包括，但显示模糊，具有明显的伪影，不能诊断。

废图像：前臂结构未全包括或显示不清；或图像信噪比差，不能诊断。

（十一）腕关节 CT 检查

1. 适应证

1）骨折：显示骨折碎片、移位、出血、血肿、异物以及相邻组织等。

2）骨肿瘤：显示肿瘤部位、形态、大小、范围及血供等，有助于对肿瘤进行定性诊断。

3）其他骨病：如骨髓炎、骨结核、骨缺血性坏死等，可显示骨皮质和骨髓质形态与密度改变，同时可观察病变与周围组织的关系。

4）软组织疾病：可利用 CT 密度分辨率高的优势确定软组织病变的部位、大小、形态以及与周围组织结构的关系。

2. 检查技术

1）体位：患者俯卧于检查床，头先进，患侧手臂伸至头侧，尽可能靠近检查床中心，固定保持不动。

2）扫描及重建参数：管电压 120 kV，重建层厚和层间距 3 mm/3 mm。容积扫描，通过容积数据采集，进行三维后处理。图像重建标准窗 3/3 mm 层厚的冠状位、矢状位，软组织窗重建 VR 并上传。金属固定物重建时，半透明 VR 图像。预设窗宽窗位，软组织窗 400/40 HU，骨窗 2000/500 HU，扫描范围为包全腕关节及其邻近骨组组织（图 3-4-25 ～ 3-4-27）。

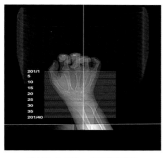

图 3-4-25 扫描范围

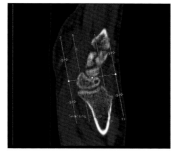

图 3-4-26 冠状位重建

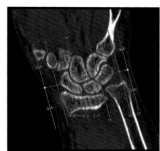

图 3-4-27 矢状位重建

3）增强扫描：常规采用静脉内团注对比剂的方法，对比剂总量 = 体重 × 1.2 mL；流速 3 mL/s，对比剂注射完毕后加注生理盐水 45 mL（表 3-4-10）。

表 3-4-10

扫描方式	基线	扫描范围	延迟时间	FOV	ALG	圈速
定位	正中冠状位	包全腕关节和其邻近骨组织	无			
第一期	正中冠状位	包全腕关节和其邻近骨组织	无	S	Std	R/0.6
第一期	正中冠状位	包全腕关节和其邻近骨组织	注药后 40 s	S	Std	R/0.6
第二期	正中冠状位	包全包全腕关节和其邻近骨组组织	注药后 60 s	S	Std	R/0.6

3. 图像传输及胶片打印

1）所有图像均上传至 PACS。

2）胶片打印方面，平扫 3 张，轴位软组织窗、骨窗，冠状位、矢状位骨窗选打，临床要求 VR 时加打 VR；增强 2 张，增强第二期轴位、冠状位软组织窗。排版格式 4 × 5 或 4 × 6。

4. 图像显示与评价标准

1）图像显示

①观察骨质，采用高分辨算法重建，用骨窗显示；观察软组织，采用软组织算法或标准算法重建，软组织窗或标准窗显示；重建显示层厚 3 mm。②根据临床和诊断需要，重建不同方位的图像，包括冠状位和矢状位 MPR 及 CPR 图像及 VR 像。③图像密度方面，本底灰雾密度值 $D \leq 0.25$，诊断区密度值 $D = 0.25 \sim 2.0$，空扫描（无结构）区密度值：$D > 2.4$。④在不同重建算法、不同窗口技术和不同后处理方式的腕关节重建图像方面，可清楚分辨骨质（骨皮质、骨小梁）、关节间隙、韧带、邻近的肌群和脂肪组织及其异常改变。

2）图像评价标准

腕关节结构及其病变显示清晰、完整，无伪影为优质图像。腕关节结构及其病变显示完整，欠清晰，或略有运动伪影为优良图像。腕关节结构虽全包括，但显示模糊，有明显的伪影，不能诊断为差图像。腕关节结构未全包括或显示不清，或图像信噪比差，能诊断为废图像。

（十二）手部 CT 检查

1. 适应证

1）骨折：显示骨折碎片、移位、出血、血肿、异物以及相邻组织等。

2）骨肿瘤：显示肿瘤部位、形态、大小、范围及血供等，有助于对肿瘤进行定性诊断。

3）其他骨病：如骨髓炎、骨结核、骨缺血性坏死等，可显示骨皮质和骨髓质形态与密度改变，同时可观察病变与周围组织的关系。

4）软组织疾病：可利用 CT 密度分辨率高的优势确定软组织病变的部位、大小、形态以及与周围组织结构的关系。

2. 检查技术

1）体位：患者仰卧或俯卧于检查床上，患侧手臂伸至头侧，尽可能靠近检查床中心，固定保持不动；各种原因所致不能上举手臂者可将手臂放于身体两侧；正位光标对准第三掌指关节，侧位光标放置手部中心。

2）扫描及重建参数：管电压 120 kV，重建层厚和层间距 3 mm/3 mm。容积扫描，通过容积数据采集进行三维后处理。图像重建标准窗 3/3 mm 层厚的冠状位、矢状位，软组织窗重建 VR 并上传。金属固定物重建时，半透明 VR 图像。预设窗宽窗位，软组织窗 400/40 HU，骨窗 2000/500 HU，扫描范围为由指尖扫至腕关节（图 3-4-28 ~ 3-4-30）。

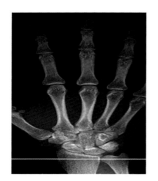
图 3-4-28　扫描范围

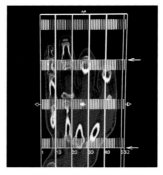
图 3-4-29　矢状位重建

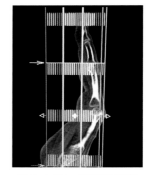
图 3-4-30　冠状位重建

3）增强扫描：常规采用静脉内团注对比剂的方法，对比剂总量 = 体重 × 1.2 mL，流速 3 mL/s，对比剂注射完毕后加注生理盐水 45 mL。

3. 图像传输及胶片打印

1）所有图像均上传至 PACS。

2）胶片打印方面，平扫 3 张，轴位软组织窗／骨窗 2 张，冠状位、矢状位骨窗选打 1 张；肿瘤改变加打软组织窗，VR 选打；增强 2 张，增强第二期轴位、冠状位。排版格式 4×5 或 4×6（表 3-4-11）。

表 3-4-11

扫描方式	基线	扫描范围	延迟时间	FOV	ALG	圈速
定位	第三掌指关节	指尖 – 腕关节	无			
平扫	第三掌指关节	指尖 – 腕关节	无	S	Std	R/1
CE 1 期	第三掌指关节	指尖 – 腕关节	注药后 40 s	S	Std	R/1
CE 2 期	第三掌指关节	指尖 – 腕关节	注药后 70 s	S	Std	R/1

4. 图像显示与评价标准

1）图像显示

①在不同重建算法、不同窗口技术和不同后处理方式的手部重建图像上，可清楚分辨骨质（骨皮质、骨小梁）、关节间隙、韧带、邻近的肌群和脂肪组织，以及异常改变。②观察骨质，采用高分辨算法重建，用骨窗显示；观察软组织，采用软组织算法或标准算法重建，软组织窗显示；重建显示层厚 3 mm。③根据临床和诊断需要，重组不同方位的图像，包括冠状位和矢状位 MPR 及 CPR 图像及 VR 像。④图像密度方面，本底灰雾密度值 $D \leqslant 0.25$，诊断区密度值 $D = 0.25 \sim 2.0$，空扫描（无结构）区密度值 $D > 2.4$。

2）图像评价标准

手部结构及其病变显示清晰、完整，无伪影为优质图像。手部结构及其病变显示完整，欠清晰，或略有运动伪影为优良图像。手部结构虽全包括，但显示模糊，具有明显的伪影，不能诊断为差图像。手部结构未全包括或显示不清，或图像信噪比差，不能诊断为废图像。

（十三）大腿 CT 检查

1. 适应证

1）骨折：显示骨折碎片、移位、出血、血肿、异物以及相邻组织等。

2）骨肿瘤：显示肿瘤部位、形态、大小、范围及血供等，有助于对肿瘤进行定性诊断。

3）其他骨病：如骨髓炎、骨结核、骨缺血性坏死等，可显示骨皮质和骨髓质形态与密度改变，同时可观察病变与周围组织的关系。

4）软组织疾病：可利用 CT 密度分辨率高的优势确定软组织病变的部位、大小、形态以及与周围组织结构的关系。

2.检查技术

1）体位：患者取仰卧位，足先进，脚尖略内旋。正位光标对准大腿中点，侧位光标放置大腿中心。

2）扫描及重建参数：管电压 120 kV，重建层厚和层间距 3 mm/3 mm。容积扫描，通过容积数据采集进行三维后处理。图像重建标准窗 3/3 mm 层厚的冠状位、矢状位，软组织窗重建 VR 并上传。金属固定物重建时，半透明 VR 图像。预设窗宽窗位，软组织窗 400/40 HU，骨窗 2000/500 HU，扫描范围由髋关节扫至膝关节，包全股骨（图 3-4-31 ～ 3-4-33）。

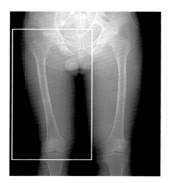
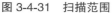
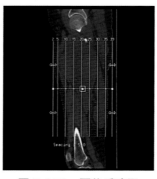
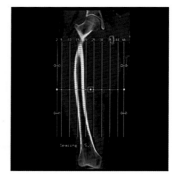

图 3-4-31　扫描范围　　　图 3-4-32　冠位重建区　　　图 3-4-33　矢位重建区

3）增强扫描：常规采用静脉内团注对比剂的方法，对比剂总量 = 体重 × 1.2 mL，流速 3 mL/s，对比剂注射完毕后加注生理盐水 45 mL（表 3-4-12）。

表 3-4-12

扫描方式	基线	扫描范围	延迟时间	FOV	ALG	圈速
定位	大腿中点	髋关节 – 膝关节	无			
平扫	大腿中点	髋关节 – 膝关节	无	S	Std	R/1
CE 1 期	大腿中点	髋关节 – 膝关节	注药后 40 s	S	Std	R/1
CE 2 期	大腿中点	髋关节 – 膝关节	注药后 70 s	S	Std	R/1

3.图像传输及胶片打印

1）所有图像均上传至 PACS。

2）胶片打印方面，平扫 4 张，轴位软组织窗 / 骨窗，冠、矢状位软组织窗以及 VR 图像选打；肿瘤改变加打软组织窗；增强 1 张，增强第二期轴位软组织窗。排版格式 4×5 或 4×6。

4.图像显示与评价标准

1）图像显示

①不同重建算法、不同窗口技术和不同后处理方式的大腿重建图像，可明确分辨

骨质（骨皮质、骨小梁）、关节间隙、韧带、邻近的肌群和脂肪组织，以及异常改变。②观察骨质，采用高分辨算法重建，用骨窗显示；观察软组织，采用软组织算法或标准算法重建，软组织窗显示；重建显示层厚3 mm。③根据临床和诊断需要，重组不同方位的图像，包括冠状位和矢状位MPR及CPR图像及VR图像。④图像密度：本底灰雾密度值：$D \leqslant 0.25$；诊断区密度值：$D = 0.25 \sim 2.0$；空扫描（无结构）区密度值：$D > 2.4$。

2）图像评价标准

大腿结构及其病变显示清晰、完整，无伪影为优质图像。大腿结构及其病变显示完整、欠清晰，或略有运动伪影，但是基本不影响诊断为优良图像。大腿结构虽全包括，有明显的伪影，图像显示模糊，不能诊断为差图像。大腿结构未全包括或显示不清；或图像信噪比差，不能诊断为废图像。

（十四）膝关节CT检查

1. 适应证

1）骨折：显示骨折碎片、移位、出血、血肿、异物以及相邻组织等。

2）骨肿瘤：显示肿瘤部位、形态、大小、范围及血供等，有助于对肿瘤进行定性诊断。

3）其他骨病：如骨髓炎、骨结核、骨缺血性坏死等，可显示骨皮质和骨髓质形态与密度改变，同时可观察病变与周围组织的关系。

4）软组织疾病：可利用CT密度分辨率高的优势确定软组织病变的部位、大小、形态以及与周围组织结构的关系。

5）半月板损伤：显示半月板的形态、密度等。

2. 检查技术

1）体位：患者取仰卧位，足先进，脚尖略内旋，正位光标对准膝关节正中位髌骨下缘，侧位光标放置膝关节中心。

2）扫描及重建参数：管电压120 kV，重建层厚和层间距3 mm/3 mm。容积扫描，通过容积数据采集进行三维后处理。图像重建标准窗3/3 mm层厚的冠状位、矢状位，软组织窗重建VR并上传。金属固定物重建时，半透明VR图像。预设窗宽窗位，软组织窗400/40 HU，骨窗2000/500 HU，扫描范围为包全膝关节及邻近骨组织（图3-4-34 ～ 3-4-36）。

3）增强扫描：常规采用静脉内团注对比剂的方法，对比剂总量 = 体重 × 1.2 mL，流速3 mL/s，对比剂注射完毕后加注生理盐水45 mL。

3. 图像传输及胶片打印

1）所有图像均上传至PACS。

2）胶片打印方面，平扫4张，轴位软组织窗/骨窗，冠、矢状位骨窗以及VR

图像选打。肿瘤改变加打软组织窗。增强 3 张，增强第二期轴位、矢位、冠位软组织窗。排版格式 4×5 或 4×6。

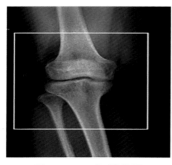
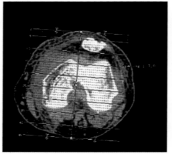
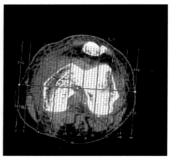

图 3-4-34　扫描范围　　　图 3-4-35　冠位重建区　　　图 3-4-36　矢位重建区

4. 图像显示与评价标准

1）图像显示

①观察骨质，采用高分辨算法重建，用骨窗显示；观察软组织，采用软组织算法或标准算法重建，软组织窗显示；重建显示层厚 3 mm。②根据临床和诊断需要，重组不同方位图像，包括冠状位和矢状位 MPR 及 CPR 图像及 VR 图像。③图像密度方面，本底灰雾密度值 $D \leqslant 0.25$，诊断区密度值 $D = 0.25 \sim 2.0$，空扫描（无结构）区密度值 $D > 2.4$。④在不同重建算法、不同窗口技术和不同后处理方式的膝关节重建图像方面，可清楚分辨骨质（骨皮质、骨小梁）、关节间隙、韧带、邻近的肌群和脂肪组织及其异常改变。

2）图像评价标准

关节结构及病变显示清晰完整，无伪影，完全符合诊断要求为优质图像。膝关节结构及其病变显示完整、欠清晰，或略有运动伪影，但是基本不影响诊断为优良图像。膝关节结构虽全包括，但显示模糊，有明显的伪影，不能诊断为差图像。膝关节结构未全包括或显示不清；或图像信噪比差，不能诊断为废图像。

（十五）小腿 CT 检查

1. 适应证

1）骨折：显示骨折碎片、移位、出血、血肿、异物以及相邻组织等。

2）骨肿瘤：显示肿瘤部位、形态、大小、范围及血供等，有助于对肿瘤进行定性诊断。

3）其他骨病：如骨髓炎、骨结核、骨缺血性坏死等，可显示骨皮质和骨髓质形态与密度改变，同时可观察病变与周围组织的关系。

4）软组织疾病：可利用 CT 密度分辨率高的优势来确定软组织病变的部位、大小、形态以及与周围组织结构的关系。

2. 检查技术

1）体位：仰卧位、足先进，患者仰卧于检查床上，脚尖略内旋，正位光标对准小腿中点，侧位光标放置小腿中心，由膝关节扫至踝关节，包全胫腓骨。

2）扫描及重建参数：管电压120 kV，重建层厚和层间距3 mm/3 mm。容积扫描，通过容积数据采集，进行三维后处理。图像重建标准窗3/3 mm层厚的冠状位、矢状位，软窗重建VR并上传。金属固定物重建时，半透明VR图像。预设窗宽窗位：软组织窗400/40 HU，骨窗2000/500 HU，扫描范围为膝关节至踝关节（图3-4-37～3-4-39）。

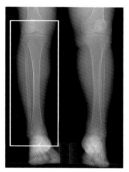
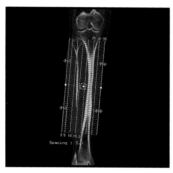
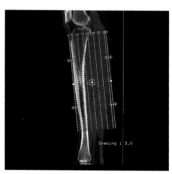

图 3-4-37　扫描范围　　　　图 3-4-38　矢位重建图　　　　图 3-4-39　冠位重建图

3）增强扫描：常规采用静脉内团注对比剂的方法，对比剂总量 = 体重 × 1.2 mL，流速3 mL/s，对比剂注射完毕后加注生理盐水45 mL。

3. 图像传输及胶片打印

1）所有图像均上传至PACS。

2）胶片打印方面，平扫共3张，轴位软组织窗/骨窗，冠、矢状位骨窗以及VR图像选打。肿瘤改变加打软组织窗。增强共4张，增强第二期轴位、矢位、冠位软组织窗。排版格式4×5或4×6。

4. 图像显示与评价标准

1）图像显示

基本显示：在不同重建算法、不同后处理方法及不同窗口显示技术的小腿的重建图像方面，可明确分辨骨质（骨皮质、骨小梁）、关节间隙、韧带、邻近的肌群和脂肪组织及其异常改变。

细节显示：①重建显示层厚3 mm；观察骨质时，采用高分辨率算法重建，用骨窗显示；观察软组织时，采用标准算法或软组织算法重建，软组织窗显示。②根据临床和诊断需要，重建不同方位的重组图像，包括矢状位和冠状位MPR及CPR重组图像、VR重组图像。③图像密度方面，本底灰雾密度值 $D \leqslant 0.25$，诊断区密度值 $D = 0.25 \sim 2.0$，空扫描（无结构）区密度值 $D > 2.4$。

2）图像评价标准

优质图像：小腿结构全部包括，且各结构及其病变显示清晰，无伪影，完全符合诊断要求。

优良图像：小腿结构全部包括，但各结构及其病变显示欠清晰，或略有运动伪影，但是基本不影响诊断。

差图像：小腿结构虽全包括，但显示模糊，伪影明显不能达到诊断要求。

废图像：小腿结构未全包括或显示不清；或图像信噪比差不能诊断。

（十六）踝关节 CT 检查

1. 适应证

1）骨折：显示骨折碎片、移位、出血、血肿、异物以及相邻组织等。

2）骨肿瘤：显示肿瘤部位、形态、大小、范围及血供等，有助于对肿瘤定性诊断。

3）其他骨病：如骨髓炎、骨结核、骨缺血性坏死等，可显示骨皮质和骨髓质形态与密度改变，同时可观察病变与周围组织的关系。

4）软组织疾病：可利用 CT 密度分辨率高的优势确定软组织病变的部位、大小、形态以及与周围组织结构的关系。

2. 检查技术

1）体位：患者仰卧于检查床上，足先进，脚尖略内旋。正位光标对准小腿中点，侧位光标放置小腿中心。

2）扫描及重建参数：管电压 120 kV，重建层厚和层间距 3 mm/3 mm。容积扫描，通过容积数据采集进行三维后处理。图像重建标准窗 3/3 mm 层厚的冠状位、矢状位，软组织窗重建 VR 并上传。金属固定物重建时，半透明 VR 图像。预设窗宽窗位，软组织窗 400/40 HU，骨窗 2000/500 HU，扫描范围为胫腓骨远端至跟骨，包全内外踝关节（图 3-4-40 ~ 3-4-42）。

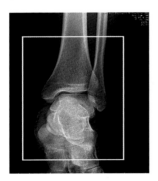
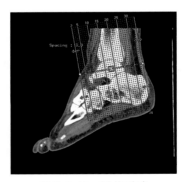
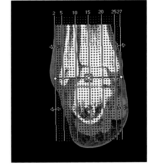

图 3-4-40　扫描范围　　　　图 3-4-41　冠位重建　　　　图 3-4-42　矢位重建

3）增强扫描：常规采用静脉内团注对比剂的方法，对比剂总量 = 体重足先进，1.2

mL，流速 3 mL/s；一期注药后 40 s 扫描，二期注药后 70 s 扫描，对比剂注射完毕后加注生理盐水 45 mL。

3. 图像传输及胶片打印

1）所有图像均上传至 PACS。

2）胶片打印方面，平扫共 4 张，轴位软组织窗／骨窗，冠、矢状位骨窗以及 VR 图像选打。肿瘤改变加打软组织窗。增强共 5 张，增强第二期轴位、矢位、冠位软组织窗。排版格式 4×5 或 4×6。

4. 图像显示与评价标准

1）图像显示

基本显示：在不同重建算法、不同窗技术显示和不同后处理方法的踝关节重建图像方面，可明确分辨骨质（骨皮质、骨小梁）、软组织（邻近的肌群、韧带和脂肪组织）及关节间隙，以及其异常改变。

细节显示：①重建及显示层厚 3 mm；观察骨质，采用高分辨算法重建，用骨窗显示；观察软组织，采用软组织算法或标准算法重建，软组织窗显示。②根据临床和诊断需要，重建不同方位的图像，包括冠状位和矢状位 CPR 及 MPR 图像、VR 图像。③图像密度方面，本底灰雾密度值 $D \leqslant 0.25$，诊断区密度值 $D = 0.25 \sim 2.0$，空扫描（无结构）区密度值 $D > 2.4$。

2）图像评价标准

优质图像：踝关节包全且各结构及其病变显示清晰。

优良图像：踝关节包全但各结构及其病变显示欠清晰，或略有运动伪影，但是基本不影响诊断。

差图像：踝关节结构虽全包括，但有明显的伪影，图像显示模糊，不能达到诊断要求。

废图像：踝关节结构未全包括或显示模糊或图像信噪比差，无法诊断。

（十七）足部 CT 检查

1. 适应证

1）骨折：显示骨折碎片、移位、出血、血肿、异物以及相邻组织等。

2）骨肿瘤：显示肿瘤部位、形态、大小、范围及血供等，有助于对肿瘤进行定性诊断。

3）其他骨病：如骨髓炎、骨结核、骨缺血性坏死等，可显示骨皮质和骨髓质形态与密度改变，同时可观察病变与周围组织的关系。

4）软组织疾病：可利用 CT 密度分辨率高的优势确定软组织病变的部位、大小、形态以及与周围组织结构的关系。

2. 检查技术

1）体位：患者仰卧于检查床上，足先进，脚尖略内旋。正位光标对准第三趾骨基底部中点，侧位光标放置足部中心。

2）扫描及重建参数：管电压 120 kV，自动毫安秒，重建层厚和层间距 3 mm/3 mm。容积扫描，通过容积数据采集进行三维后处理。图像重建标准窗 3/3 mm 层厚的冠状位、矢状位，软组织窗重建 VR 并上传。金属固定物重建时，半透明 VR 图像。预设窗宽窗位，软组织窗 400/40 HU，骨窗 2000/500 HU，扫描范围由趾尖扫至跟骨，包全足部（图 3-4-43 ~ 3-4-46）。

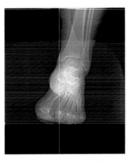 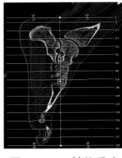 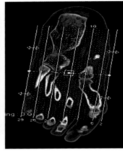 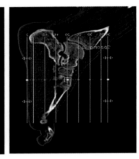

图 3-4-43　扫描范围　　图 3-4-44　轴位重建　　图 3-4-45　矢位重建　　图 3-4-46　冠位重建

3）增强扫描：常规采用静脉内团注对比剂的方法，对比剂总量 = 体重 × 1.2 mL，流速 3 mL/s；一期注药后 40 s 扫描，二期注药后 70 s 扫描，对比剂注射完毕后加注生理盐水 45 mL。

3. 图像传输及胶片打印

1）所有图像均上传至 PACS。

2）胶片打印方面，平扫共 4 张，轴位软组织窗 / 骨窗，冠、矢状位骨窗以及 VR 图像选打。肿瘤改变加打软组织窗。增强共 5 张，增强第二期轴位、矢位、冠位软组织窗。排版格式 4×5 或 4×6。

4. 图像显示与评价标准

1）图像显示

基本显示：在不同重建算法、不同窗技术显示和不同后处理方法的足部重建图像方面，可明确分辨骨质（骨皮质、骨小梁）、软组织（邻近的肌群、韧带和脂肪组织）及各关节间隙，以及其异常改变。

细节显示：①重建及显示层厚 3 mm；观察骨质，采用高分辨算法重建，用骨窗显示；观察软组织，采用软组织算法或标准算法重建，软组织窗显示。②根据临床和诊断需要，重建不同方位的图像，包括冠状位和矢状位 CPR 及 MPR 图像、VR 图像。③图像密度方面，本底灰雾密度值 $D \leqslant 0.25$，诊断区密度值 $D = 0.25 \sim 2.0$，空扫描（无结构）区密度值 $D > 2.4$。

2）图像评价标准

优质图像：足部各结构包全且各结构及其病变显示清晰。

优良图像：足部各结构包全但各结构及其病变显示欠清晰，或略有运动伪影，但是基本不影响诊断。

差图像：足部各结构虽全包括，但有明显的伪影，图像显示模糊，不能达到诊断要求。

废图像：足部各结构未全包括或显示模糊或图像信噪比差，无法诊断。

（十八）　上肢动脉 CTA 检查

1. 适应证

用于显示上肢血管病变以及血管与软组织肿块间的关系等。

2. 检查技术

1）体位：患者仰卧于检查床上，头先进，双上肢置于身体两侧，较胖者双手合拢置于腹部，水平线对腋中线水平，按正位定位像定位。

2）扫描及重建参数：管电压 120 kV，自动毫安秒，采集层厚 0.625/0.5 mm，监测点（主动脉弓层面）阈值达到 150 HU，触发启动扫描，或其他因素影响阈值的到达，可手动触发扫描。对比剂总量 = 体重 × 0.8；流速 5 mL/s；对比剂注射完毕加注生理盐水 40 mL。预设窗宽窗位，标准窗 400/35 HU，容积扫描，通过容积数据采集，进行三维后处理，重建层厚和层间距为 3/3 mm。重建标准窗的冠状位、矢状位及轴位MIP 像，软组织窗重建 VR 并上传。扫描范围从颈 5 椎体扫至掌指关节。

3）血管 CPR、VR 处理：选择增强组的序列，点击屏幕左上角"Volume Viewer"，在弹出的软件界面中选择"Auto Bone Xpress Neck"后处理工具；左上角右击选择"VR"；选用"Small Vessals"，在轴位上所有部血管分支添加完整；选用剪切工具，将完整动脉剪切出来；点击 batch，选"Rotate"，angle between image：30° 保存图像（图 3-4-47 ～ 3-4-53）。

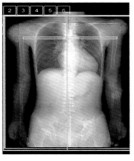
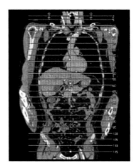

图 3-4-47　扫描范围　　图 3-4-48　轴位 MIP 重建

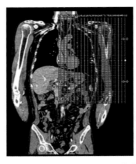 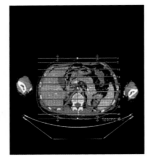

图 3-4-49　矢位 MIP 重建　　图 3-4-50　冠位 MIP 重建

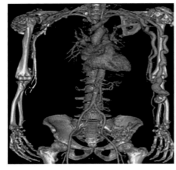 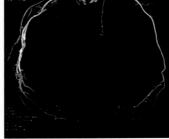 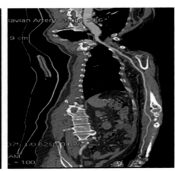

图 3-4-51　VR 效果图　　　　图 3-4-52　VR 效果图　　　　图 3-4-53　CPR 效果图

3. 图像传输及胶片打印

1）所有图像均上传至 PACS。

2）胶片打印：共 5 张，VR 及 MIP 1 张，轴位及冠状位 3 张，患侧矢状位 1 张。排版格式 4×5 或 4×6。

4. 图像显示与评价标准

1）图像显示

采用标准算法重建，层厚 3.0 mm。根据诊断及临床需要，重建 MIP、VR 或 MPR、CPR 图像，并以不同角度图像观察上肢动脉主干及主要分支和其病变情况。图像密度方面，本底灰雾密度值 $D \leqslant 0.25$，诊断区密度值 $D = 0.25 \sim 2.0$，空扫描（无结构）区密度值 $D > 2.4$。图像要包含完整的上肢动脉主干及其主要分支；轴位图像方面，上肢动脉主干及其主要分支显示清晰，强化明显，与图像背景有良好的对比；MIP、VR 或 MPR、CPR 等重建图像也能清晰显示上肢动脉主干及其主要分支的形态、密度和异常改变。

2）图像评价标准

上肢动脉及其主要分支轮廓清晰，血管边缘锐利可明确诊断为优质图像。上肢动脉及其主要分支轮廓显示良好，无伪影，可进行诊断为优良图像。上肢动脉及其主要分支轮廓显示较清晰，有伪影，但可区分解剖结构，不影响为差图像。上肢动脉及其主要分支的轮廓显示不清，不能进行诊断为废图像。

（十九）下肢动脉 CTA 检查

1. 适应证

用于显示下肢血管病变以及血管与软组织肿块间的关系等。

2. 检查技术

1）体位：患者仰卧于检查床上，足先进，双上肢上举，水平线对腋中线水平。按正位定位像定位。要求患者在扫描过程中保持体位制动，检查前训练患者呼吸配合。

2）扫描及重建参数：管电压 120 kV，自动毫安秒，采集层厚 0.625/0.5 mm，监测点（门脉水平降主动脉）阈值达到 150 HU，触发启动扫描，或其他因素影响阈值的到达，可手动触发扫描。对比剂总量 = 体重 × 1.2，流速 4 mL/s，对比剂注射完毕加注生理盐水 40 mL。预设窗宽窗位，标准窗 400/35 HU，容积扫描，通过容积数据采集进行三维后处理，重建层厚和层间距为 3/3 mm。重建标准窗的冠状位、矢状位 MIP 图像，软窗重建 VR 并上传。扫描范围为肾上极至足尖。

血管 VR 重建：选择增强组的序列，点击屏幕左上角 "Volume Viewer"，在弹出的软件界面中选择 "Auto Bone Xpress Neck" 后处理工具；左上角右击选择 "VR"；选用 "Small Vessals"，在轴位上所有部血管分支添加完整；选用剪切工具，将完整动脉剪切出来；点击 batch，选 "Rotate"，angle between image：30° 保存图像（图 3-4-54 ~ 3-4-56）。

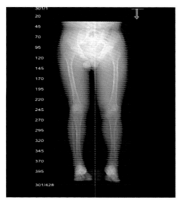
图 3-4-54 扫描范围

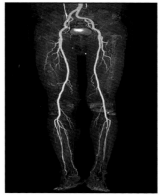
图 3-4-55 MIP 重建

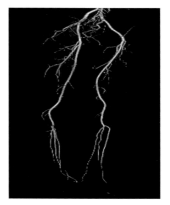
图 3-4-56 VR 图像

3. 图像传输及胶片打印

1）所有图像均上传至 PACS。

2）胶片打印共 5 张，VR 及 MIP 1 张，轴位及冠状位 3 张，患侧矢状位 1 张。排版格式 4×5 或 4×6。

4. 图像显示与评价标准

1）图像显示

①以不同角度图像观察下肢动脉主干及其主要分支和其病变情况；图像密度方面，本底灰雾密度值 $D \leqslant 0.25$，诊断区密度值 $D = 0.25 \sim 2.0$，空扫描（无结构）区密度值 $D > 2.4$。②图像要包含完整的下肢动脉主干及其主要分支；轴位图像方面，下肢动脉主干及其主要分支显示清晰，明显强化，与图像背景对比良好；MPR、CPR 或 MIP、VR 等重建图像能清晰显示下肢或动脉主干及其主要分支的形态、密度以及异常改变。

2）图像评价标准

下肢动脉主干及主要分支血管轮廓清晰，血管边缘锐利，可明确诊断为优质图像。下肢动脉主干及主要分支血管轮廓显示良好，无明显伪影，可诊断为优良图像。下肢动脉主干及主要分支血管轮廓显示较清晰，有伪影，但可区分解剖结构，不影响诊断为差图像。下肢动脉主干及主要分支血管轮廓显示不清 / 有明显伪影，无法诊断为废图像。

（二十）下肢静脉 CTV 检查

1. 适应证

下肢静脉血栓、下肢静脉曲张、髂静脉压迫综合征、下肢静脉瘤、下肢动静脉畸形等。

2. 检查技术

1）体位：①肘静脉注药间接法。患者仰卧于检查床上，足先进，双上肢上举，水平线对腋中线水平。按正位定位像定位，扫描方向为从膈顶扫至足尖。要求患者在扫描过程中保持体位制动，检查前训练患者呼吸配合。②足背静脉注药直接法：患者仰卧于检查床，足先进，双上肢上举，水平线对腋中线水平。按正位定位像定位，扫描方向：从足尖扫至膈顶。要求患者在扫描过程中保持体位制动，检查前训练患者呼吸配合。双侧小腿在连接完管后绑上止血带，减缓造影剂流速（图 3-4-57 ～ 3-4-58）。

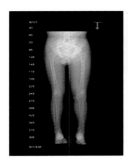 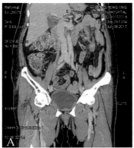 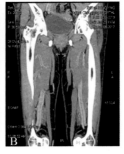 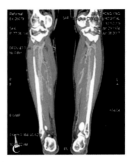

图 3-4-57　扫描范围　　　　　　　　图 3-4-58　冠位 **MIP** 重建

2）扫描及重建参数：管电压 120 kV，自动管电流，GSI 模式扫描。软组织或标准算法重建，重建层厚 1.250 mm，层间距 0.625 mm，螺距 0.984。肘静脉注药间接法的第一次对比剂量 = 体重 ×1.2，流速 4 mL/s；第二次对比剂量 = 体重 ×1.2，流速 2 mL/s；加注盐水 40 mL，流速 2 mL/s。采用足背静脉注药直接法时，药水混合物 300 mL（造影剂量∶盐水量 = 1∶5），流速 3 mL/s，100 s 注射完毕，扫描时将扫描方向改成从足尖扫至膈顶，旋转时间由 0.6 调至 0.5，缩短扫描时间（扫描时间需要在 15 s 以内），注射混合药物后 N（100- 扫描时间）秒开始扫描的时间和扫描所用时间总计在 100 s 左右。采用肘静脉注药间接法时，交互参考视窗三平面定位后，重建 3/8 mm 的冠状位 MIP（窗宽 300 HU，窗位 45 HU）。采用足背静脉注药直接法时，下肢静脉造影剂充盈良好，重建去骨 VR，重建 3/8 mm 的冠状位 MIP（窗宽 800 HU，窗位 150 HU）（表 3-4-13）。

表 3-4-13

重建断面	范围	窗口技术				MPR	MIP	VR
		W（软）	L（软）	W（骨）	L（骨）	TH/ITmm mm	TH/ITmm	旋转角
轴位	双下肢静脉血管	400	35			3/3	3/8	
矢状位	双下肢静脉血管	400	35			3/3	3/8	
冠状位	双下肢静脉血管	400	35			3/3	3/8	

3. 图像传输及胶片打印

1）所有图像均上传至 PACS。

2）胶片打印共 2 张，MPR 及冠状位 MIP 2 张。排版格式 4×5 或 4×6。

4. 图像显示与评价标准

1）图像显示

①采用标准算法重建，重建层厚 3.0 mm；常规重建 MPR、MIP 等后处理图像，并以不同角度图像观察下肢静脉主干及其主要属支和其病变情况；图像密度方面，本底灰雾密度值 $D \leqslant 0.25$，诊断区密度值 $D = 0.25 \sim 2.0$，空扫描（无结构）区密度值 $D > 2.4$。②图像包含完整的下肢静脉主干及其主要属支；轴位图像方面，下肢静脉主干及其主要属支显示清晰，强化明显，与图像背景有良好的对比；MIP、MPR 等重组图像也能清晰显示下肢静脉主干及其主要属支的形态、密度和异常改变。

2）图像评价标准

下肢静脉主干及主要属支轮廓清晰，边缘锐利，可明确诊断为优质图像。下肢静脉主干及主要属支轮廓良好，无伪影，可进行诊断为优良图像。下肢静脉主干及其主要属支轮廓显示尚可，有伪影，但可区分解剖结构，不影响诊断为差图像。下肢静脉主干及主要属支的轮廓不清或有明显伪影，无法诊断为废图像。

五、对比剂过敏及处置

（一）碘过敏机制

碘对比剂过敏样反应指的是在药物第一次进入人体后产生的过敏样症状，通常会在局部皮肤、消化系统、呼吸系统等表现出相应的不良反应症状，严重时还可能会导致呼吸循环衰竭、休克以及死亡等。和Ⅰ型变态反应表现比较相似，而两者的本质区别为潜伏期不同、参与组织不同及患者血清ⅠgE浓度不同等。Ⅰ型变态反应主要是致敏原在相关免疫因子的介导下所形成的一种免疫应答，由致敏原使人体形成非常多的特异性ⅠgE抗体，而ⅠgE抗体再和肥大细胞（MC）、嗜碱粒细胞（BAS）受体相互结合，当相同的抗原又一次进入人体后就会和MC及BAS表面ⅠgE抗体相互结合，进而促使MC与BAS脱颗粒释放出组胺等相关的炎性介质，形成相对应的生理及病理变化。碘对比剂过敏样反应发生机制非常复杂，目前还不十分清楚，通常认为是因为药物成分或者经补体激活途径等方式导致MC与BAS释放相应的活性介质，最终表现出多种过敏样症状。过敏样反应首次接触即可通过非免疫途径发生过敏样症状，诱发物不限于抗原或半抗原，临床中所报道的变态反应实际上绝大多数属于过敏样反应。

（二）碘对比剂不良反应处置流程

1. 对比剂外渗

1）定义：对比剂进入非血管组织，包括皮下组织、血管周围间隙、皮内组织等称为对比剂外渗或外溢。

2）原因：①高压注射器注射压力大，对比剂注射速度通常是 2.5 ~ 3.5 mL/s；甚至是 4 ~ 5 mL/s，从而增加了对比剂外渗的风险。②对比剂使用剂量大，对比剂浓度高、黏度大、易结晶等特点很容易损伤血管壁。③对比剂注射时采用远距离控制，人机分离，不能及时观察注射局部，从而不能在注射中及时停止对比剂注射。④护理人员的穿刺技术、熟练程度以及血管的选择和血管本身的情况，是否使用对应型号的套管针，针头是否固定牢固等都会影响到对比剂是否外渗。⑤患者因化疗等各种药物治疗对血管的刺激损伤，导致脆性增加；患者的配合程度差，如婴幼儿、老年人、久病体衰、神志不清的患者；患者衣袖过紧，穿刺部位暴露不佳；拔针后注射点按压位置不对或时间不够，都是导致对比剂外渗的原因。

3）后果：①疼痛。②注射部位肿胀，范围可波及整个肢体，肿胀出现的时间大部分在注射当时发生，少数发生在注射后 2 ~ 6 h。③皮肤坏死。

4）处理措施：①发生对比剂渗漏、肿胀时，应立即停药，评估外渗面积，皮肤颜色，外渗药物的量、浓度、疼痛性质，及时挤出渗液，并抬高患肢，制动 24 h 避免受压，告知患者 24 h 应持续湿敷 50% 的硫酸镁（将纱布浸透 50% 硫酸镁，再覆盖在肿胀部位及其上下 10 cm 范围的肢体部分）。②冰敷，将碎冰袋装在塑料袋内，包裹肿胀的肢体，要求超过注射部位上下关节，冰敷时间不少于 2 h，如果患者感觉寒冷难受，可在肢体表面盖上毛巾，再冰敷，也可以冰敷一定时间，移开一段时间，在寒冷季节及年老体弱、感觉减退的患者尤为注意，以免长时间冰敷而造成冻伤。③局部封闭，一旦出现对比剂渗漏，立即进行封闭治疗，以减轻疼痛及对比剂引起肢体水肿范围扩大。方法为 2% 利多卡因 5 mL+ 地塞米松 5 mg，从水肿部位的近心侧向远侧做环形皮下封闭。④皮肤出现水疱的处理方法为避免水疱破裂，如果水疱巨大，可用注射器抽干水疱液体。⑤及时给予安慰，稳定患者情绪。

5）预防：穿刺时要特别慎重，尽量选择粗直且弹性好的血管，注射时易观察的血管穿刺，避开末梢细小血管或静脉（窦）瓣，血管分叉处的静脉和皮下组织较少的部位，以肘正中静脉、前臂头静脉和贵要静脉为最佳，其次为手臂静脉，以减少渗出发生率，血管条件较差的患者适当降低注射速度。检查前有效沟通，告知患者及其家属 CT 增强及使用高压注射器静脉内增强造影的目的、意义、方法和注意事项，一旦出现对比剂外渗不要过分强调其严重性，以免患者恐慌。在推注对比剂的过程中如有疼痛及肿胀，需事先交代示意方法告诉医护人员，以便及时停止注射。目前，外渗现象呈逐渐下降趋势，杜绝或低发生率外渗是今后工作的目标。

2. CT 增强检查护理规范

1）检查前准备：询问既往病史，施打留置针，患者有无高血压、心脏病、糖尿病（是否服用二甲双胍，如未停服需要告知检查前后应停药 48 h）、有无肝肾功能异常（肌酐值 > 180 μmol/L、肾小球率过滤低于 50% ~ 60% 禁做此项检查，透析患者除外）、有无甲亢（服药期间，建议询问临床医师做此项检查的必要性）及过敏史。注意查对患者疾病史，对于高危患者应慎用对比剂，仔细分析患者病情，向患者讲明不良反应；护理人员应熟悉对比及性能不良反应及并发症，要求备好急救器械及药品。备好常用的碘造影剂为非离子型，如碘海醇、碘佛醇、碘克沙醇。常用的急救设备及药物。接受 CT 增强检查的患者普遍存在恐惧心理，心存疑虑，护士应耐心解释，使其了解增强 CT 检查的必要性和安全性。静脉穿刺及高压注射器的连接，穿刺时应严格按照无菌操作规程，用 18 G 或 20 G 静脉留置针连接装有 5 mL 生理盐水的注射器，选择肘部或其他部位较粗直且弹性较好的静脉进行穿刺，以右臂作为首选。确定针尖在血管内后，缓慢抽出针芯 2 ~ 3 mm，将套管送入后拔出针芯，用敷料贴牢固固定，轻推 5 mL 生理盐水，观察局部有无肿胀疼痛；随后等待连接高压注射筒进行检查。

2）各个部位检查前注意事项：①胃部增强检查。询问病史，检查前 15 ~ 30 min 口服温水 500 ~ 1500 mL，检查前 10 min 肌内注射消旋山莨菪碱 10 mg。②肝胆胰脾肾。询问病史，检查前 15 ~ 30 min 口服温水 300 ~ 500 mL。③冠脉 CTA 增强检查。

询问病史，测量心率，此项检查要求患者心率控制在 70 次 /min 以下，如测量心率在 80 次 /min 以上，需服用 25 mg 两片酒石酸美托洛尔片，如测量心率在 70～80 次 / 分之间，需服用 1 片 25 mg 酒石酸美托洛尔片，20～30 min 进行心率测量，如心率降至规定值，方可进行穿刺。④小肠 CTE 增强检查。询问病史，药物准备包括复方聚乙二醇电解质散、阿托品（禁忌证：前列腺增生、青光眼、肠梗阻等）。检查前 5 d 低渣饮食，检查前 6 h 禁食；检查前一天晚 8 点清理肠道，半小时之内口服等渗液（复方聚乙二醇电解质散 1000 mL）。检查当日将准备好的两袋复方聚乙二醇电解质散溶于 2000 mL 温水中，检查前 40 min 口服 1500 mL，剩余 500 mL 带入检查室口服。检查前 10 min 肌内注射阿托品。⑤婴幼儿（小于 1 岁）增强检查（除血管）。病房进行留置针穿刺（型号无要求）。镇静需进入放射科完成，用药为水合氯醛，根据患儿公斤体重计算（公斤体重 ×0.5 即为用量，最大量不能超过 7 mL）。可根据公斤体重抽取造影剂，采用静推的方式注入造影剂。⑥婴幼儿血管增强检查：留置 22 G 穿刺针，镇静需检查 15～20 min 内完成。用药为水合氯醛，根据患儿公斤体重计算（公斤体重 ×0.5 即为用量，小于 1 岁最大量不能超过 7 mL，大于 1 岁最大量不能超过 10 mL）。同成人采用高压注射筒完成检查。

3）检查中护理：告知患者动态增强扫描是利用高压注射器边注射边扫描是本检查的关键，按要求做，根据检查部位，协助患者双臂上举置于头顶，或将双臂至于身体两侧，保持注射侧手臂伸直。告知患者如果出现恶心呕吐等不适症状，及时示意，注入药物时，身体发热是正常的反应，放轻松，以待检查结束。注射过程中密切注意针管活塞的推进是否顺利，高压注射器界面压力值是否正常范围内以及患者是否有无异常表现（注意碘对比剂放入调至 37℃的温箱中，以降低对比剂的黏稠度，这样，既减轻了对比剂对血管壁的刺激，使血管阻力下降，同时也可避免冷刺激引起的不良反应）。

4）检查后护理：立即问候患者，有无不适，观察注射部位有无对比剂外渗，将留置针与高压注射筒分离，协助患者缓慢起身，留置于候检区，以便发现并及时处理并发症，嘱其多饮水，以促进对比剂的排泄。观察 15～20 min 患者如无不适，即可拔出留置针。如患者等候拔针过程中出现不同程度的过敏症状，可进行对症处理。轻度反应包括荨麻疹、头痛头晕、恶心呕吐、低热、皮肤潮红等；中度反应包括口舌发麻、结膜充血、胸闷气急、发音嘶哑等；重度反应包括呼吸困难、血压骤降、意识丧失、休克、呼吸心跳骤停等。

5）抢救措施：若患者出现恶心、心慌、颜面部出现少量小皮疹时应嘱患者大量饮清水以促进碘对比剂排泄，之后观察 30 min 左右，待症状明显缓解后则无须特殊处理即可离开。若患者出现球结膜水肿、风团样皮疹、皮肤瘙痒等前驱症状时应立即停止注射对比剂，同时静脉注射 5 mg 地塞米松，建立另一条静脉通道备用，之后观察 60 min 左右，待症状明显缓解后则无须特殊处理。若患者出现血压下降、皮肤湿冷、结膜充血、呼吸困难、喉头水肿等症状或腹痛、大小便失禁等，应立即停止注射碘对比剂并皮下注射肾上腺素 0.3 ~ 0.5 mL，同时给予高流量吸氧，严密监护生命体征变化，静脉推注 5 ~ 10 mg 地塞米松，并呼叫急诊医师支援现场抢救；若患者出现意识及呼吸消失、颈动脉搏动消失时应立即行心肺复苏。

本节编者：郭鹏德、王伟新、张秋奂、李昊

审校：郑卓肇、齐旭红

第四章

MR 操作规范

20世纪70年代磁共振成像（Magnetic Resonance Imaging，MRI）技术的出现是医学影像学发展史上的一次革命。20世纪80年代商品化MRI设备应用于临床，对临床医学及影像医学的发展起到了巨大的推动作用。1985年我国引进了第一台临床MRI设备，至今，MRI设备在国内已高度普及，MRI影像的质量控制也成为业界日益关注的焦点。质控的目标是通过对MRI设备及检查技术进行系统的质量状况监督评价，使MRI成像质量及诊断质量保持应有的高水准，并能持续改进。本操作规范旨在为综合医院提供MRI成像的基线技术标准。

MR 检查安全事项

1. 受检者检查前应确认已去除随身携带的各种金属及磁性物质，包括手机等电子设备、手表、钥匙、磁卡、硬币、皮带、金属装饰品等，含金属平车、输液架、轮椅等不能进入检查室，以免被磁体吸附发生猛烈碰撞。由于大部分抢救设备含金属不能进入扫描间，危重患者不建议做MRI检查。

2. 对于体内植入物，应参照生产厂家说明书，确认材料性质是否磁共振兼容。含金属或铁磁性的植入物不能进行MRI检查，因为在磁场中会产生运动和移位、产生电流和发热、产生影响图像质量的伪影。对于MRI兼容的植入物，尽量在1.5 T及以下场强的设备上完成检查。

3. 安装有非MRI兼容心脏植入式电子设备是MRI检查的绝对禁忌证，包括心脏起搏器、植入型心律转复除颤器、植入式心血管监测仪、植入式循环记录仪等。此类电子设备在磁场中会出现发热、异常感知等现象，严重时可导致电极头端发热，灼伤心脏及邻近组织。不仅如此，磁场还会对起搏器或除颤器的脉冲造成干扰，改变设备功能，引起恶性心律失常，严重者会导致患者死亡。

4. MRI检查过程中的噪声主要是由梯度磁场高速切换，梯度线圈振动而产生。高分贝噪声可造成患者一过性听力下降，能诱发幽闭恐惧症，甚至癫痫及其他精神疾病。MRI磁体空间狭长、扫描时间长、噪声大，少数患者不能耐受，会感到胸闷、心悸、气短、害怕、烦躁、焦虑等，这就是幽闭恐惧症。增加扫描间的照明度能增加空间感，部分缓解患者的不适症状，通过心理疏导、检查过程中适时与其对话、家属陪伴等措施，部分幽闭恐怖症患者也能顺利完成检查。

常规成像技术名称缩写对照

英文缩写	英文全称	中文名称
ADC	Apparent Diffusion Coefficient	表观扩散系数
BOLD	Blood Oxygenation Level Dependent	血氧水平依赖
CE-MRA	Contrast Enhanced Magnetic Resonance Angiography	对比增强磁共振血管成像
DTI	Diffusion Tensor Imaging	扩散张量成像
DWI	Diffusion Weighted Imaging	扩散加权成像
EPI	Echo Planar Imaging	平面回波成像
FID-EPI	Free Induction Decay Echo Planar Imaging	自由感应衰减平面回波成像
FIESTA	Fast Imaging Employing Steady State Acquisition	稳态采集快速成像
FIESTA-C	FIESTA Cycled Phases	循环相位稳态采集快速成像
FISP	Fast Imaging with Steady State Precession	稳态进动快速成像
FSE	Fast Spin Echo	快速自旋回波
FLAIR	Fluid Attenuated Inversion Recovery	液体衰减反转恢复序列
FLASH	Fast Low Angle Shot	快速小角度激发
GRASE/GSE	Gradient and Spin Echo	梯度自旋回波
GRE	Gradient Recalled Echo	梯度回波
GRE-EPI	Gradient-Echo Echo-Planar Imaging	梯度回波平面回波成像
IR	Inversion Recovery	反转恢复
IREPI	Inversion Recovery Echo Planar Imaging	反转恢复平面回波成像
IR-FGRE	Inversion Recovery Fast Gradient Recalled Echo	反转恢复快速梯度回波
IR-FSE	Inversion Recovery Fast Spin Echo	反转恢复快速自旋回波
IR-TSE	Inversion Recovery Turbo Spin Echo	反转恢复快速自旋回波
LAVA	Liver Acquisition with Volume Acceleration	肝脏容积加速采集
MERGE	Multiple Echo Recalled Gradient Echo	多回波梯度回波
MRA	Magnetic Resonance Angiography	磁共振血管成像
MRCP	Magnetic Resonance Cholangiopancreatography	磁共振胰胆管成像
MRM	Magnetic Resonance Myelography	磁共振脊髓成像
MRS	Magnetic Resonance Spectroscopy	磁共振波谱
MRU	Magnetic Resonance Urography	磁共振尿路成像
MS-EPI	Multi-shot Echo Planar Imaging	多次激发平面回波成像
SE	Spin Echo	自旋回波
SE-EPI	Spin Echo-Echo Planar Imaging	自旋平面回波成像
T_1WI	T_1-Weighted Imaging	T_1 加权成像
T_2WI	T_2-Weighted Imaging	T_2 加权成像
TOF	Time of Flight	时间飞跃
TSE	Turbo Spin Echo	快速自旋回波

一、头部磁共振规范化检查

检查前的注意事项：选用头颅专用线圈、头颈线圈，特殊情况下Body coil（无外加线圈）也可成像。

检查体位：采用仰卧位，头先进，手置于身体两侧，人体长轴与床面长轴一致，"十字"定位线对准眉心。

增强扫描：注射钆对比剂进行增强扫描，定位、相位编码方向、FOV、层厚、层间距参照平扫T_1WI（图4-1-1）。

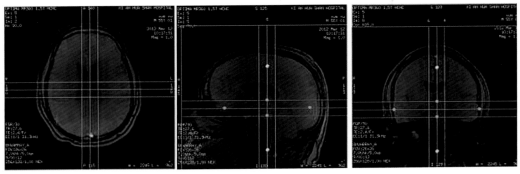

图 4-1-1　三平面定位图

（一）头颅常规磁共振检查

1.适应证

头部疾病检查。

2.检查技术

1）定位及扫描范围：与头部磁共振规范化扫描相同。

2）序列选择及参数：颅脑常规扫描有横轴位、冠状位、矢状位。特殊疾病可选择任意方向扫描，颅脑常规扫描参数见表4-1-1。

表 4-1-1　颅脑常规扫描参数

序列	方位	TR（ms）	TE（ms）	TI（ms）	层厚（mm）	层间（mm）	矩阵	FOV（cm）
定位	三平面	shortest	4.6	—	10	1	256×192	25×25
T_2WI	轴位	3000	90	—	5	0.5	256×192	22×24
T_1WI	轴位	500	20	—	5	0.5	256×160	22×24
T_2 FLAIR	轴位	9000	120	2200	5	0.5	256×192	22×24
T_1W1	矢状位	500	20	—	5	0.5	256×160	24×24
DW1	轴位	10 000	100	B=1000	5	0.5	128×128	22×24

3）增强扫描：①如果常规平扫发现异常，但难以确定病灶的具体大小、数目和性质，建议增强。②如果临床高度怀疑有颅内疾病，而平扫检查未发现明显异常，建议增强。③增强扫描采用 T_1WI 脉冲序列加脂肪抑制技术，矢、冠、轴三平面。

3.图像显示与评价标准

1）图像显示

①头颅所属范围解剖结构显示清晰、完整，图像无伪影干扰。②头颅扫描范围上至颅顶下至枕骨大孔，前后根具需要而定。③脑实质、小脑、脑干、颅骨、鞍区解剖结构显示清晰。④眼眶、鼻腔、鼻旁窦（副鼻窦）轮廓显示清楚，光滑锐利。⑤脑灰质、白质，颅骨及其周围组织信号显示清晰，分辨率高。

2）图像评价标准

图像结构显示清晰，无伪影，可明确诊断为优质图像。图像结构显示清晰，有一定伪影，但不影响诊断为优良图像。图像结构显示不清晰，有伪影，不能达到诊断要求为差图像。图像结构显示模糊不清，伪影严重，无法诊断为废图像。

（二）脑垂体磁共振检查

1.适应证

垂体及蝶窦疾病检查。

2.检查技术

1）定位及扫描范围：与头部常规磁共振扫描相同（图 4-1-2 ~ 4-1-3）。

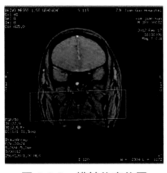 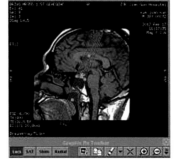

图 4-1-2　横轴位定位图　　　　图 4-1-3　冠状位定位图

2）序列选择及参数：垂体常规扫描有横轴位 T_2WI、矢状位 T_1WI、冠状位 T_1WI 及 T_2WI STIR。可行全颅脑扫描，观察有无其他病灶。冠状位 T_1WI 及 T_2WI STIR 在矢状位定位，定位线平行于垂体柄或垂直于鞍底，范围包括垂体（表 4-1-2）。

表 4-1-2　脑垂体常规扫描参数

序列	方位	TR（ms）	TE（ms）	层厚（mm）	层间距（mm）	矩阵	FOV（cm）	NEX
定位	三平面	shortest	4.6	5	1	256×192	20×24	—

序列	方位	TR（ms）	TE（ms）	层厚（mm）	层间距（mm）	矩阵	FOV（cm）	NEX
T$_2$WI	轴位	3000	90	5	1	320×192	20×24	2
T$_1$W1	矢状位	500	15	2	0.3	320×256	20×24	3
T$_1$W1	冠状位	500	15	2	0.3	320×256	18×20	3
T$_2$WI	冠状位	3000	90	2	0.3	320×256	18×20	2
T$_1$WI+C	冠状位	400	9.6	2	0.3	256×160	18×20	1
动态增强	冠状位	400	9.6	2	0.3	256×160	18×20	1

3）增强扫描：①怀疑有垂体瘤或其他无法定性的垂体病变，需行垂体动态增强扫描。②垂体瘤术后，建议增强扫描。

3. 图像显示与评价标准

1）图像显示

①垂体所属范围解剖结构显示清晰，图像无伪影干扰。②垂体扫描范围上至垂体柄，下至垂体下缘，前后包括垂体前、后叶。③蝶窦、垂体、鞍背、中脑解剖结构显示清晰。④垂体窝、蝶窦、鞍背轮廓显示清楚，光滑锐利。⑤鞍背、眶脂体及其周围组织信号显示清晰，分辨率高。

2）图像评价标准

图像结构显示清晰，无伪影，可明确诊断为优质图像。图像结构显示清晰，有一定伪影，但不影响诊断为优良图像。图像结构显示不清晰，有伪影，不能达到诊断要求为差图像。图像结构显示模糊不清，伪影严重，无法诊断为废图像。

（三）眼眶磁共振检查

1. 适应证

眼眶及视神经疾病检查。

2. 检查技术

1）定位及扫描范围：与头部磁共振常规扫描相同，两眼连线与定位水平线一致，患者目视正前方后闭目，嘱患者眼球保持不动，采集中心对准两眼连线中心（图 4-1-4 ～ 4-1-6）。

2）序列选择及参数：眼眶 MRI 扫描多采用横轴位、冠状位及斜矢状位，斜矢状位（T$_2$WI）取横轴位视神经清楚的平面，扫描线平行于该侧视神经。眼眶常规扫描参数见表 4-1-3。

3）增强扫描：①眼肌病变加脂肪抑制。②眼肌病变和眼眶内占位性病变均需做增强扫描，选择 T$_1$WI 序列加脂肪抑制。

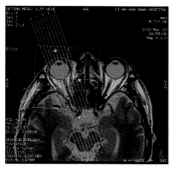
图 4-1-4 斜矢状位定位图

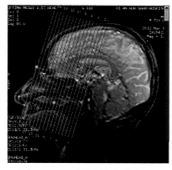
图 4-1-5 斜冠状位定位图

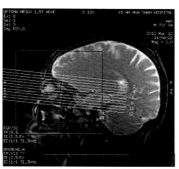
图 4-1-6 横轴位定位图

表 4-1-3 眼眶常规扫描参数

序列	方位	TR（ms）	TE（ms）	层厚（mm）	层间距（mm）	矩阵	FOV（cm）	压脂	NEX
定位	三平面	shortest	4.6	5	1	256×192	23×20	—	1
T_2WI	横轴位	3500	85	3	0.3	320×256	23×20	是	2
T_2WI	冠状位	3200	85	3	0.3	256×224	20×20	是	2
T_2WI	斜矢状位	2800	85	3	0.3	320×224	20×20	否	3
T_1WI	横轴位	450	18	3	0.3	256×224	23×20	否	2

3. 图像显示与评价标准

1）图像显示

①眼眶所属范围解剖结构显示清晰，图像无伪影干扰。②眼眶扫描范围包括眼眶上下缘，扫描范围后界包括视交叉，前界到双眼球前缘。③视交叉、眶脂体、内直肌、外直肌、上直肌、下直肌解剖结构显示清晰。④眼眶、软组织轮廓显示清楚，光滑锐利。⑤视神经、眶脂体及其周围组织信号显示清晰，分辨率高。

2）图像评价标准

图像结构显示清晰，无伪影，可明确诊断为优质图像。图像结构显示清晰，有一定伪影，但不影响诊断为优良图像。图像结构显示不清晰，有伪影，不能达到诊断要求为差图像。图像结构显示模糊不清，伪影严重，无法诊断为废图像。

（四）颞下颌关节（TMD）磁共振检查

1. 适应证

颞下颌关节疾病检查。

2. 检查技术

1）定位及扫描范围：患者取仰卧位，人体及头部长轴与床面长轴一致，眼眦连线平行于采集中心线。颞下颌关节 MRI 扫描应该包括开口位检查和闭口位检查，通常先行闭口位检查，然后保持不动，再行开口位检查。患者在检查时手握开口器，以便在张口位扫描时放入口内，尽量张口。采集中心对准外耳孔连线中心（图 4-1-7 ~ 4-1-8）。

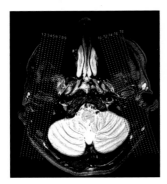

图 4-1-7　斜矢状位定位图

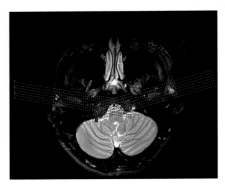

图 4-1-8　斜冠状位定位图

2）序列选择及参数：①颞下颌关节 MRI 扫描多采用横轴位、斜冠状位及斜矢状位。斜矢状位（T_1WI）为显示颞下颌关节盘、观察翼外肌的重要的成像方位。斜冠状位（T_1WI）用于观察关节盘左右移动情况。②颞下颌关节动态 MR 扫描时，常规开口位检查和闭口位检查只能明确关节盘在起始和终末 2 个点的位置信息，而部分患者的关节盘位置异常仅出现在颞下颌关节开口过程中。因此，了解整个开口过程中关节盘的位置变化轨迹至关重要。颞下颌关节动态 MRI 扫描：可分为分步静态扫描和真正动态扫描两种方式，分步静态扫描：利用特定的可控制开口角度的开口器，逐步增加开口角度，在每一次开口位置都进行一次矢状面扫描，从而获得开口过程中一系列的静态图，利用电影技术连续播放这些图像即可获得动态效果。真正动态扫描：直接利用快速扫描序列监测患者的主动开口或主动闭口过程，患者的开口或闭口运动必须缓慢、连续、均匀（表 4-1-4）。

表 4-1-4　颞下颌关节常规扫描参数

序列	方位	TR（ms）	TE（ms）	层厚（mm）	层间距（mm）	矩阵	FOV（cm）	NEX
定位	三平面	shortest	4.6	4	1	256×192	20×23	1
T_2WI	轴位	3000	90	4	0.4	320×224	20×23	1
T_1WI	斜冠状位	425	12	1.5	0	256×192	20×23	2
T_1WI	斜矢状位	425	12	1.5	0	256×192	20×23	2
T_2WI	斜矢状位	3000	90	1.5	0	256×192	20×23	2
PD+T_2W1	斜冠状位或 矢状位	3775	25/135	1.5	0	320×224	20×23	2

3）增强扫描：①特殊病灶建议增强扫描。②序列选择三平面 T_1WI 脂肪抑制序列。

3.图像显示与评价标准

1）图像显示

①颞下颌关节所属范围解剖结构显示清晰，图像无伪影干扰。②扫描范围从颅底至下颌水平支水平，包括大部分下颌骨。③关节盘、髁状突、下颌支、颞骨及其周围组织解剖结构显示清晰。④韧带、下颌骨、软组织轮廓显示清楚，光滑锐利。⑤下颌支、颞骨及其周围组织信号显示清晰，分辨率高。

2）图像评价标准

图像结构显示清晰，无伪影，可明确诊断为优质图像。图像结构显示清晰，有一定伪影，但不影响诊断为优良图像。图像结构显示不清晰，有伪影，不能达到诊断要求为差图像。图像结构显示模糊不清，伪影严重，无法诊断为废图像。

（五）头或头颈部血管磁共振检查

1.适应证

头颈部血管疾病检查。

2.检查技术

1）定位及扫描范围：与头颅常规扫描相似，但扫描时间长，嘱患者保持平稳呼吸，避免或减少吞咽动作。CE-MRA 需要使用高压注射器。

2）序列选择及参数：头部 MRA 定位像采用三平面定位像，非对比增强采用横轴位三维时间飞跃技术（3D-TOF），非对比增强 MRV 采用冠状位或矢状位 2D-TOF或相位对比（PC）技术。成像范围从颅底至颅顶，根据成像靶区适当调整。头颈部MRA定位像采用三平面定位像；成像范围从主动脉弓至颅顶，根据成像靶区适当调整，矢状及冠状定位像方面，定位线垂直于颈部血管走行，范围从颅顶至第 1 胸椎水平（图 4-1-9）。

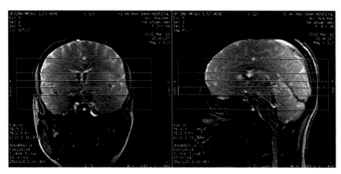

图 4-1-9　TOF-MRA 三平面定位图

3）增强扫描：①显示完整全脑增强血管影像。②如果在对比剂通过的早、中、晚期采集图像，就可获得包含不同期相的一系列图像，即时间分辨率 MRA，可以直接显示 Willis 环的全貌。

3.图像显示与评价标准

1）图像显示

①颅内血管或颈部血管影像满足诊断要求。②提供三维重组图像。③血管显示清晰，无明显运动伪影，无卷褶伪影。

2）图像评价标准

图像结构显示清晰，无伪影，可明确诊断为优质图像。图像结构显示清晰，有一定伪影，但不影响诊断为优良图像。图像结构显示不清晰，有伪影，不能达到诊断要求为差图像。图像结构显示模糊不清，伪影严重，无法诊断为废图像。

二、颈部磁共振检查

喉部及甲状腺磁共振检查

1.适应证

颈部软组织疾病检查。

2.检查技术

1）定位及扫描范围：肩部用棉垫垫高，颈部拉直，采集中心对准喉结节（图4-2-1，4-2-2）。

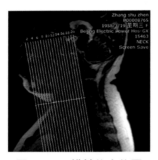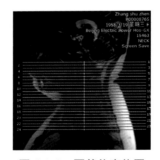

图 4-2-1　横轴位定位图　　　图 4-2-2　冠状位定位图

2）序列选择及参数：横轴位采用矢状位及冠状位定位，定位线垂直于气管，范围从第1颈椎至第7颈椎（表4-2-1）。

3）增强扫描：①特殊病灶建议增强。②序列选择三个平面的T_1WI脂肪抑制序列。

3.图像显示与评价标准

1）图像显示

①喉部、甲状腺所属范围解剖结构显示清晰，图像无伪影干扰。②扫描范围从第3颈椎上缘至甲状腺下缘，前后方向从喉部前缘至椎体前缘。③甲状腺形态大小、会厌前间隙、颈动脉间隙、喉旁间隙、声带及其周围组织解剖结构显示清晰。④甲状软骨、声带、环状软骨显示清晰，轮廓边缘锐利光滑。⑤甲状腺、声带及其周围组织信号显

示清晰，分辨率高。

表 4-2-1　喉部及甲状腺常规扫描参数

序列	方位	TR（ms）	TE（ms）	层厚（mm）	层间距（mm）	矩阵	FOV（cm）	压脂	NEX
定位	三平面	shortest	4.6	10	1	256×192	22×22	—	1
T_2WI	轴位	3500	85	3~6	0.5~1	256×224	22×22	否	2~4
T_1WI	轴位	400	15	3~6	0.5~1	256×192	22×22	否	2~4
$T_2WI\ STIR$	轴位位	3500	110	3~6	0.5~1	256×224	22×22	是	2~4
T_1WI	矢状位	400	15	3~5	0.5~1	256×192	22×22	否	2~4
$T_2WI\ STIR$	冠状位	3000	85	3~5	0.5~1	320×224	24×22	是	3~4

2）图像评价标准

图像结构显示清晰，无伪影，可明确诊断为优质图像。图像结构显示清晰，有一定伪影，但不影响诊断为优良图像。图像结构显示不清晰，有伪影，不能达到诊断要求为差图像。图像结构显示模糊不清，伪影严重，无法诊断为废图像。

三、四肢关节磁共振规范化检查

（一）肩关节磁共振检查

1. 适应证

肩关节疾病检查。

2. 检查技术

1）定位及扫描范围：选择肩关节专用线圈。线圈完全包绕患侧肩部，患者取仰卧位，肩部放平，上臂靠近胸壁，前臂屈曲（或伸直）前腹壁；健侧用沙袋垫高以便患侧尽量靠近床面，患肩尽量置于床中心。采集中心对准肩关节中心（图 4-3-1 ~ 4-3-3）。

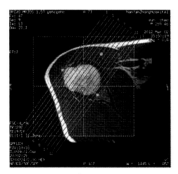 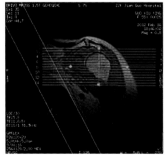 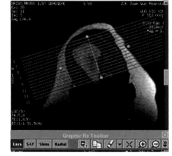

图 4-3-1　斜矢状位定位图　　　　图 4-3-2　斜冠状位定位图　　　　图 4-3-3　横轴位定位图

2）序列选择及参数：横轴位（T_2WI 或 $T_2WI\ STIR$）、斜冠状位（T_2WI 脂肪抑制、

T_1WI)、斜矢状位（T_2WI）（表 4-3-1）。

表 4-3-1　肩关节常规扫描参数

序列	方位	TR/TE（ms）	层厚 / 层间距（mm）	FOV（cm）	矩阵	压脂	NEX
定位像	三平面	shortest	5/1	18×18	256×192	—	1
T_2W1 STIR	横轴位	3000/85	3~4/0.3	18×18	256×224	是	2
T_2WI STIR	冠状位	3000/85	3~4/0.3	18×18	256×256	是	3
PD T_2WI	冠状位	3000/85	3~4/0.3	18×18	256×256	否	3
T_1WI	冠状位	500/16	3~4/0.3	18×18	256×224	否	1
T_2WI	矢状位	3000/85	3~4/0.3	18×18	256×256	否	3

3）增强扫描：增强扫描，定位、相位编码方向、FOV、层厚、层间距参照平扫 T_1WI。退行性变以平扫为主。肿瘤病变、感染性病变，增强扫描可选 FSE 序列 T_1WI（脂肪抑制）横断面及冠状位，必要时矢状位对照。

3. 图像显示与评价标准

1）图像显示

①肩关节所属范围解剖结构显示清晰，图像无伪影干扰。②扫描范围自肩锁关节水平至关节盂下缘。③肱骨上端、肩胛骨（肩峰、喙突、肩胛冈）、锁骨解剖结构显示清晰。④肩袖（冈上肌、冈下肌、小圆肌、肩胛下肌）及肩袖间隙结构显示清晰。⑤关节软骨、关节盂唇、肩锁关节盘、韧带及周围组织信号显示清晰，分辨率高。

2）图像评价标准

图像结构显示清晰，无伪影，可明确诊断为优质图像。图像结构显示清晰，有一定伪影，但不影响诊断为优良图像。图像结构显示不清晰，有伪影，不能达到诊断要求为差图像。图像结构显示模糊不清，伪影严重，无法诊断为废图像。

（二）肘关节磁共振检查

1. 适应证

肘关节疾病检查。

2. 检查技术

1）定位及扫描范围：选择专用线圈或小柔线圈。仰卧位，头先进，双手置于身体两侧，人体长轴与床面长轴一致，被检侧上肢平放，掌心向上，尽量靠近床中线，中心线对准肘关节中心。

2）序列选择及参数：选择横轴位、冠状位、矢状位，或根据病变选择扫描方向（表 4-3-2）。

3）增强扫描：增强扫描，定位、相位编码方向、FOV、层厚、层间距参照平扫 T_1WI。退行性变以平扫为主。肿瘤病变、感染性病变，增强扫描可选 FSE 序列 T_1WI

（脂肪抑制）横断面及冠状位，必要时矢状位对照（图 4-3-4 ～ 4-3-6）。

表 4-3-2 肘关节常规扫描参数

序列	方位	TR/TE（ms）	层厚/层间距（mm）	FOV（cm）	矩阵	压脂	NEX
定位像	三平面	shortest	5/1	18×18	256×192	—	1
T₂WI	横轴位	3000/85	4/0.4	18×18	256×192	否	2
T₁WI	横轴位	500/10	4/0.4	18×18	256×192	否	2
T₂WI STIR	冠状位	3000/85	4/0.4	18×18	256×192	是	2
T₁WI	冠状位	500/10	4/0.4	18×18	256×192	否	2
T₂WI	矢状位	3000/85	4/0.4	18×18	256×192	否	2
T₁WI STIR	矢状位	500/10	4/0.4	18×18	256×192	是	2

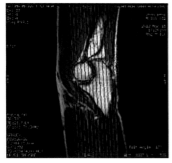

图 4-3-4　斜矢状位定位图　　图 4-3-5　横轴位定位图

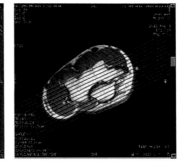

图 4-3-6　斜冠状位定位图

3.图像显示与评价标准

1）图像显示

①肘关节所属范围解剖结构显示清晰，图像无伪影干扰。②扫描范围从肱骨内外髁上缘至桡骨颈或尺桡骨上段，前后方向从肱尺骨连线前缘至肱桡骨连线后缘。③肘关节诸骨与周围组织解剖结构显示清晰。④桡骨粗隆、鹰嘴窝、关节间隙显示清晰，轮廓边缘锐利光滑。⑤关节间隙、关节囊、韧带及周围组织信号显示清晰，分辨率高。

2）评价标准

图像结构显示清晰，无伪影，可明确诊断为优质图像。图像结构显示清晰，有一定伪影，但不影响诊断为优良图像。图像结构显示不清晰，有伪影，不能达到诊断要求为差图像。图像结构显示模糊不清，伪影严重，无法诊断为废图像。

（三）腕关节磁共振检查

1.适应证

腕关节疾病检查。

2. 检查技术

1）定位及扫描范围：选择腕关节专用线圈或小柔线圈。取俯卧 / 仰卧位，以患者感觉舒适能配合检查为原则，头先进，手臂伸直，掌心向下，患侧腕关节置于主磁场中心，采集中心对准腕关节中心（图 4-3-7 ~ 4-3-9）。

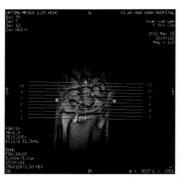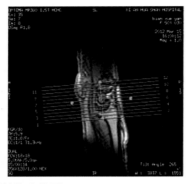

图 4-3-7　横轴位定位图

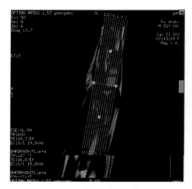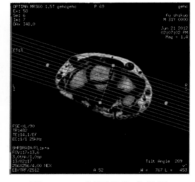

图 4-3-8　斜矢状位定位图　　　　图 4-3-9　斜冠状位定位图

2）序列选择及参数：常规扫描横轴位、矢状位、冠状位（表 4-3-3）。

表 4-3-3　常规扫描参数

序列	方位	TR/TE（ms）	层厚 / 层间距（mm）	FOV（cm）	矩阵	压脂	NEX
定位像	三平面	shortest	5/1	18×18	256×192	—	1
T₂W1	冠状位	3000/90	3/0.3	18×18	320×256	是	2
T₂W1	冠状位	3000/90	3/0.3	18×18	320×256	否	2
T₁WI	冠状位	400/14	3/0.3	18×18	320×256	否	2
T₂WI	矢状位	3000/90	3/0.3	18×18	320×256	否	2
T₂WI	轴位	3000/90	3/0.3	18×18	320×256	否	2

3）增强扫描：增强扫描，定位、相位编码方向、FOV、层厚、层间距参照平扫 T_1WI。退行性变以平扫为主。肿瘤性病变、感染性病变，增强扫描可选 FSE 序列

T_1WI（脂肪抑制）横断面及冠状位，必要时矢状位对照。

3. 图像显示与评价标准

1）图像显示

①腕关节所属范围解剖结构显示清晰，图像无伪影干扰。②扫描范围从尺桡关节上缘至掌骨近段，前后方向从尺桡骨前缘至尺桡骨后缘。③腕关节诸骨与周围组织解剖结构显示清晰。④尺桡骨茎突、皮下脂肪、肌腱显示清晰，轮廓边缘锐利光滑。⑤肌腱、关节盘及周围组织信号显示清晰，分辨率高。

2）评价标准

图像结构显示清晰，无伪影，可明确诊断为优质图像。图像结构显示清晰，有一定伪影，但不影响诊断为优良图像。图像结构显示不清晰，有伪影，不能达到诊断要求为差图像。图像结构显示模糊不清，伪影严重，无法诊断为废图像。

（四）手掌指部磁共振检查

1. 适应证

手掌及指部疾病检查。

2. 检查技术

1）定位及扫描范围：选择专用线圈或小柔线圈。仰卧位，头先进，手置于身体侧方，人体长轴与床面长轴一致，被检侧手掌和前臂平放，掌心向上（或下），尽量置于床中心，采集中心对准手掌中心。

2）序列选择及参数：掌指部位常规扫横轴位、矢状位、冠状位（表4-3-4）。

表 4-3-4　手掌指部常规扫描参数

序列	方位	TR/TE（ms）	层厚/层间距（mm）	FOV（cm）	矩阵	压脂	NEX
定位像	三平面	shortest	5/1	18×18	256×192	—	1
T_2WI	冠状位	3000/90	2/0.5	18×18	320×256	是	2
T_2WI	冠状位	3000/90	2/0.5	18×18	320×256	否	2
T_1WI	冠状位	400/14	2/0.5	18×18	320×256	否	2
T_2WI	矢状位	3000/90	2/1.0	18×18	320×256	否	2
T_2WI	轴位	3000/90	3/0.3	18×18	320×256	否	2

3）增强扫描：增强扫描，定位、相位编码方向、FOV、层厚、层间距参照平扫 T_1WI。退行性变以平扫为主。肿瘤病变、感染性病变，可增强选 FSE 序列 T_1WI（脂肪抑制）扫横断面、冠状位和矢状位。

3. 图像显示与评价标准

1）图像显示

①掌指所属范围解剖结构显示清晰，图像无伪影干扰。②扫描范围从腕关节下缘至指骨尖，掌指前后缘。③腕关节诸骨与周围组织解剖结构显示清晰。④掌指部皮下

脂肪、肌腱显示清晰，轮廓边缘锐利光滑。⑤肌腱、关节及周围组织信号显示清晰，分辨率高。

2）评价标准

图像结构显示清晰，无伪影，可明确诊断为优质图像。图像结构显示清晰，有一定伪影，但不影响诊断为优良图像。图像结构显示不清晰，有伪影，不能达到诊断要求为差图像。图像结构显示模糊不清，伪影严重，无法诊断为废图像。

（五）髋关节磁共振检查

1.适应证

髋关节疾病检查。

2.检查技术

1）定位及扫描范围：选择腹部大柔线圈或体线圈（body coil）。患者取仰卧位，线圈中心对准正中矢状位并尽量保持两侧髋关节对称。采集中心对准髂前上棘与耻骨联合连线中点上 2.5 cm（图 4-3-10 ～ 4-3-11）。

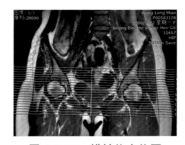
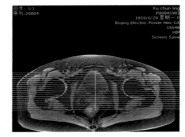

图 4-3-10　横轴位定位图　　　　图 4-3-11　冠状位定位图

2）序列选择及参数：以冠状位为主要扫描方位，轴位 T_2W1、T_1W1、STIR 像，髋关节特殊疾病需要扫特殊序列和方向（表 4-3-5）。

表 4-3-5　髋关节常规扫描参数

序列	方位	TR/TE（ms）	层厚/层间距（mm）	FOV（cm）	矩阵	压脂
定位像	三平面	shortest	5/1	35×35	256×192	—
T_2WI	冠状位	3000/85	3/1	35×35	320×192	是
T_2WI	轴位	3000/85	4/1	35×35	320×256	否
T_1WI	轴位	400/15	4/1	35×35	320×224	否
T_2WI	冠状位	3000/85	3/1	35×35	320×256	是
T_1WI	冠状位	400/15	3/1	35×35	320×224	否

3）增强扫描：增强扫描，定位、相位编码方向、FOV、层厚、层间距参照平扫 T_1WI。髋关节双侧要同时扫描，以便对比，特别是观察股骨头缺血坏死。SE 序列 T_1WI 正常骨髓表现为明显高信号，而绝大多数骨髓病变表现为低信号，因此 T_1WI

一般不加脂肪抑制技术。肿瘤病变、感染性病变，增强扫描可以选择 FSE 序列 T_1WI（脂肪抑制）扫横断面、冠状位和矢状位。

3. 图像显示与评价标准

1）图像显示

①髋关节所属范围解剖结构显示清晰，图像无伪影干扰。②扫描范围从股骨头上缘至小转子，前后方向从股骨头前缘至股骨大转子。③股骨头、股骨颈、大转子、坐骨、耻骨、尾骨、膀胱、生殖器官、直肠及其周围组织解剖结构显示清晰。④关节软骨、髋臼缘、臀部皮下脂肪显示清晰，轮廓边缘锐利光滑、分辨率高。

2）评价标准

图像结构显示清晰，无伪影，可明确诊断为为优质图像。图像结构显示清晰，有一定伪影，但不影响诊断为优良图像。图像结构显示不清晰，有伪影，不能达到诊断要求为差图像。图像结构显示模糊不清，伪影严重，无法诊断为废图像。

（六）膝关节磁共振检查

1. 适应证

膝关节疾病检查。

2. 检查技术

1）定位及扫描范围：选择膝关节专用线圈或柔线圈。患者取仰卧位，患膝自然伸直（或垫高微曲）并加以固定。髌骨下缘置于线圈中心（图 4-3-12 ～ 4-3-13）。

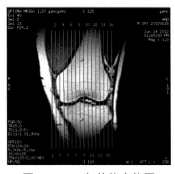
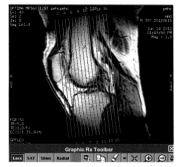

图 4-3-12　矢状位定位图　　　　图 4-3-13　冠状位定位图

2）序列选择及参数：选择矢状位、冠状位、横轴位扫描，常规定位方法有两种：一种是垂直于髁间窝底水平线，另一种是垂直于内、外髁后缘的连线。用外旋 15°～20° 的斜矢状位（即平行于腓骨长轴），平行于前交叉韧带的长轴，作为显示前交叉韧带的补充序列（表 4-3-6）。

表 4-3-6　膝关节常规扫描参数

序列	方位	TR/TE（ms）	层厚/层间距（mm）	FOV（cm）	矩阵	压脂	NEX
定位像	三平面	shortest	5/1	20×20	256×192	—	1

序列	方位	TR/TE（ms）	层厚/层间距（mm）	FOV（cm）	矩阵	压脂	NEX
T_2WI	矢状位	1800/90	3～5/0.4	20×20	320×256	否	2
T_1WI	矢状位	475/14	3～5/0.4	20×20	256×192	否	2
T_2WI	矢状位	1800/90	3～5/0.4	20×20	320×256	是	2
T_2WI	冠状位	1800/85	3～5/0.4	20×20	320×256	否	2
T_2WI	轴位	1800/85	3～5/0.4	20×20	256×224	否	1

3）增强扫描：增强扫描，定位、相位编码方向、FOV、层厚、层间距参照平扫T_1WI。①SE T_2WI是诊断膝关节各种韧带断裂的主要序列。②矢状位T_2WI可加脂肪抑制技术。③STIR主要用于骨髓病变和关节软骨病变的检查。④GRE序列在膝关节主要显示半月板病变及关节软骨病变。⑤矢状位显示交叉韧带，平行于前交叉韧带长轴的斜矢状位显示前交叉韧带最佳。⑥增强扫描可以选择FSE序列T_1WI（脂肪抑制）扫横断面、冠状位和矢状位。

3. 图像显示与评价标准

1）图像显示

①膝关节所属范围解剖结构显示清晰，图像无伪影干扰。②扫描范围从股骨下端、髌骨上缘至髌脂体下缘，前后方向从髌骨至股骨内、外髁连线（或腘窝）后方。③髌骨、胫骨上端、股骨下端及其周围组织解剖结构显示清晰。④关节软骨，半月板，前、后交叉韧带及其他韧带显示清晰，轮廓边缘锐利光滑。⑤肌腱、关节间隙、髌脂体及邻近组织信号显示清晰，分辨率高。

2）评价标准

图像结构显示清晰，无伪影，可明确诊断为优质图像。图像结构显示清晰，有一定伪影，但不影响诊断为优良图像。图像结构显示不清晰，有伪影，不能达到诊断要求为差图像。图像结构显示模糊不清，伪影严重，无法诊断为废图像。

（七）踝关节磁共振检查

1. 适应证

踝关节疾病检查。

2. 检查技术

1）定位及扫描范围：选择踝关节专用线圈或小柔线圈。患者取仰卧位，足先进，踝关节自然放松置于中立位（10°～30°跖屈）并加以固定。采集中心对准内、外踝连线中心（图4-3-14～4-3-15）。

2）序列选择及参数：踝关节通常扫横轴位、冠状位、矢状位（表4-3-7）。

3）增强扫描：定位、相位编码方向、FOV、层厚、层间距参照平扫T_1WI。退行性变以平扫为主。肿瘤病变、感染性病变，可增强选FSE序列T_1WI（脂肪抑制）扫横断面、冠状位和矢状位。

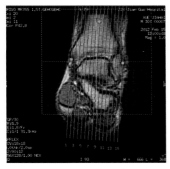

图 4-3-14 矢状位定位图

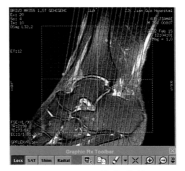

图 4-3-15 冠状位定位图

表 4-3-7 踝关节常规扫描参数

序列	方位	TR/TE（ms）	层厚/层间距（mm）	FOV（cm）	矩阵	压脂
定位像	三平面	shortest	5/1	18×18	256×192	—
T₂WI	矢状位	3000/90	3~5/0.3	18×18	320×256	是
T₂WI	矢状位	3000/90	3~5/0.3	18×18	320×256	否
T₁WI	矢状位	450/9	3~5/0.3	18×18	256×192	否
T₂WI	冠状位	3000/90	3~5/0.3	18×18	320×256	否
T₂WI	轴位	3000/90	3~5/0.3	18×18	320×256	是

3. 图像显示与评价标准

1）图像显示

①踝关节所属范围解剖结构显示清晰，图像无伪影干扰。②扫描范围从下胫腓关节至跟骨下缘，前方包括距骨前缘，后方至跟骨后缘，左右包括内踝、外踝。③跟骨、距骨、胫腓骨下端及其周围组织解剖结构显示清晰。④跟腱、关节软骨、关节间隙、韧带显示清晰，轮廓边缘锐利光滑，分辨率高。

2）评价标准

图像结构显示清晰，无伪影，可明确诊断为优质图像。图像结构显示清晰，有一定伪影，但不影响诊断为优良图像。图像结构显示不清晰，有伪影，不能达到诊断要求为差图像。图像结构显示模糊不清，伪影严重，无法诊断为废图像。

（八）足部磁共振检查

1. 适应证

足部疾病检查。

2. 检查技术

1）定位及扫描范围：选择足踝专用线圈或小柔线圈。患者取仰卧位，足先进，线圈包绕足跖趾部并加以固定。采集中心对准跖趾部中心。

2）序列选择及参数：跖趾部常规扫横轴位、矢状位、冠状位（表 4-3-8）。

表 4-3-8　足部常规扫描参数

序列	方位	TR/TE（ms）	层厚/层间距（mm）	FOV（cm）	矩阵	压脂	NEX
定位像	三平面	shortest	5/1	16×16	256×192	—	1
T$_2$WI	矢状位	3000/85	3~5/0.4	16×16	256×192	是	2
T$_1$WI	矢状位	500/10	3~5/0.4	16×16	256×192	否	2
T$_2$WI	冠状位	3000/85	3~5/0.4	16×16	256×192	是	2
T$_2$WI	轴位	3000/85	3~5/0.4	16×16	256×192	是	2
PDWI	轴位、冠状位	3000/20	3~5/0.3	16×16	256×192	否	2

3）增强扫描：定位、相位编码方向、FOV、层厚、层间距参照平扫 T$_1$WI。退行性变以平扫为主。肿瘤病变、感染性病变，可增强选 FSE 序列 T$_1$WI（脂肪抑制）扫横断面、冠状位和矢状位。

3. 图像显示与评价标准

1）图像显示

①跖趾部所属范围解剖结构显示清晰，图像无伪影干扰。②扫描范围从踝关节下缘至跖趾骨尖，跖趾部前后缘。③跖、趾诸骨及其周围组织解剖结构显示清晰。④跖趾部皮下脂肪、肌腱显示清晰，轮廓边缘锐利光滑，分辨率高。

2）评价标准

图像结构显示清晰，无伪影，可明确诊断为优质图像。图像结构显示清晰，有一定伪影，但不影响诊断为优良图像。图像结构显示不清晰，有伪影，不能达到诊断要求为差图像。图像结构显示模糊不清，伪影严重，无法诊断为废图像。

（九）四肢长骨段磁共振检查

1. 适应证

四肢长骨及周围软组织疾病检查。

2. 检查技术

1）定位及扫描范围：选择大柔线圈。患者取仰卧位，足先进，双手置于身体两侧，人体长轴与床面长轴一致，被检侧肢体平放，足尖/掌心向上，尽量就置于床中心。采集中心对准病变部位中心。

2）序列选择及参数：四肢长骨及软组织的扫描序列常采取冠状位（T$_2$WI/T$_1$WI/STIR）、矢状位（STIR）、轴位（T$_2$WI/STIR），一般根据具体情况而定（表 4-3-9）。

表 4-3-9　四肢长骨段常规扫描参数

序列	方位	TR/TE（ms）	层厚/层间距（mm）	FOV（cm）	矩阵	压脂	NEX
定位像	三平面	shortest	10/1	30×30	256×192	—	1
T$_2$WI	矢状位	3000/85	4/0.4	30×30	256×192	是	2

序列	方位	TR/TE（ms）	层厚 / 层间距（mm）	FOV（cm）	矩阵	压脂	NEX
T$_1$WI	冠状位	500/10	4/0.4	30×30	256×192	否	2
T$_2$WI	冠状位	3000/90	4/0.4	30×30	256×192	是	2
T$_2$WI	轴位	3000/90	4/0.4	30×30	256×192	否	2
PDWI	轴位、冠状位	3000/20	4/0.4	30×30	256×192	是	2

3）增强扫描：定位、相位编码方向、FOV、层厚、层间距参照平扫 T$_1$WI。退行性变以平扫为主。肿瘤病变、感染性病变，可增强选 FSE 序列 T$_1$WI（脂肪抑制）扫横断面、冠状位和矢状位。

3. 图像显示与评价标准

1）图像显示

①长骨所属范围解剖结构显示清晰，图像无伪影干扰。②扫描范围根据病变而定，包括邻近病变位置的一侧关节。③长骨、肌肉组织、韧带、皮下脂肪解剖结构显示清晰。④血管、神经显示清晰，轮廓边缘锐利光滑。⑤长骨体、密质骨、皮下脂肪组织信号显示清晰，分辨率高。

2）评价标准

图像结构显示清晰，无伪影，可明确诊断为优质图像。图像结构显示清晰，有一定伪影，但不影响诊断为优良图像。图像结构显示不清晰，有伪影，不能达到诊断要求为差图像。图像结构显示模糊不清，伪影严重，无法诊断为废图像。

四、脊柱磁共振规范化检查

（一）颈椎磁共振检查

1. 适应证

颈椎疾病检查。

2. 检查技术

1）定位及扫描范围：选择脊柱线圈，患者取仰卧位，头先进，双手放置于身体两侧，人体长轴与床长轴一致。下颌连线中心对准"十字"定位灯的横向线，颈部正中矢状线对准"十字"定位灯的纵向线。嘱患者配合，避免或减少吞咽动作。流动补偿，在层面四周加预饱和带（图 4-4-1 ~ 4-4-2）。

2）序列选择及参数：主要扫描矢状位（Sag）T$_2$WI、T$_1$WI、T$_2$WI STIR，横轴位（Tra），辅扫冠状位（Cor）等（表 4-4-1）。

3）增强扫描：定位、相位编码方向、FOV、层厚、层间距参照平扫 T$_1$WI。①外伤、炎性病变患者用需加 T$_2$WI 脂肪抑制技术。②炎性病变除需 T$_2$WI 脂肪抑制技术，还需做脂肪抑制增强扫描。③占位性病变需做脂肪抑制增强扫描矢状位、冠状位、轴位。

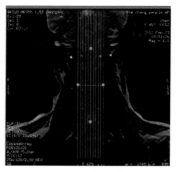
图 4-4-1　矢状位定位图

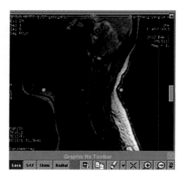
图 4-4-2　横轴位定位图

表 4-4-1　颈椎常规扫描参数

序列	方位	TR（ms）	TE（ms）	层厚/层间距（mm）	FOV（cm）	矩阵	压脂	NEX
定位像	三平面	shortest	6.91	5/1	16×27	256×192	—	1
T₂WI	矢状位	3000	95	3/0.3	16×27	200×240	否	2
T₁WI	矢状位	400	8	3/0.3	16×27	200×240	否	2
T₂WI STIR	矢状位	3000	110	3~5/0.5	16×20	200×170	是	2
T₂WI	横轴位	5000	120	3~5/0.5	16×20	200×170	否	2
T₂WI（椎管内病变）	横轴位	3000	95	3~5/0.5	16×20	200×160	是	2

3. 图像显示与评价标准

1）图像显示

①颈椎所属范围解剖结构显示清晰，图像无伪影干扰。②扫描范围从脑干至第1、第2胸椎平面，前方达气管后缘，后方包括整个颈部，左右包括椎体、脊髓和横突。③椎体、椎间盘、椎弓根、椎板、棘突等骨性解剖结构显示清晰，分辨率高。④脊髓、蛛网膜下腔、硬脊膜、韧带显示清晰，轮廓边缘锐利光滑，分辨率高。

2）评价标准

图像结构显示清晰，无伪影，可明确诊断为优质图像。图像结构显示清晰，有一定伪影，但不影响诊断为优良图像。图像结构显示不清晰，有伪影，不能达到诊断要求为差图像。图像结构显示模糊不清，伪影严重，无法诊断为废图像。

（二）胸椎磁共振检查

1. 适应证

胸椎疾病检查。

2. 检查技术

1）定位及扫描范围：选择脊柱线圈。仰卧位，头先进，双手放置于身体两侧，人体长轴与床长轴一致。十字"定位灯的横向线对准乳头连线，胸部正中矢状线对准"十字"定位灯的纵向线（图 4-4-3 ~ 4-4-4）。嘱患者避免吞咽动作。

2）序列选择及参数：主要扫矢状位（Sag）T_2W1、T_1WI、T_2WI STIR，横轴位（Tra），辅扫冠状位（Cor）（表 4-4-2）。

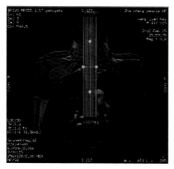

图 4-4-3　矢状位定位

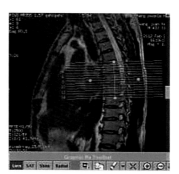

图 4-4-4　图横轴位定位图

表 4-4-2　胸椎常规扫描参数

序列	方位	TR（ms）	TE（ms）	层厚 / 层间距（mm）	FOV（cm）	矩阵	压脂	NEX
定位像	三平面	shortest	6.91	5/1	30×38	256×192	—	1
T_2W1	矢状位	3000	120	3/0.3	30×38	200×240	否	2
T_2WI STIR	矢状位	3000	110	3/0.3	30×38	200×240	是	2
T_1WI	矢状位	547	7.8	3/0.3	30×38	200×240	否	2
T_2WI	横轴位	5000	120	3 ~ 5/0.5	30×30	200×170	否	2
T_2WI（椎管内病变）	横轴位	3000	95	3 ~ 5/0.5	30×30	200×160	是	2

3）增强扫描：①外伤、炎性病变患者需加 T_2WI 脂肪抑制技术。②炎性病变除需 T_2WI 脂肪抑制技术，还需做脂肪抑制增强扫描。③占位性病变需做脂肪抑制增强扫描矢状位、冠状位、轴位。

3. 图像显示与评价标准

1）图像显示

①胸椎所属范围解剖结构显示清晰，图像无伪影干扰。②扫描范围从第 7 颈椎至第 1 腰椎平面，前后方向从胸主动脉后缘至整个胸背部，左右包括椎体、脊髓和横突。③椎体、椎间盘、椎弓根、椎板、棘突等解剖结构显示清晰，分辨率高。④脊髓、蛛网膜下腔、硬脊膜、韧带显示清晰，轮廓边缘锐利光滑，分辨率高。

2）评价标准

图像结构显示清晰，无伪影，可明确诊断为优质图像。图像结构显示清晰，有一定伪影，但不影响诊断为优良图像。图像结构显示不清晰，有伪影，不能达到诊断要求为差图像。图像结构显示模糊不清，伪影严重，无法诊断为废图像。

（三）腰椎磁共振检查

1. 适应证

腰椎疾病检查。

2. 检查技术

1）定位及扫描范围：选择脊柱线圈。患者取仰卧位，头先进，双手放置于身体两侧，人体长轴与床长轴一致。十字"定位灯的横向线对髂前上棘连线（图 4-4-5 ~ 4-4-6）。

2）序列选择及参数：主要扫矢状位（Sag）T_2WI、T_1WI、T_2WI STIR，横轴位（Tra），辅扫冠状位（Cor）（表 4-4-3）。

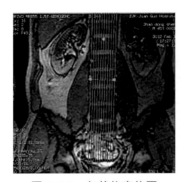
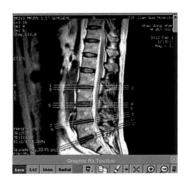

图 4-4-5　矢状位定位图　　　图 4-4-6　横轴位定位图

表 4-4-3　腰椎常规扫描参数

序列	方位	TR（ms）	TE（ms）	层厚/层间距（mm）	FOV（cm）	矩阵	压脂	NEX
定位像	三平面	shortest	6.91	5/1	40×40	256×192	—	1
T_2WI	矢状位	3000	120	3/0.3	30×35	200×240	否	2
T_2WI STIR	矢状位	3000	110	3/0.3	30×35	200×240	是	2
T_1WI	矢状位	547	7.8	3/0.3	30×35	200×40	否	2
T_2WI	横轴位	5000	120	3~5/0.5	30×30	200×170	否	2
T_2W1（椎管内病变）	横轴位	3000	95	3~5/0.5	30×30	200×160	是	2

3）增强扫描：①外伤、炎性病变患者需加 T_2WI 脂肪抑制技术。②炎性病变除需 T_2WI 脂肪抑制技术外，还需做脂肪抑制增强扫描。③占位性病变需做脂肪抑制增

强扫描矢状位、冠状位、轴位。

3. 图像显示与评价标准

1）图像显示

①腰椎所属范围解剖结构显示清晰，图像无伪影干扰。②扫描范围从第 12 胸椎至尾椎平面，前后方向从椎体前缘至包括整个腰软组织，左右包括椎体、脊髓、横突、骶骨。③椎体、椎间盘、椎弓根、椎板、棘突、骶骨解剖结构显示清晰，分辨率高。④脊髓、蛛网膜下腔、硬脊膜、韧带、软组织显示清晰，轮廓边缘锐利光滑。

2）评价标准

图像结构显示清晰，无伪影，可明确诊断为优质图像。图像结构显示清晰，有一定伪影，但不影响诊断为优良图像。图像结构显示不清晰，有伪影，不能达到诊断要求为差图像。图像结构显示模糊不清，伪影严重，无法诊断为废图像。

（四）全脊柱磁共振检查

1. 适应证

全脊柱疾病检查。

2. 检查技术

1）定位及扫描范围：与脊柱规范化扫描相似（图 4-4-7 ～ 4-4-8）。

2）序列选择及参数：主要扫矢状位（Sag）T_2W1、T_1WI、$T_2WI\ STIR$，横轴位（Tra），辅扫冠状位（Cor）。全脊柱常规扫描参数见表 4-4-4。

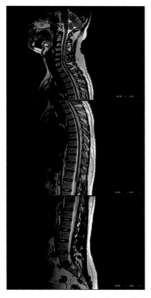
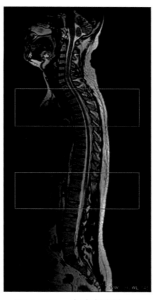

图 4-4-7　颈胸腰椎矢状位分段图　　图 4-4-8　全脊柱拼接图

表 4-4-4　全脊柱常规扫描参数

序列	方位	TR（ms）	TE（ms）	层厚/层间距（mm）	FOV（cm）	矩阵	压脂	NEX
定位像	三平面	shortest	4.6	10/1	40×40	256×192	—	2
T₂W1	矢状位	shortest	120	3/0.3	27×27	200×240	否	2
T₁W1	矢状位	547	7.8	3/0.3	27×27	200×240	否	2
T₂W1 STIR	矢状位	shortest	70	3/0.3	27×27	200×240	是	2
T₂WI	横轴位	5000	120	3.5/0.5	30×30	200×170	否	2
T₂WI（椎管内病变）	横轴位	3000	95	3.5/0.5	30×30	200×160	是	2

3）增强扫描：①外伤、炎性病变患者用 T_2WI 脂肪抑制技术。②炎性病变除需 T_2WI 脂肪抑制技术，还需做脂肪抑制增强扫描。③占位性病变需做脂肪抑制增强扫描矢状位、冠状位、轴位。

3. 图像显示与评价标准

1）图像显示

①全脊柱检查所属范围解剖结构显示清晰，图像无伪影干扰。②扫描范围从脑干至尾椎平面，前方包括椎体前缘，后方包括整个脊柱软组织，左右包括椎体、脊髓、横突、骶骨。③椎体、椎间盘、椎弓根、椎板、棘突、骶骨解剖结构显示清晰，分辨率高。④脊髓、蛛网膜下腔、硬脊膜、韧带、软组织显示清晰，轮廓边缘锐利光滑。

2）评价标准

图像结构显示清晰，无伪影，可明确诊断为优质图像。图像结构显示清晰，有一定伪影，但不影响诊断为优良图像。图像结构显示不清晰，有伪影，不能达到诊断要求为差图像。图像结构显示模糊不清，伪影严重，无法诊断为废图像。

五、腹部磁共振规范化检查

（一）腹部磁共振常规检查

1. 适应证

腹部疾病检查。

2. 检查技术

1）定位及扫描范围：禁食、禁水4小时以上，屏气训练。患者取仰卧位，头或足先进，身体长轴与床面长轴一致，双臂上举过头或置于身体两侧，矢状面定位光标正对患者身体中线，横断面定位光标正对检查部位的中心。如果有多个序列，特别是屏气序列需要采用冠状面扫描，建议将双手臂举过头。膈肌导航，使用呼吸门控时将呼吸感压器置于呼吸幅度最大的部位，加腹带时要松紧适度（图 4-5-1）。

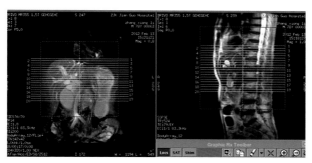

图 4-5-1 腹部 MRI 三平面定位图

2）序列选择及参数：横轴位 T_2WI（脂肪抑制）的 FOV 320～450 mm，层厚 5～8 mm、间距 1～2 mm。横轴位 T_1WI：FOV 320～450 mm，层厚 5～8 mm、间距 1～2 mm。冠状位 T_2WI（脂肪抑制）：FOV 400～450 mm，层厚 5～8 mm、间距 1～2 mm。横轴位脂肪抑制 T_1WI 显示胰腺。横轴位 DWI（b0、b800）作为常规序列，同反相位作为备选序列。

3. 增强扫描：①占位性病变及无法定性的其他非占位性病变建议增强。②根据临床需求调整扫描范围，至少包括全部肝脏、胆道、胰腺、脾脏。③采用 T_1WI 脂肪抑制序列，推荐使用呼吸门控，在扫描野上下各加一个饱和带以尽量减少运动及血管搏动伪影。④增强扫描至少包括动脉期、静脉期、平衡期三期。

3. 图像显示与评价标准

1）图像显示

①包括整个受检范围内的完整器官及结构。②肝脏胰腺脾脏、肝内血管、胆总管内端、腹部大血管显示清晰，分辨率高。③增强扫描与常规平扫的扫描显示的范围一致。

2）评价标准

图像结构显示清晰，无伪影，可明确诊断为优质图像。图像结构显示清晰，有一定伪影，但不影响诊断为优良图像。图像结构显示不清晰，有伪影，不能达到诊断要求为差图像。图像结构显示模糊不清，伪影严重，无法诊断为废图像。

（二）磁共振胰胆管水成像（MRCP）

1. 适应证

胰胆管疾病检查。

2. 检查技术

1）定位及扫描范围：同腹部磁共振常规检查相同（图 4-5-2）。

2）序列选择及参数：冠状位 3D 重 T_2WI 薄层多层或 2D 重 T_2WI 厚层多方位扫描，FOV 400～450 mm，可根据患者具体情况调整。

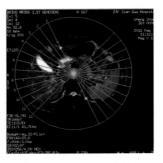

图 4-5-2　MRCP 定位图

3. 图像显示与评价标准

1）图像显示

①胰胆管系统完整显示，包括全部胆道系统及胰腺。②尽量减少运动及血管搏动伪影，保证不影响所需观察结构，提供三维重组图像。

2）评价标准

图像结构显示清晰，无伪影，可明确诊断为优质图像。图像结构显示清晰，有一定伪影，但不影响诊断为优良图像。图像结构显示不清晰，有伪影，不能达到诊断要求为差图像。图像结构显示模糊不清，伪影严重，无法诊断为废图像。

（三）磁共振尿路成像（MRU）

1. 适应证

尿路疾病检查。

2. 检查技术

1）定位及扫描范围：患者取仰卧位，足先进，线圈下缘包全耻骨联合。

2）序列选择及参数：冠状位 3D 重 T_2WI 薄层扫描或 2D 重 T_2WI 厚层多方位扫描。FOV 400～450 mm，可根据患者具体情况调整（图 4-5-3）。

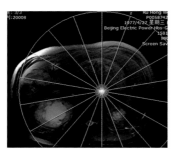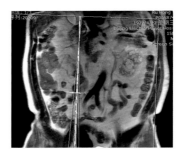

图 4-5-3　MRU 定位图

3. 图像显示与评价标准

1）图像显示

①至少包括肾上极至小骨盆（包括膀胱），双侧肾盂、输尿管显示清晰。②尽量

减少运动及血管搏动伪影，保证不影响所需观察结构，3D 序列提供三维重组图像。

2）评价标准

图像结构显示清晰，无伪影，可明确诊断为优质图像。图像结构显示清晰，有一定伪影，但不影响诊断为优良图像。图像结构显示不清晰，有伪影，不能达到诊断要求为差图像。图像结构显示模糊不清，伪影严重，无法诊断为废图像。

六、盆腔磁共振规范化检查

（一）盆腔磁共振（大盆腔）常规检查

1. 适应证

盆腔疾病检查。

2. 检查技术

1）定位及扫描范围：患者取仰卧位，足先进，定位取髂前上棘水平连线与耻骨联合之间（图 4-6-1 ~ 4-6-3）。

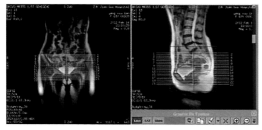

图 4-6-1　横轴位定位图

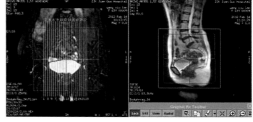

图 4-6-2　矢状位定位图

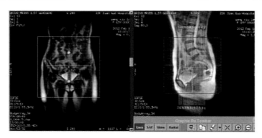

图 4-6-3　冠状位定位图

2）序列选择及参数：横轴位 T_1WI FOV 320 ~ 450 mm，可根据患者体型适当调整，层厚 5 ~ 8 mm、间距 1 ~ 2 mm。横轴位 T_2WI（脂肪抑制）FOV 320 ~ 450 mm，可根据患者体型适当调整，层厚 5 ~ 8 mm、间距 1 ~ 2 mm。DWIb0、b800 作为常规序列。矢状位 T_2WI，FOV 350 ~ 400 mm，层厚 5 ~ 8 mm，间距 1 ~ 2 mm。冠状位（脂肪抑制）FOV 400 ~ 450 mm，层厚 5 ~ 8 mm，间距 1 ~ 2 mm。

3）增强扫描：①包括盆腔内全部器官结构。②占位性病变、无法定性、无法确定来源的病变建议增强检查。③增强扫描推荐采用 T_1WI 脂肪抑制序列。

3. 图像显示与评价标准

1）图像显示

①膀胱、直肠、前列腺、精囊或子宫显示清晰。②图像无伪影干扰。

2）评价标准

图像结构显示清晰，无伪影，可明确诊断为优质图像。图像结构显示清晰，有一定伪影，但不影响诊断为优良图像。图像结构显示不清晰，有伪影，不能达到诊断要求为差图像。图像结构显示模糊不清，伪影严重，无法诊断为废图像。

（二）前列腺磁共振常规检查

1. 适应证

前列腺及精囊腺疾病检查。

2. 检查技术

1）定位及扫描范围：患者取仰卧位，足先进，定位取髂前上棘水平连线与耻骨联合之间。

2）序列选择及参数：小 FOV，前列腺高分辨成像，矢状位 TSE T_2WI FOV 240 mm，层厚 5 mm；横轴位 TSE T_2WI 脂肪抑制，FOV 220 mm，层厚 5 mm；phase oversampling 10%；横轴位 TSE T_2WI，FOV 220mm，层厚 5 mm，phase oversampling 20%；横轴位 TSE T_1WI，FOV 220 mm，层厚 5 mm；冠状位 TSE T_2WI 脂肪抑制，FOV 250 mm，层厚 5 mm，phase oversampling 50%；DWIb0、b800，作为常规序列；3.0T 以上设备建议 MRS 作为常规序列。

3）增强扫描：①可疑前列腺占位性病变、无法定性、无法确定来源的病变建议增强检查。②至少一个序列包括与大盆腔相同的盆腔内全部器官结构。③增强扫描推荐采用 T_1WI 脂肪抑制序列。

3. 图像显示与评价标准

1）图像显示

①膀胱适度充盈，无尿液流动伪影，前列腺中央带与周围带清晰可辨。②精囊囊壁及囊腔显示清晰，前列腺精囊腺与毗邻结构关系清晰。③至少一个方向可显示大盆腔结构，包括骨盆骨质，MRS 谱线基线噪声小。

2）评价标准

图像结构显示清晰，无伪影，可明确诊断为优质图像。图像结构显示清晰，有一定伪影，但不影响诊断为优良图像。图像结构显示不清晰，有伪影，不能达到诊断要求为差图像。图像结构显示模糊不清，伪影严重，无法诊断为废图像。

（三）子宫及附件磁共振常规检查

1. 适应证

子宫及附件疾病、可疑卵巢来源的肿瘤。

2. 检查技术

1）定位及扫描范围：患者取仰卧位，足先进，定位取髂前上棘水平连线与耻骨联合之间。

2）序列选择及参数：小 FOV，子宫高分辨成像，矢状位 TSE T_2WI FOV 280 mm，层厚 4 mm；横轴位 TSE T_2WI FOV 220 mm，脂肪抑制，垂直宫颈或子宫体长轴定位，层厚 3 ~ 5 mm；横轴位 TSE T_1WIFOV 220 mm，垂直宫颈或子宫体长轴定位，层厚 3 ~ 5 mm；横轴位 TSE T_2WI FOV 220 mm，垂直宫颈或子宫体长轴定位，层厚 3 ~ 5 mm；DWIb0、b800 作为常规序列；冠状位 TSE T_2WI 脂肪抑制 FOV 250 mm，层厚 4 mm，phase oversampling 50%；冠状位 TSE T_2WI FOV 250 mm，层厚 4 mm，phase oversampling 50%。

3）增强扫描：①占位性病变、无法定性、无法确定来源的病变建议增强检查。②增强扫描推荐采用 T_1WI 脂肪抑制序列，包括盆腔内全部器官结构。

3. 图像显示与评价标准

1）图像显示

①膀胱充盈适度，无尿液流动伪影，宫颈显示清晰，年轻女性卵巢清晰。②子宫内膜及基质带显示清晰，腹膜反折可见，至少一个方向包括大盆腔范围。

2）评价标准

图像结构显示清晰，无伪影，可明确诊断为优质图像。图像结构显示清晰，有一定伪影，但不影响诊断为优良图像。图像结构显示不清晰，有伪影，不能达到诊断要求为差图像。图像结构显示模糊不清，伪影严重，无法诊断为废图像。

（四）胎儿及胎盘磁共振常规检查

1. 适应证

妊娠中后期胎儿疾病，判断是否胎盘前置或胎盘植入。

2. 检查技术

1）定位及扫描范围：患者取仰卧位，足先进，定位线于脐水平。

2）序列选择及参数：快速成像序列，包括胎儿、胎盘。冠状位 T_2WI，FOV 380 mm，层厚 5 ~ 8 mm，phase oversampling30%；冠状位 T_2WI，脂肪抑制，FOV 380 mm，层厚 5 ~ 8 mm，phase oversampling30%；矢状位 T_2WI FOV 380 mm，层厚 5 ~ 8 mm，phase oversampling30%；矢状位 T_2WI，脂肪抑制 FOV 380 mm，层厚 5 ~ 8 mm，phase oversampling30%；横轴位 T_2WI，FOV 380 mm，层厚 5 ~ 8 mm， phase oversampling30%；横轴位 T₂WI，脂肪抑制 FOV 380mm，层厚 5～8 mm，phase oversampling30%。

3. 图像显示与评价标准

1）图像显示

膀胱少量充盈，子宫壁及胎儿、胎盘显示清晰，胎盘与宫颈内口关系明确，卵巢清晰可辨。

2）评价标准

图像结构显示清晰，无伪影，可明确诊断为优质图像。图像结构显示清晰，有一定伪影，但不影响诊断为优良图像。图像结构显示不清晰，有伪影，不能达到诊断要求为差图像。图像结构显示模糊不清，伪影严重，无法诊断为废图像。

（五）肛门直肠磁共振常规检查

1. 适应证

直肠病变、肛周脓肿及肛瘘类型判断。

2. 检查技术

1）定位及扫描范围：患者取仰卧位，足先进，定位取髂前上棘水平连线与耻骨联合之间。

2）序列选择及参数：小 FOV，直肠及肛周高分辨成像。矢状位 SE T₂WI FOV 280 mm，层厚 4 mm；冠状位 TSE T₂WI FOV 300 mm，层厚 4 mm，phase oversampling50%；冠状位 TSE T₂WI 脂肪抑制，FOV 300 mm，层厚 4 mm，phase oversampling50%；横轴位 TSE T₂WI 脂肪抑制 FOV 220 mm，垂直直肠长轴定位，层厚 4 mm，phase oversampling25%；横轴位 TSE T₁WI，FOV 220 mm，垂直直肠长轴定位，层厚 4 mm，phase oversampling25%；DWIb0、b800 作为常规序列。

3）增强扫描：①直肠占位性病变、无法定性、无法确定来源的病变、复杂肛瘘建议增强检查。②增强扫描推荐采用 T₁WI 脂肪抑制序列。

3. 图像显示与评价标准

1）图像显示

膀胱适度充盈，无尿液流动伪影，直肠黏膜及肠壁清晰显示，直肠系膜筋膜间隙清晰，腹膜反折可见，肛门内外括约肌层次清晰，直肠毗邻结构关系可见。

2）评价标准

图像结构显示清晰，无伪影，可明确诊断为优质图像。图像结构显示清晰，有一定伪影，但不影响诊断为优良图像。图像结构显示不清晰，有伪影，不能达到诊断要求为差图像。图像结构显示模糊不清，伪影严重，无法诊断为废图像。

本节编者：齐旭红、郑卓肇、孟凡祺

审校：郭鹏德、郑晓风

第五章

影像科危急值

《危急值报告制度》是对提示患者处于生命应激状态的检查检验结果建立复核、报告、记录的管理机制，也是保障患者生命安全的制度。

危急值是指提示患者可能处于生命危急状态的检查、检验结果，临床医护人员须给予积极干预或有效治疗措施以挽救患者生命，否则可能出现严重后果，失去最佳抢救机会。影像"危急值"是影像科室发现的所有可能危及患者生命、需临床科室及时给予有效诊疗措施的医学影像检查结果。

修订依据为《医疗质量管理办法》《医疗质量安全核心制度要点》。

一、影像科危急值报告程序

1. 核实：发现"危急值"，首先要确认检查设备、检查过程是否正常，核对时间一般不超过 30 min，必要时向本科室负责人汇报。

2. 通知：确认检查各环节无异常的情况下，将核实后的危急值电话通知临床科室，电话通知时要求接听人复述结果，以免发生差错，同时通过医院信息系统在医师或护士工作站界面进行提醒告知。

3. 记录：将急危值患者的姓名、科室、住院号、检查结果，报告人姓名、报告时间（至分钟），接收报告科室、接听人姓名、接听报告时间（至分钟）等信息记录在《危急值报告记录本》。危急值报告遵循首查负责制，即谁通知，谁报告，谁记录。若通过电话向临床科室报告危急值，电话 5 min 内无人接听，应向医务处（夜间或节假日为院总值班）报告。影像科应在 24 h 内出具正式检查报告，经复核后结果有更改时，复核结果不能覆盖初始报告结果。

影像科危急值报告流程

操作技师 / 巡诊（值班）医生发现危急值

↓

医生、技师共同复核检查结果

→ 通知科主任 / 专业组长

电话通知申请医师 / 值班护师 / 医务处 / 总值班

↓

填写危急值登记表

二、影像科危急值内容

中枢神经系统	严重的颅内血肿、脑挫裂伤
	蛛网膜下腔出血的急性期
	硬膜下 / 外血肿急性期
	脑疝、急性脑积水
	颅内急性大面脑梗死，范围达到一个脑叶或全脑干范围或以上
	脑出血或梗死程度加重，与近期影像对比超过 15% 以上
脊柱、脊髓	脊柱骨折
	脊柱长轴成角畸形
	椎体粉碎性骨折压迫硬膜囊及脊髓
呼吸系统	气管、支气管异物
	液气胸，尤其是张力性气胸
	肺栓塞、肺梗死
循环系统	大量心包积液
	急性主动脉夹层动脉瘤
消化系统	食道异物
	消化道穿孔
	急性肠梗阻
	急性胆道梗阻
	急性出血坏死性胰腺炎
	肝脾胰肾等腹腔脏器出血
颌面五官急症	眼眶内异物
	眼眶骨折及内容物破裂
	颅底骨折
妇产科疾病	怀疑异位妊娠破裂出血

本节编者：郭小强、李昊

审校：王洪兴、郑晓风

影像科 "危急值" 登记表 1. X 线 Critical Values

专业	序号	危急值代码	患者资料				临床接收通知人					检查时间和通知时间						通知人
			姓名	性别	年龄	ID	医师/科室	护士/科室	医务处		年	月	日	时	分	
X线	1			M/F						检查							
										通知							
	2			M/F						检查							
										通知							
	3			M/F						检查							
										通知							
	4			M/F						检查							
										通知							
	5			M/F						检查							
										通知							
	6			M/F						检查							
										通知							

Critical Values 危急值：1. 脊柱骨折长轴成角；2. 急性肠梗阻；3. 消化道穿孔；4. 气管、支气管异物；5. 张力性气胸、液气胸；6. 食道异物；7. 眼眶内异物；8. 眶骨骨折。

表格使用说明：

记录者即危急值发现者，将所见患者 X 线平片影像危急值代码（如 "2" 代表急性肠梗阻）填入 "危急值代码" 栏，然后从左向右依次填写患者姓名，勾选患者性别，填写患者年龄，填写检查 ID 码，填写接听电话人科室，填写接听电话人姓名（医生、护士、医务处相应身份角色下填写一人），填写检查时间及通知时间（精确到分钟），最后签署填表人姓名。

表格设计：王洪兴、李昊

影像科"危急值"登记表 2. CT Critical Values

专业	序号	危急值代码	患者资料				临床接收通知人				检查时间和通知时间					通知人
			姓名	性别	年龄	ID	医师/科室	护士/科室	医务处		年	月	日	时	分	
CT	1			M/F						检查						
										通知						
	2			M/F						检查						
										通知						
	3			M/F						检查						
										通知						
	4			M/F						检查						
										通知						
	5			M/F						检查						
										通知						
	6			M/F						检查						
										通知						

Critical Values 危急值:1. 急性大面积脑梗塞;2. 严重脑内血肿,蛛网膜下腔出血;3. 严重硬膜外血肿,严重硬膜下血肿;4. 严重脑挫裂伤;5. 脑疝;急性脑水肿;6. 眼眶内异物眶骨骨折;7. 颅面部、颅底骨折;8. 肺栓塞、肺梗死;9 气管、支气管异物;10. 张力性气胸,液气胸;11. 心包填塞;12. 主动脉夹层;13. 食道异物,消化道穿孔,急性肠道梗阻;14 急性胆道梗阻;15. 急性出血坏死性胰腺炎;16. 腹腔实性脏器破裂;17. 可疑宫外孕破裂并腹盆腔出血

表格使用说明:

记录者即危急值发现者,将所见患者CT影像危急值代码(如"4"代表严重脑挫裂伤)填入"危急值代码"栏,然后从左向右依次填写患者姓名,勾选患者性别,填写患者年龄,填写检查ID码,填写接听电话人科室(医生、护士、医务处相应身份角色下填写),填写检查时间及通知时间(精确到分钟),最后签署记录人姓名。

表格设计:王洪兴、李昊

影像科"危急值"登记表 3. MRI Critical Values

专业	序号	危急值代码	患者资料				临床接收通知人				检查时间和通知时间					通知人
			姓名	性别	年龄	ID	医师/科室	护士/科室	医务处		年	月	日	时	分	
MRI	1			M/F						检查							
										通知							
	2			M/F						检查							
										通知							
	3			M/F						检查							
										通知							
	4			M/F						检查							
										通知							
	5			M/F						检查							
										通知							
	6			M/F						检查							
										通知							

Critical Values 危急值 1.急性大面积脑梗死；2.严重脑内血肿；3.严重硬膜外血肿，严重硬膜下血肿；4.严重脑挫裂伤；5.脑疝，急性脑水肿；6.眼眶内异物，眶骨骨折；7.颌面部，颅底骨折；8.脊髓损伤

表格使用说明：
记录者即危急值发现者，将所见所患者MRI影像危急值代码（如"4"代表严重脑挫裂伤），填入"危急值代码"栏，然后从左向右依次填写患者姓名、勾选患者性别，填写患者年龄，填写检查ID码，填写接听电话人科室，医务处相应身份角色下填写一人）、填写接听电话人姓名，最后签署填表人姓名。写检查时间及通知时间（精确到分钟）

表格设计：王洪兴、李昊

第六章

影像科设备管理

　　影像设备精密昂贵，是医院大宗固定资产，更是影像科医疗、教学及科研工作的工具性资产。设备日常维护、辐射安全、磁场安全、网络信息安全等都是质控难点，没有设备的安全、顺畅运行，就不可能为临床和患者提供高质量的影像检查服务。本章内容涵盖科室所有成像设备的身份信息记录、维保信息记录及日常运行信息记录，保证科室大型成像设备运行信息完整，既为影像科质控工作提供支撑，也为科室运营成本控制、设备更新提供充分的数据支持。

　　使用说明：

　　1. 本章内容所对应的绿色手册设计为每台大型设备每年一册，内容分三个部分，由技师长、维修工程师、操作技师共同填写，保证大型影像设备运行信息完整。

　　2. 大型设备型号登记卡：是设备的身份信息，记录单台设备的所有硬件身份信息及购置信息，由技师长填写，供操作技师和维修工程师随时查阅。

　　3. 大型设备维修记录卡：是设备的维修记录，记录该设备的维保状况、维保类型、维保金额以及设备使用年度故障原因、维修情况，由技师填写故障现象，维修工程师填写维修内容。

　　4. 大型设备使用登记卡：是设备的每日运行状况记录，操作技师每日下班前登记并签名，24 h 开机的设备由夜班技师登记签名。

本节编者：李昊、王坤

审校：林峥、郑晓风

一、大型设备型号登记卡

设备类型	X 线	CT	MRI	DSA	NM
设备型号					
设备序列号					
User name					
Pass word					
设备生产厂商	GE ☐	Philips ☐	Siemens ☐	UNITED ☐	
	Canon /Toshiba ☐	Mindray ☐	Fuji ☐	其他：	
设备安装时间		年　　　月　　　日			
维保状态	质保期内	在保	出保	无保修合同	
维保类型	原厂全保	原厂人工保	第三方全保	第三方人工保	
维保金额（选填）	元 /　年	元 /　年	元 /　年	元 /　年	
维保工程师	联系电话				
技师长	设备主任				
设备工作条件	温度	湿度	电压	其他	
设备附件	型号	开机密码	维修电话	维修工程师	
工作站 / 辅台					
高压注射器					
空调					
水冷机					
其他					
备注：					

填表说明：

1. 设备身份信息卡适用所有类型的成像设备，由技师长填写。

2. 填写时在设备类型及生产厂商内栏目勾选，如 DR 设备在 X 线 后打√，未列出的设备厂商在空白格内手工填写如"岛津"。在设备型号、设备序列号、User name、Pass word 栏目内填写本台设备的型号、序列号及用户名、开机密码。

3. 设备安装时间栏内填写设备安装的时间，如安装和正式使用时间间隔超过 1 个月以上需要注明。

4. 维保状态在相应栏目内勾选，如新设备尚未出质保期，在"质保期内"后打√，如设备无保修计划在"无保修合同"后打√，"出保"是指设备维保合同已到期，有计划但尚未签署新维保合同；设备已签订维保合同在"在保"后打√并勾选维保类型，填写维保金额（如为商业秘密则空置）、维保工程师姓名及联系电话、技师长姓名、主管设备的主任姓名。

5. 设备工作条件栏填写本台设备的基本工作条件。

6. 设备附件栏填写该设备的主要辅助设备信息，如高压注射器、工作站等。

表格设计：林峥、王坤

二、大型设备维修记录卡

维保类型	原厂全保	原厂人工保	第三方全保	第三方人工保
维保工程师				
维修记录				
1	故障时间		响应时间	
故障现象				技师签名：
维修内容				工程师签名：
2	故障时间		响应时间	
故障现象				技师签名：
维修内容				工程师签名：
3	故障时间		响应时间	
故障现象				技师签名：
维修内容				工程师签名：
4	故障时间		响应时间	
故障现象				技师签名：

填表说明：

1. 大型设备维修记录卡由发现故障的操作技师和维修工程师共同填写。

2. 响应时间为工程师到现场维修的时间，非接听电话时间。

3. 设备维保类型及工程师姓名由维修工程师填写。

表格设计：林峥、王坤

三、大型设备使用登记卡＿＿＿＿年

使用时间	参考校正及球管预热	设备及运行状况	操作技师
月　日	准直器校准 / 空气校正 / 体模校正 / 球管预热 / 液氦监测 / 水冷温度监测		
月　日	准直器校准 / 空气校正 / 体模校正 / 球管预热 / 液氦监测 / 水冷温度监测		
月　日	准直器校准 / 空气校正 / 体模校正 / 球管预热 / 液氦监测 / 水冷温度监测		
月　日	准直器校准 / 空气校正 / 体模校正 / 球管预热 / 液氦监测 / 水冷温度监测		
月　日	准直器校准 / 空气校正 / 体模校正 / 球管预热 / 液氦监测 / 水冷温度监测		
月　日	准直器校准 / 空气校正 / 体模校正 / 球管预热 / 液氦监测 / 水冷温度监测		
月　日	准直器校准 / 空气校正 / 体模校正 / 球管预热 / 液氦监测 / 水冷温度监测		
月　日	准直器校准 / 空气校正 / 体模校正 / 球管预热 / 液氦监测 / 水冷温度监测		
月　日	准直器校准 / 空气校正 / 体模校正 / 球管预热 / 液氦监测 / 水冷温度监测		
月　日	准直器校准 / 空气校正 / 体模校正 / 球管预热 / 液氦监测 / 水冷温度监测		
月　日	准直器校准 / 空气校正 / 体模校正 / 球管预热 / 液氦监测 / 水冷温度监测		
月　日	准直器校准 / 空气校正 / 体模校正 / 球管预热 / 液氦监测 / 水冷温度监测		
月　日	准直器校准 / 空气校正 / 体模校正 / 球管预热 / 液氦监测 / 水冷温度监测		
月　日	准直器校准 / 空气校正 / 体模校正 / 球管预热 / 液氦监测 / 水冷温度监测		
月　日	准直器校准 / 空气校正 / 体模校正 / 球管预热 / 液氦监测 / 水冷温度监测		
填写说明：1. 大型设备使用登记卡适用所有设备，操作技师每日填写 　　　　　2. 勾选相应校准项目，在空白栏目内手工填写设备当日运行状况，并签名。范例如下			
××月××日	准直器校准 / 空气校正√ / 体模校正 / 球管预热 / 液氦监测 / 水冷温度监测	正常	×××

表格设计：林峥、王坤

第七章

疑难病例讨论

影像科疑难病例讨论包括诊断前病例讨论和回顾性病例讨论，目的是为临床尽早明确诊断或完善治疗方案提供证据支持，同时培养影像医师的正确临床思维，提高科室整体诊断水平。病例讨论由科主任或指定科室副高级以上职称医生组织并主持，须有两名以上主治医生以上职称医生参加，影像科低年资医生及规培生原则上不缺席，可邀请相关临床科室及病理科等其他医技科室人员参加。

疑难病例讨论程序：

1. 报告医生或住院总医师事先整理好相关材料，汇报病情，演示影像，解读影像所见，给出印象诊断。

2. 参加人员从低年资医生开始依次发表意见，充分讨论，给出可能的诊断及支持证据。

3. 主持人总结归纳，给出结论性意见。

4. 报告医生或住院总医师填写疑难病例讨论记录表。

本节编者：姜树华
审校：陈振波

疑难病例讨论登记表

讨论时间		讨论地点	
主持人		主持人职称	
参加人员签到：			

患者信息	姓名：	性别：F/M	年龄：
	患者 ID	科室：	住院号：

影像检查	检查名称：	检查时间：	
临床资料	简要病史：	阳性体征：	
		临床诊断：	
实验室检查			
影像资料	阳性征象：		
	印象诊断：		
鉴别诊断			
病理 / 随访			

表格设计：姜树华

249

思辨过程

患者 ID： 姓名： F/M： 年龄：			
影像征象	主要征象	次要征象	伴随征象
相应的受累结构 （器官 / 组织）			
病变性质	炎性 / 损伤性 / 肿瘤性 / 退行性 / 其他：	炎性 / 损伤性 / 肿瘤性 / 退行性 / 其他：	炎性 / 损伤性 / 肿瘤性 / 退行性 / 其他：
可能的致病原因			
影像诊断			
支持证据			
否定证据（鉴别）			
小结：			
记录人签名： 日期：			

表格设计：姜树华

第八章

对比剂不良反应及相关培训

概　述

对比剂（contrast media）也称为"造影剂"，是为增强影像观察效果而引入（静脉或动脉注入、口服、经自然或人工或病理通道输入）到人体组织器官的化学制品。本章所述对比剂为碘对比剂和钆对比剂。这些制品的密度高于或低于周围组织，或改变组织局部磁性，形成的对比利于病变显示。

对比剂不良反应会造成患者损伤甚至危及患者生命，影像科工作人员必须熟悉对比剂常见及严重不良反应的临床表现以及处置原则，医生应严格掌握对比剂增强扫描适应证，护士应严格执行对比剂使用的操作规范，医生、技师、护士须定期进行对比剂严重不良反应处置流程演练及心肺复苏操作演练，以确保一旦发生对比剂不良反应，现场每个工作人员都能胜任其责，正确处置。

常见的非血管途径造影检查：

消化道口服造影	胆道 T 管造影	逆行胰胆管造影
窦道或瘘管造影	子宫输卵管造影	关节腔造影

对比剂不良反应的一般表现：

对比剂不良反应表现	轻度	咳嗽、喷嚏、恶心、瘙痒、皮疹、发热、一过性胸闷、结膜炎等
	重度	呼吸急促、呼吸困难、心动过速、抽搐、意识丧失，甚至死亡或其他不可预测的不良反应
	迟发	（注射对比剂 1 h 至 1 周内出现）恶心、呕吐、头痛、骨骼肌肉疼痛、发热等

注意：

1. 患者出现的上述症状不一定全是由注射对比剂造成。

2. 患者注射对比剂后焦虑可产生症状（Lalli 效应）。

3. 新对比剂上市后短时间内不良反应报道可能过度（Weber 效应）。

4. 就发生概率而言，碘对比剂＞钆对比剂，钆对比剂急性不良反应非器官特异性。

5. 碘对比剂和钆对比剂的不良反应管理是相同的。

6.急性不良反应发生在注射对比剂 1 h 内；迟发性不良反应是指不良反应发生在注射对比剂 1 h ~ 1 周内，甚至是注射对比剂 1 周以后。

CT/MRI 检查室须常备的抢救用品

1.装有心肺复苏药物（必须定期更换）和器械的抢救车；2.血压计；3.吸痰设备、简易呼吸器；4.医用氧气管道或氧气瓶 / 氧气袋。

CT/MRI 检查室中必备紧急用药

1.肾上腺 1 : 1000；2.地塞米松；3.阿托品；4.生理盐水或格林液；5.抗惊厥药，如地西泮；6.组胺 H_1 受体阻滞剂，如异丙嗪、苯海拉明。

一、对比剂严重不良反应处理原则

对比剂严重不良反应指急性变态反应 / 超敏反应。对比剂严重不良反应发生时，现场医技护须立即进入角色，正确处置。

（一）现场抢救角色分工（表 8-1-1）

表 8-1-1

角色	分工
技师	负责呼叫巡诊 / 值班医生、呼叫急诊室支援，配合护士现场施救
医师	接到呼叫即刻到场，负责现场抢救指挥、施救
护士	现场抢救，医生未到场前由护士负责组织、实施现场抢救

放射科对比剂严重不良反应抢救流程中所涉各项医嘱视为放射科常规医嘱，无论医生是否到场，放射科护士均应依规对患者进行紧急抢救。

（二）现场救治的基本步骤（图 8-1-1，8-1-2）

1.操作技师即刻终止检查，即刻紧急呼叫巡诊医师、呼叫急诊室到现场支援。

2.护士立即停止注射对比剂，保留静脉通路，即刻现场急救处置。

3.巡诊医师判断病情，下口头医嘱，护师 / 技师复述一遍后立即执行，呼吸心跳骤停者即刻实施心肺复苏。

（三）具体治疗方案

1.恶心 / 呕吐

1）一过性：支持治疗。

2）严重、长时间：考虑使用合适的止吐剂。

注意：变态反应可发生严重呕吐。

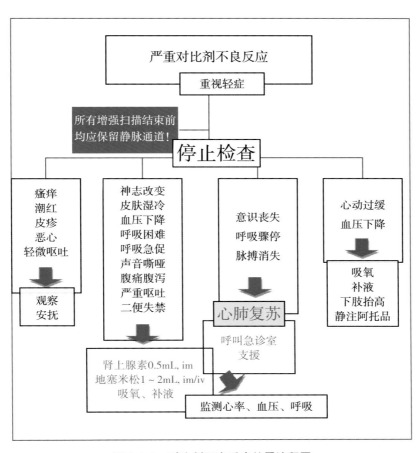

图 8-1-1　对比剂不良反应处置流程图

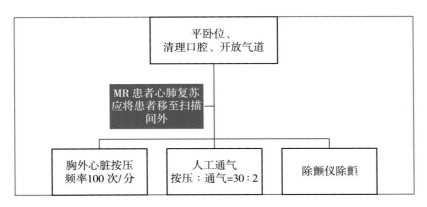

图 8-1-2　心肺复苏流程图

2. 皮疹

1）散在、一过性：支持治疗，观察。

2）散在、持续性：考虑合适的组胺 H_1 受体阻滞剂肌内注射或静脉注射，可出现疲倦、低血压。

3）广泛：合适的组胺 H_1 受体阻滞剂肌内注射或静脉注射。成人考虑肌注 1∶1000 肾上腺素 0.1～0.3 mL（0.1～0.3 mg）；6～12 岁儿童减半，低于 6 岁儿童患者用成人剂量 25%；可重复用药。

注意：皮疹可先于变态反应出现，应密切观察。

3. 支气管痉挛

1）面罩吸氧（6～10 L/min）。

2）β_2 受体激动药雾化（深吸 2～3 次）。

3）肾上腺素。

表 8-1-2

患者血压正常	患者血压下降
肌注 1∶1000 肾上腺素 0.1～0.3 m l；（0.1-0.3 mg，冠心病或老年患者减量） 6～12 岁儿童减半。 低于 6 岁儿童患者用成人剂量 25%。 可重复用药	肌注 1∶1000 肾上腺素 0.5 mL（0.5 mg）；6～12 岁儿童：肌注 0.3 mL（0.3 mg）；小于 6 岁：肌注 0.15 mL（0.15 mg） 可重复用药

4. 喉头水肿

1）面罩吸氧（6～10 L/min）。

2）成人肌内注射 1∶1000 肾上腺素 0.5 mL（0.5 mg）；6～12 岁儿童患者，肌内注射 0.3 mL（0.3 mg）；小于 6 岁，肌注 0.15 mL（0.15 mg）；可重复用药。

5. 低血压——单纯低血压

1）抬高下肢。

2）面罩吸氧（6～10 L/min）。

3）快速补液：生理盐水或林格氏液。

4）如无效，成人肌注 1∶1000 肾上腺素 0.5 mL（0.5 mg）；6～12 岁儿童患者，肌注 0.3 mL（0.3 mg）；小于 6 岁：肌注 0.15 mL（0.15 mg）；可重复用药。

6. 迷走神经反射（低血压、心动过缓）

1）抬高下肢。

2）面罩吸氧（6～10 L/min）。

3）成人阿托品 0.6～1.0 mg 静注，3～5 min 后可重复给药，总剂量 3 mg（0.04 mg/kg）。儿童 0.02 mg/kg（单次最大剂量 0.6 mg）静注，可重复给药，总剂量 2 mg。

4）快速补液：生理盐水或林格氏液。

7. 全身变态反应

1）联系应急团队。

2）必要时气道负压吸引。

3）如出现低血压，抬高下肢。

4）面罩吸氧（6～10 L/min）。

5）成人肌内注射 1 : 1000 肾上腺素 0.5 mL（0.5 mg）；6～12 岁儿童患者，肌内注射 0.3 mL（0.3 mg）；小于 6 岁，肌内注射 0.15 mL（0.15 mg）；可重复用药。

6）补液：生理盐水或林格液。

7）H_1 受体阻滞剂，如苯海拉明 25 mg 静脉滴注。

二、对比剂使用一般原则

1. 临床医生申请增强扫描或放射科巡诊医生建议增强扫描时方可使用对比剂。

2. 对比剂使用前患者须签署知情同意书，应向患者说明增强扫描的注意事项、对比剂禁忌、可能发生的不良反应及处置方法。

3. 合理选择对比剂类型、剂量，注射前再次核对名称、用量。

4. 所有增强扫描检查结束后均须留置静脉针，患者须在科内留观 30 min，无异常方可离开医院。

5. 对比剂应有专人负责管理，在通风、干燥的房间贮存。

6. 每日护士应提前将对比剂放入恒温箱加温，降低对比剂黏滞度，降低不良反应发生率。下班前清点对比剂，备齐次日所需用量，并做好记录。

三、碘对比剂使用前准备

1. 碘过敏试验

无须碘过敏试验，除非产品说明书注明特别要求。

2. 签署知情同意书

1）告知患者或监护人对比剂使用的适应证、禁忌证、可能的不良反应表现。

2）询问患者既往有无严重对比剂不良反应史、有无食物及其他药物过敏史，如有过敏史需联络临床医师确定能否增强扫描。

3）在碘对比剂使用前 48 h 须停用双胍类药物，碘对比剂使用后至少 48 h，且肾功能正常后恢复使用，以免造成肾功损害。

4）甲状腺疾病患者能否使用碘对比剂，需要咨询内分泌专科医师。

5）糖尿病肾病患者能否使用碘对比剂，需要咨询内分泌及肾病专科医师。

3. 适应证

碘对比剂适应证：疾病性质鉴别，确认是否肿瘤及其良恶性鉴别；血管成像如冠脉 CTA，诊断夹层动脉瘤等。

4.绝对禁忌证

既往严重碘对比剂变态反应者禁止再次使用碘对比剂。

有明确甲状腺功能亢进表现的患者不能使用含碘对比剂。

5.相对禁忌证（慎用）

1）心肺疾病：包括肺动脉高压、支气管哮喘、心力衰竭。建议使用低渗或等渗碘对比剂，避免大剂量或短期内重复使用碘对比剂。

2）分泌儿茶酚胺的肿瘤：对分泌儿茶酚胺的肿瘤或怀疑嗜铬细胞瘤的患者，建议注射含碘对比剂前在临床医师指导下使用 α 及 β 肾上腺受体阻滞剂。

3）妊娠期：孕妇可以使用含碘对比剂。妊娠期间母亲使用对比剂，胎儿出生后应注意其甲状腺功能。

4）哺乳期：不影响哺乳，碘对比剂极少分泌到乳汁中。

5）骨髓瘤和副球蛋白血症：使用碘对比剂后容易发生肾功能不全。如果必须使用碘对比剂，建议在使用前、后患者须充分水化。

6）重症肌无力：碘对比剂可能使重症肌无力患者症状加重，慎用。

7）高胱氨酸尿：碘对比剂可引发高胱氨酸尿患者血栓形成和栓塞，慎用。

四、碘对比剂使用注意事项（肾功能正常患者）

肾功能不全的判断标准：（1）GFR ≤ 30 mL/（min·1.73 m^2）；（2）需要透析者。

1.尽量避免短时间内重复使用碘对比剂，确有必要，2 次诊断剂量碘对比剂使用间隔时间 ≥ 7 d。

2.推荐使用非离子型次高渗或等渗碘对比剂。碘对比剂存放条件须符合产品说明书要求，使用前建议加温至 37 ℃。

3.碘对比剂的最大使用剂量：5 mL × 体重（kg）血清肌酐（mg/dL），总量不超过 300 mL。

4.患者水化：使用碘对比剂前 4 h 至使用后 24 h 内持续补液，口服或静脉途径补液，补液量 100 mL/h，既总量：检查前 400 mL，检查后 2 000 mL，心衰等特殊情况下须咨询临床医生是否水化。

5.注射碘对比剂后 2 个月内避免甲状腺核素碘成像，以免影响检查结果。

五、对比剂肾病

1.概念

对比剂肾病是指在排除其他原因的情况下，血管内途径应用对比剂后 3 d 内肾功能与应用对比剂前相比明显降低。判断标准为血清肌酐升高至少 44 μmol/L（5 g/L）

或超过基础值 25%。

对比剂肾病高危因素：①肾功能不全：血清肌酐水平升高，慢性肾病史 / 肾小球滤过率（GFR）估算值 < 60 mL/（min·1.73 m²）；②糖尿病肾病；③高龄（年龄 > 70 岁）；④使用肾毒性药物；⑤血容量不足；⑥心力衰竭；⑦低钾血症；⑧低血红蛋白血症；⑨低蛋白血症；⑩副球蛋白血症。

如有上述情况应择期检查，检查前 7 d 内检查血清肌酐。

2. 具有高危因素患者碘对比剂肾病的预防

1）患者充分水化。

2）停用肾毒性药物至少 24 h 再使用对比剂。

3）避免使用高渗对比剂及离子型对比剂。

4）使用能达到诊断目的最小剂量。

5）避免短时间内重复使用诊断剂量碘对比剂。

6）避免使用甘露醇和利尿剂，尤其是髓袢利尿剂。

动脉内使用碘对比剂，发生不良反应的概率较静脉内使用高，应予以注意。

不推荐使用钆对比剂代替碘对比剂进行 X 线检查。

六、钆对比剂使用前的准备

1. 过敏试验

如产品说明书无特别要求，无须过敏试验。

2. 签署知情同意书

①向患者或其监护人详细告知对比剂使用的适应证、禁忌证、可能发生的不良反应和注意事项；②询问患者既往是否有钆剂重度不良反应史及药过敏病史；③肾功能不全者慎用钆对比剂，与临床医师确认是否必须使用及诊治措施；④糖尿病肾病患者是否可以注射钆对比剂，需要咨询内分泌专科医师。

3. 适应证

钆对比剂适应证：疾病性质鉴别，确认是否肿瘤及其良恶性鉴别；对比剂增强的血管成像如 CE-MRA、PWI 等。

4. 禁忌证

钆对比剂禁忌证：既往钆对比剂过敏史；肾源性系统性纤维化 NSF。

七、钆对比剂与肾源性系统性纤维化

1. 概念

是肾功能不全患者发生的一种广泛的以组织纤维化为特征的系统性疾病，通常会引起四肢皮肤的增厚和硬化，最后常常造成关节固定和挛缩，甚至可导致死亡。

2. 钆对比剂 NSF 的高危因素

1）急慢性肾功能不全［GFR < 30 mL（min · 1.73 m^2）］。

2）肝肾综合征及肝移植围术期急性肾功能不全。

3）超剂量或重复使用钆对比剂。

3. 预防

1）严重肾功能不全患者应慎用钆对比剂。

2）避免超过对比剂产品说明书推荐的剂量或短期内重复使用钆对比剂。

3）患者诊断为 NSF 或者临床怀疑 NSF，不主张使用任何钆类对比剂。

4）孕妇不使用钆对比剂。

5）注射时尽量避免药液外渗。

八、高压注射对比剂外渗

1. 定义

对比剂进入非血管组织，包括皮下组织、血管周围间隙、皮内组织等。

2. 原因

1）高压注射压力大，对比剂注射速度通常是 2.5 ~ 3.5 mL/s 甚至是 4 ~ 5 mL/s，增加了对比剂外渗的风险。

2）对比剂使用剂量大、浓度高、黏度大、易结晶等特点很容易损伤血管壁。

3）远距离控制，人机分离，不能实时观察注射局部，不能及时停止注射。

4）护士的穿刺技术、血管选择、血管本身的情况、是否使用对应型号的套管针、针头是否固定牢固等都会影响到对比剂是否外渗。

5）化疗等各种药物治疗刺激、损伤血管导致血管脆性增加；患者的配合程度差，如婴幼儿、老年人、久病体衰、神智不清患者；患者衣袖过紧，穿刺部位暴露不佳；拔针后注射点按压位置不对或时间不够；都是导致对比剂外渗的原因。

3. 后果

1）疼痛。

2）注射部位肿胀，范围可波及整个肢体，肿胀出现的时间大部分在注射当时发生，少数发生在注射后 2 ~ 6 小时。

3）皮肤坏死。

4. 处理措施

1）发生对比剂渗漏、肿胀时，应立即停药，评估外渗面积，观察皮肤颜色，估测外渗药物的量，注意对比剂浓度，了解疼痛性质，并抬高患肢，制动 24 小时避免受压，嘱患者 24 小时内持续湿敷 50% 的硫酸镁（将纱布浸透 50% 硫酸镁，覆盖在肿胀部位及其上下 10 cm 范围的肢体）。

2）冰敷：冰袋包裹肿胀的肢体，超过注射部位上下关节，冰敷时间不少于 2 小时，如果患者感觉寒冷难受，可在肢体表面覆盖毛巾再冰敷，也可以间隔冰敷（冰敷 – 移开 – 冰敷），在寒冷季节，或年老体弱、感觉减退的患者，注意避免长时间冰敷造成冻伤。

3）局部封闭：一旦出现对比剂渗漏，立即进行封闭治疗，以减轻疼痛及对比剂引起肢体水肿范围扩大。方法：2% 利多卡因 5 mL+ 地塞米松 5 mg，从水肿部位的近心侧向远侧做环形皮下封闭。

4）皮肤出现水疱的处理：避免水疱破裂，如果水疱巨大，可用注射器抽干水疱液。

5）安慰患者，稳定情绪。

5. 预防

穿刺时慎重选择血管，尽量选择粗直、弹性好且注射时易观察的血管穿刺，避开末梢细小血管或静脉（窦）瓣，血管分叉处的静脉和皮下组织较少的部位，以肘正中静脉、前臂头静脉和贵要静脉为最佳，其次为手臂静脉。血管条件较差的患者适当降低注射速度。检查前认真沟通，告知患者及其家属使用对比剂的目的、高压注射的方法和注意事项，事先交代在推注对比剂的过程中如有肿痛患者向医务人员示意的方法，以便及时停止注射。一旦出现对比剂外渗不要过分强调其严重性，以免患者恐慌。

表现：注射部位皮下组织肿胀、疼痛、麻木感，甚至皮肤溃疡、软组织坏死和间隔综合征。

原因：①注射流率过高；②淋巴和（或）静脉引流受损；③患者配合不佳；④穿刺血管情况不佳，如下肢和远端小静脉，化疗、老年、糖尿病患者血管硬化。

预防：①耐心沟通，取得配合；②选择合适的血管，细致操作；③恰当固定穿刺针头；④注射流率与穿刺针头和导管匹配。

处理：轻度外渗：无须处理，疼痛明显可局部普通冷湿敷，嘱患者观察，如外渗加重，及时就诊。中、重度外渗：①抬高患肢，促进血液回流；②早期使用 50% 硫酸镁保湿冷敷，24 h 后改硫酸镁保湿热敷；③黏多糖软膏等外敷，或者用 0.05% 的地塞米松局部湿敷。

九、对比剂不良反应记录与上报

严重对比剂变态反应现场救治结束后，护士须封存对比剂实物，填写变态反应记录表（《对比剂不良反应回访表》），记录包括对比剂名称、批号、用量、给药方式、变态反应表现、医嘱等信息，并按医疗不良事件上报医务处。

十、对比剂不良反应培训及记录原则

1. 对比剂不良反应处置培训应有完整的文字与音像记录存档，留图像，留影像，留音像，留文字。

2. 对比剂不良反应须记录在患者的病历中，供再次检查时参考。

3. 所有需干预的不良反应均须记录。

4. 不需治疗的轻微症状的不良反应无须记录，这些症状可能与焦虑或疾病本身有关，或与对比剂并无关联，如有记录，患者今后再做增强扫描检查时可能会被拒绝。

5. 急性超敏反应的完整记录应包括血清类胰蛋白酶 Aaa 检测结果，最好是在超敏反应时、2 h 后分别检测，1 个月后进行过敏原检测，以明确变态反应是否是来自此对比剂，同时明确是否与其他对比剂存在交叉反应。

6. 治疗方案回顾：影像科医师与其他工作人员应定期举办应急演练，如每年两次，同时回顾治疗方案，以保证所有人均能胜任其责。相关知识培训和演练是保证影像科工作人员在发生对比剂相关性不良事件时能采取恰当有效措施的关键。

编写依据：欧洲泌尿生殖放射学会《对比剂使用指南》

NSF 临床和组织病理诊断标准 J Am Acad Dermatol 2011；65：1095-1106

中华医学会放射学分会，中国医师协会放射医师分会《对比剂使用指南》第 1 版

本节编者：程卫东、郭鹏德、孟凡祺、郭小强、石彦斌、崔萌萌

审校：费家勇、徐建民、陈步东

对比剂不良反应回访表 Case

CASE NUMBER：NO.

患者信息	姓名	年龄	性别	检查日期	检查ID	门诊/住院号	联系电话
			F/M				
对比剂使用信息	对比剂名称		给药方式		剂量/剂型	制造商/批号	留置针型号

不良反应表现	发生时间	临床表现				
	<30 min <1 h <1 d	少量皮疹、轻度瘙痒、皮肤发红、明显皮疹	轻微恶心、轻微呕吐、剧烈呕吐、发热、寒战	轻度支气管痉挛、面部/喉头水肿	血管迷走神经反射发作、焦虑	心律失常、晕厥休克、心跳骤停、呼吸骤停
处置方式						
结局						

值班医生签字：　　　　值班护士签字：　　　　值班技师签字：

备注：

表格设计：程卫东

261

对比剂不良反应（过敏性休克）处置演练记录表

演练时间		演练地点	
演练总指挥		总指挥职称 / 职务	

参加人员签名：

物品准备	器械	药物	剂量
	氧气袋	肾上腺素 1∶1000	
	血压计	注射用组胺 H_1 受体阻断剂	
	呼吸面罩	阿托品、地塞米松	
		β_2 受体激动剂雾化剂	
		生理盐水或林格液	
		抗惊厥药（地西泮）	

演练过程描述	现场第一人	姓名：		身份：医生 / 技师 / 护士	
	配合角色 1	姓名：		身份：医生 / 技师 / 护士	
	配合角色 2	姓名：		身份：医生 / 技师 / 护士	
	观察体征	意识	呼吸	脉搏	血压
			次 / 分	mmHg	
	观察人签名：			急诊室电话：	
	口头医嘱： 　　　　　　　　　　　医嘱人签名：				
	心肺复苏过程简述： 				

表格设计：程卫东、郭小强、郑晓风

第九章

质控活动记录

影像科质量控制是对科室各个医疗环节进行指导、监控的活动，科室主任是科室医疗质量第一责任人，科主任担任或指定副主任医师以上职称医生担任质控小组组长，质控小组定期（每季度一次）完成质控项目，确保科室医疗流程顺畅、安全，质量可控，操作规范，秩序井然。

科室质控小组在医院医务处、护理部等职能部门的指导下工作，负责本科室质控检查、自测自评，定期分析科室质量数据、调查临床及患者满意度、查找质量缺陷及安全隐患，并不断修正，持续改进。

使用说明：

1. 本章内容对应的紫色手册设计为每年一册，分为医生组、技师组、护理组三个分册，内容由成像质量管理和诊断质量管理、教学、满意度调查四个部分组成。质控小组组长按规定定期组织质控活动并做质控小结，质控员填写质控记录。

2. 成像质量管理：包括科室设备和技师的一般情况、设备自检（每台设备一表）、技师摄片质量现场抽查测评。

3. 诊断质量管理：包括科室医生基本情况、早读片记录（每日记录）、工作量和阳性率（月度 / 年度）、医师诊断报告现场抽查测评。

4. 年度讲课记录：包括医师讲座、技师讲座及护士讲座，讲座的形式包括专题讲座、沙龙讨论、小讲座、病例汇报等多种形式。

5. 满意度调查：包括患者满意度调查及临床满意度调查，质控员在质控活动前 1 周发放调查申请，质控小结时汇总结果。

本节编者：李雪芹、王洪兴、李昊、李扬、赵海燕、李丹丹、张楠
审校：李宏军、郑晓风

科室质控小组构成

		姓名	职称 / 职务	组内分工
组长				总体控制
副组长				协调工作
成员	1			医疗诊断
	2			医疗诊断
	3			技术操作
	4			技术操作
	5			设备管理 & 网络运行
	6			对比剂 & 应急演练
	7			护理、服务
备注：				

填写说明：

1. 质控小组成员可一人兼任多项分工。

2. 医疗诊断及技术操作测评尽可能双人执行。

一、成像质量管理

（_____）年科室基本情况

专业组	X 线		CT		MRI	
设备类型	CR	DR	64 排以下	64 排及以上	1.5T	3T 及以上
设备数量	台	台	台	台	台	台
技师职称	技士	技师	主管技师	副主任技师	主任技师	实习技师
技师人数	人	人	人	人	人	人
备注：						

填写说明：

1. 本表由质控小组"成员 4"或"成员 5"填写。

2. 填写科室各类大型成像设备的总数量，方舱 CT 按探测器排数归类。

3. 特殊情况备注内说明。

（_____）年 第（_____）季度技师摄片质量抽查结果

患者 ID		检查时间	
摄片部位		摄片技师	
摄片等级	优	良	差
评片依据	摆位（标准 / 失误）	标识（正确 / 错误）	对比度（良好 / 不良）
评片人		评片人职称 / 职务	
备注：			

填写说明：

1. 本表由质控小组"成员 3/4/5"每季度质控检查时填写，每个检查一表。

2. 现场抽查当天在岗技师摄片质量，检查结果由质控员填写或勾选。

表格设计：林峥、李昊

(_____)年 X 线成像质控记录（设备编号：_____）

设备名称 / 厂商 DR/CR			安装时间：	
防护装备标准铅当量 0.5 mmpb~1 mmpb				
设备放射防护	年检时间：			
机房放射防护	年检时间：			
质控项目 / 频次	一季度	二季度	三季度	四季度
设备清洁情况	好 / 中 / 差	好 / 中 / 差	好 / 中 / 差	好 / 中 / 差
机房指示灯	正常 / 损坏	正常 / 损坏	正常 / 损坏	正常 / 损坏
个人剂量超标	是 / 否	是 / 否	是 / 否	是 / 否
剂量超标情况说明：				
防护装备	铅衣	铅屏风	铅围脖	铅帽
铅当量	0.5 mmpb/1 mmpb	0.5 mmpb/1 mmpb	0.5 mmpb/1 mmpb	0.5 mmpb/1 mmpb
初始时间	年 月 日	年 月 日	年 月 日	年 月 日
初始时间	年 月 日	年 月 日	年 月 日	年 月 日
装备状况	完好 / 破损	完好 / 破损	完好 / 破损	完好 / 破损
质控检查时间及质控员签名				
备注				

填写说明：

1. 本表由质控小组"成员 3/4/5"每季度质控检查时填写，每台设备一表。

2. 设备名称型号及检查结果由质控员填写或勾选在表格的相应项目下并签名。

3. 如有剂量超标个人注明其姓名、可能原因、后续处理意见。

表格设计：林峥、李昊

（　　　　）年 CT 成像质控记录（设备编号：　　　　）

设备名称/厂商	探测器宽度：		设备型号：		安装时间：
设备放射防护	年检时间：				
机房放射防护	年检时间：				
机房环境要求：机房标准温度：20 ~ 26℃、机房标准湿度：30% ~ 60%					
图像后处理应用：3D 三维重建、MPR 多平面重组 CPR 曲面重组 VR 容积再现 SSD 表面阴影显示					
防护装备标准铅当量 0.5~1 mmpb					

项目/频次	一季度	二季度	三季度	四季度
每周空气校准	完成 / 未完成	完成 / 未完成	完成 / 未完成	完成 / 未完成
机房温湿度恒定	达标 / 未达标	达标 / 未达标	达标 / 未达标	达标 / 未达标
设备及机房清洁	整洁 / 杂乱、灰尘	整洁 / 杂乱、灰尘	整洁 / 杂乱、灰尘	整洁 / 杂乱、灰尘
单张胶片 <30 幅	是 / 否	是 / 否	是 / 否	是 / 否
肺 CT 薄层重建	是 / 否	是 / 否	是 / 否	是 / 否
增强扫描时相准确	是 / 否	是 / 否	是 / 否	是 / 否
防护装备	铅衣	铅裙 / 毯	铅围脖	铅帽
铅当量	0.5 mmpb/1 mmpb	0.5 mmpb/1 mmpb	0.5 mmpb/1 mmpb	0.5 mmpb/1 mmpb
初始时间	年　月　日	年　月　日	年　月　日	年　月　日
初始时间	年　月　日	年　月　日	年　月　日	年　月　日
装备状况	完好 / 破损	完好 / 破损	完好 / 破损	完好 / 破损
质控检查时间及质控员签名				
备注：				

填写说明：

1. 本表由质控小组"成员 3/4/5"每季度质控检查时填写，每台设备一表。

2. 检查结果由质控员填写或勾选在表格的相应项目下，特殊情况在备注内说明。

表格设计：林峥、李昊

（_____）年 MRI 设备质控记录（设备编号_____）

设备名称/厂商		设备场强/型号：		安装时间：	
机房环境要求	机房标准温度：20~26℃、机房标准湿度：30%~60% 每日监测				
设备基本要求	标准水冷机温度：10~12℃、标准液氮水平：60%~90% 每日监测				
设备性能检测	年检时间：				
屏蔽防护检测	检测时间：				
质控项目/频次	一季度		二季度	三季度	四季度
液氮水平	%		%	%	%
水冷机温度	℃		℃	℃	℃
设备及机房	清洁/杂乱、灰尘		清洁/杂乱、灰尘	清洁/杂乱、灰尘	清洁/杂乱、灰尘
线圈配备/数量	头		头颈联合	脊柱	乳腺
	小柔		大柔	肩关节	膝关节
	踝关节		腕关节	颞颌关节	其他：
线圈状况	完好/破损		完好/破损	完好/破损	完好/破损
扫描协议（序列）	SE、快速成像序列、脂肪抑制技术、DWI、MRA、MRS、SWI				
头颅及脏器 DWI	常规/非常规		常规/非常规	常规/非常规	常规/非常规
垂体动态增强	常规协议/否		常规协议/否	常规协议/否	常规协议/否
乳腺动态增强	常规协议/否		常规协议/否	常规协议/否	常规协议/否
直肠	单独协议/无		单独协议/无	单独协议/无	单独协议/无
前列腺	单独协议/无		单独协议/无	单独协议/无	单独协议/无
子宫附件	单独协议/无		单独协议/无	单独协议/无	单独协议/无
单张胶片 <30 幅	是/否		是/否	是/否	是/否
安检设备	单柱/双柱/手持/无		单柱/双柱/手持/无	单柱/双柱/手持/无	单柱/双柱/手持/无
质控检查时间/质控员签名					
备注：					

填写说明：

1. 本表由质控小组"成员 3/4/5"每季度质控检查时填写，每台设备一表。

2. 检查结果由质控员填写或勾选在表格的相应项目下，特殊情况备注内说明。

3. 需要逐一检查所有线圈情况、抽查常规项目扫描协议及图像后处理。

表格设计：林峥、李昊

二、诊断质量管理

（＿＿＿＿）年科室医生基本情况

医师构成 Total： 人	住院医师 人	主治医师 人	副主任医师 人	主任医师 人
医教研管理	姓名	职称	年龄	性别
科室主任				
科室副主任 1				
科室副主任 2				
科室副主任 3				
教学主任				
教学秘书				
科研秘书				
住院总医师				
规培生（ ）人；研究生（ ）人				
备注：				

填写说明：本表由质控小组"成员 1"或"成员 2"填写。

表格设计：李昊、王洪兴

（＿＿＿＿）年度工作量及阳性率

专业组	X 线（例）	CT（例）	MRI（例）
年度总工作量			
阳性率 %			

填写说明：本表由质控小组副组长每年年终填写。

表格设计：李昊、王洪兴

影像报告书写规范

报告的基本要求：

1.同行或临床医生能够根据报告的描述还原病变。

2.影像报告的最终目标是回答临床提问，提供肯定或否定诊断的证据。

3.报告书写前认真核对相关信息，包括姓名、性别、年龄、ID、临床诊断、检查目的、检查时间等。

4.影像报告是医疗文书，具有法律效力，读者以临床医生为主，患者为辅，要使用规范的医学术语。

报告的基本格式要求：

1.字体统一、分段明确。

2.测量单位统一，用"cm"保留小数点后一位，用"mm"保留整数。标明测量的是病变长径或短径或直径，用"×"而不是"*"。

例如：

Faults ×	Correct √
5 mm*20 mm	5 mm × 20 mm
5 mm × 2 cm	5 mm × 20 mm
0.5 cm × 2 cm	0.5 cm × 2.0 cm
5 × 20 mm	（5×20）mm^2
0.5 cm × 2 cm	0.5 cm × 2.0 cm

报告的具体要求

1.描述简洁、逻辑清楚，用词讲究，使用术语，准确表达。

1）描述顺序：

（1）异常，按疾病重要程度顺序描述；

（2）正常，按脏器顺序描述；

（3）同类疾病且有逻辑关系一起描述，如肝硬化、脾大、静脉曲张、腹腔积液。

（4）扫描野内所有器官均描述。

2）器官描述：

（1）对称的脏器要描述对称性。

（2）中线结构是否偏移（大脑镰、纵隔、垂体柄）。

（3）临床疑诊疾病的器官未见异常应着重提出。

病灶描述：位置、数目、分布、形态、大小、边缘、密度/信号、毗邻关系、功能。

（1）部位：精准，不能精确定位用"松果体区""肾上腺区""鞍区"等。

（2）分布、数目："散在""密布""沿血管分布区"等，小于3个病灶要分别描述；

（3）大小：测量单位统一，建议用"cm"，精确到小数点后一位，三维测量最优；或者最大层面上测量长径及其垂直短径；至少测量病灶最大径线；球形病灶测量直径；多发病灶测量最大病灶及最小病灶。

（4）形态：片絮灶、索条灶、网状灶、斑片灶；液体密度带；圆形、类圆形、楔形、不规整形、适形性（沿间隙生长）。

（5）边缘：轮廓描述包括光滑、分叶、毛刺；界限描述包括模糊、欠清、清楚、锐利。

（6）密度/信号：高低分7级，"明显低""中度低""稍低"；"等"；"稍高""中等高""明显高"。同时描述均匀性，"均匀"或"不均匀"。

（7）强化：程度＋均匀性＋强化模式。

程度包括：无强化，CT值升＜10 Hu。

轻微强化，CT值升＜30 Hu。

中度强化，CT值升30-60 Hu。

明显强化，CT值升＞60 Hu。

等血池强化，与最亮的血管同步。

强化模式包括：渐进式强化。

快进快出式强化。

向心性强化等。

（8）周围情况：脏器背景＋淋巴结＋其他脏器有无受累、变形、推移及其他病灶。

2. 诊断步骤：定位→定量→定性

（1）除非有确切依据，不下细胞学或病因学诊断，如小细胞肺癌、支原体肺炎等。

（2）多个诊断以疾病的严重程度排序，结论间用"；"分隔，最后"。"。

（3）没有发现临床拟诊也要回应，如临床诊断胰腺癌，影像诊断未见胰腺异常。

（4）建议尽可能明确，如建议普美显增强扫描而不是"建议结合临床"。

（5）建议随访时间明确，如2周、3个月、6个月、12个月等。

（6）需要复诊是因为："不确定病变""病变可能变化""观察疗效"，经过复诊认为病变稳定或否定病变时不再给出复诊的建议。

3. 复诊病例

（1）直接描述病变变化，系列对比，尤其是病变缓慢增长又复诊过密的病例；

（2）用词准确，慎用"病变进展"，病变范围变大、密度增高等征象并不都代表病变进展恶化，有时也是病变恢复期的正常表现。

（3）随诊：症状加重随时复诊或跟随临床医师要求复诊。

（4）隔期复诊：间隔时间需要临床医师根据其他证据按照疑诊疾病发展规律综合给出建议。

（5）定期复诊：临床医师按照疾病发展规律，提出规则周期的复诊申请。

（_____）年第（_____）季度医师诊断报告质量评测

患者 ID		检查时间	
检查部位 / 类型		报告医师	
报告等级	优	良	差
评测依据	一般项目（核对 / 错误）	格式（标准 / 无序）	文字（准确 / 错别字）
	模板（使用 / 未使用）	描述（规范 / 随意）	结论（正确 / 错误）
评片人		评片人职称 / 职务	
备注：			

填写说明：

1. 本表由质控小组"成员 1"或"成员 2"每季度一次质控检查时填写。

2. 从 PACS 系统随机抽取医师报告评测。

表格设计：李昊、王洪兴

（_____）年医师早读片记录

	星期一	星期二	星期三	星期四	星期五
主持人签名					
读片日期					
病例 ID					
签到					

填写说明：本表为医师每日早读片签到表，读片主持人及参加读片人每日签到。

表格设计：李昊、王洪兴

三、相关教学活动

（＿＿＿＿＿）年讲课记录

讲座时间		主讲人签名	
讲座类型	讲座／小讲座／教学读片／沙龙	主讲人职称	
讲座名称			
签到			
备注：			

填写说明：

1. 本表由科室教学秘书／住院总医师每次科室讲座前填写或勾选一般项目。

2. 讲座参加人及主讲人分别签到。

3. 讲座课件另行备份存档。

表格设计：李昊、王洪兴

四、满意度调查情况

（_____）年第（_____）季度临床满意度调查

调查形式	问卷	手机 APP	电话
调查对象及满意度 满意：≥ 95% 基本满意：80% ~ 95% 不满意：< 80%	急诊医师	门诊医生	住院医生
	满意/基本满意/不满意	满意/基本满意/不满意	满意/基本满意/不满意
	门诊护士	病房护士	辅医
	满意/基本满意/不满意	满意/基本满意/不满意	满意/基本满意/不满意
期待提高	缩短预约时间	服务态度	影像解读
	报告质量	增加项目	
总体满意度：　　　　%			
备注：			

填写说明：

1. 本表由质控小组"成员 6/7"每季度质控检查时填写。

2. 质控员在质控活动前 1 周随机发放调查申请，数量不小于 10 份。

表格设计：李昊、王洪兴

（_____）年第（_____）季度患者满意度调查

调查形式	现场问询	短信 / 微信	电话问询
调查对象 / 满意度 满意：≥ 95% 基本满意：80% ~ 95% 不满意：< 80%	门急诊患者	住院患者	护工 / 家属
	满意/基本满意/不满意	满意/基本满意/不满意	满意/基本满意/不满意
期待提高	缩短预约时间	服务态度	解答问题 & 报告质量
	增加项目		
总体满意度：　　　　%			
备注：			

填写说明：

1. 本表由质控小组"成员 6/7"每季度质控检查时填写。

2. 质控员在质控活动前 1 周随机发放调查申请，数量不小于 10 份。

3. 期待提高栏内勾选或填写被调查人希望科室改进的内容。

表格设计：李昊、王洪兴

五、质控工作小结

（＿＿＿＿）年第（＿＿＿＿）季度质控小结

项目	发现问题	改进措施
1		
问题责任人		签名：
督导人		签名：
2		
问题责任人		签名：
督导人		签名：
备注：本季度质控检查合格		
签名：　　　　　　　　　日期：		

填写说明：

1. 本表由质控小组组长 / 副组长每季度一次质控检查时填写。

2. 组长 / 副组长指定督导人帮助问题责任人改进不足。

3. 质控检查中未发现质量问题则在备注栏"本季度质控检查合格"后打√并签名即可。

表格设计：李昊、王洪兴